不小砣一起学习公共卫生

公共卫生科普案例集

▼ 底骞 编著

学苑出版社

图书在版编目（CIP）数据

和米小妮一起学习公共卫生：公共卫生科普案例集/底骞编著 . —北京：学苑出版社，2023. 1
ISBN 978 - 7 - 5077 - 6536 - 6

Ⅰ . ①和… Ⅱ . ①底… Ⅲ . ①公共卫生 - 卫生管理 - 案例
Ⅳ . ①R126. 4
中国版本图书馆 CIP 数据核字（2022）第 200182 号

责任编辑：黄小龙
出版发行：学苑出版社
社　　　址：北京市丰台区南方庄 2 号院 1 号楼
邮政编码：100079
网　　　址：www. book001. com
电子邮箱：xueyuanpress@ 163. com
销售电话：010 - 67601101（销售部）、010 - 67603091（总编室）
印 刷 厂：北京兰星球彩色印刷有限公司
开本尺寸：880mm×1230mm　1/32
印　　张：16. 25
字　　数：364 千字
版　　次：2023 年 1 月第 1 版
印　　次：2023 年 1 月第 1 次印刷
定　　价：99. 00 元

这本书送给我亲爱的女儿。等爸爸以后亲自给你念这本书，让米小圈陪伴你一起健康成长。

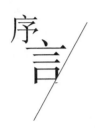

序
言

近年来，新冠肺炎疫情席卷全球，在很短时间内造成大量人员感染，危害人类健康；同时导致社会经济活动停顿，严重影响正常的社会秩序。为了应对疫情，隔离、溯源、疫苗等公共卫生手段广泛使用，这让人们逐渐知晓和了解公共卫生这门学科，明白公共卫生对于群体健康的重要性。社会上逐渐产生了"公卫热"，越来越多的人才也加入到公共卫生这个学科中，我所工作的清华大学万科公共卫生与健康学院也在此期间应运而生。

我们故事的主人公，一位叫"米小妮"的高中女生，也对公共卫生产生了兴趣。米小妮想知道，公共卫生是什么？它如何能够保护人们的健康？面对这些问题，米小妮向她的父亲熊教授，一位公共卫生专业的研究人员，来寻求帮助。面对女儿的问题，熊教授犯了难：现在市面上的公共卫生书籍大多是教材和专业书，适合普通群众的科普书籍较少，普通读者难以对于公共卫生有全貌的了解；另外，书籍当中缺乏实例，读者难以形成直观的理解。为了让女儿更好理解，熊教授打算另辟蹊径，采用结合公共卫生案例的方式，用生动直观的故事，让米小妮来了解公共卫生。

首先，熊教授从疾病防控出发去介绍公共卫生。公共卫生的首要职责是承担预防医学的功能，研究威胁健康的因素并加以预防，改善并创造有利于健康的生产环境和生活条件，最终保护人类健康。纵观历史，重大疫情的防控，不是依靠医学治疗的方法，而是依靠公共卫生的措施实现的。此次新冠肺炎疫情的控制和缓解，采用医学手段积极治疗是一方面，但更重要的是从源头上控制疾病，切断传染源，这就是公共卫生预防医学的方法。详情参见书籍的第一部分：《公共卫生与传染病防控》。

但如果仅仅把公共卫生理解为一种疾病防控的手段，无疑是缩小了其丰富的内涵。熊教授接着向米小妮介绍了环境和个人行为的因素如何影响人类健康，以及如何通过改变这些因素来提升人类健康的水平。详见书籍的第二部分：《公共卫生与环境健康》，第三部分：《公共卫生与个人》。

在和熊教授学习公共卫生的过程当中，米小妮也逐渐理解了这一学科，她了解到公共卫生不仅关乎健康，而且和政府治理、公共政策紧密相连；这些基于公共卫生的政策，最终会影响社会大众，影响我们所在的城市。所以，米小妮将和熊教授带领大家一起，在书籍第四到第六部分中，探索公共卫生与政府治理、社会大众和城市治理的关系（第四部分：《公共卫生与政府治理》，第五部分：《公共卫生与社会大众》，第六部分：《公共卫生与城市治理》）。

在书籍的最后，米小妮也了解到不仅是新冠疫情，其他因素也在造成各种健康危机，而这都需要用公共卫生的学科方法来加以应对。在书籍的第七部分《公共卫生与危机应对》中，熊教授会带着米小妮和大家一起学习相关内容。

这本书是米小妮从零开始，一步步学习公共卫生的过程；各位读者也可以跟随着米小妮的脚步，对于公共卫生做到从入门到了解。作为米小妮和熊教授在现实世界中的朋友，我也有幸将他们的故事整理成书，希望能够帮助到更多像米小妮一样的读者，学习公共卫生，了解公共卫生，爱上公共卫生。

在本书的写作过程中，得到了以下人员的鼎力相助，他们贡献的内容为本书增色不少：刘诗韵、刘申仪、宁皓阳、沈扬、范欣雨、权子竣、庄家崧、李俊哲、蒋晶晶、王玺然、薛萌、陈悦、孙宇欣、陈柯尧、曹翔宇、李娜、邱瑞昆、李雨萌、李武静、唐莹、曾晓雯、徐佳昕、张泽彧、欧科（Koroma Osman）（塞拉利昂）、大卫（Dawit Simegnew Ali）（埃塞俄比亚）、埃舍图·古迪纳（Eshetu Gudina Yadeta）（埃塞俄比亚）和裴艾瑞（Pyae Phyo Oo）（缅甸）。感谢清华大学教务处、清华大学万科公共卫生与健康学院，以及清华大学国际公共卫生硕士项目（IMPH）对本书的撰写和出版给予的支持和协助。

底骞

2021 年 7 月 24 日于清华园

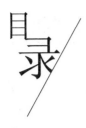

目 录

引子 ··· 001

第一部分　公共卫生与传染病防控 ············· 007

1. 从印度鼠疫到 21 世纪非典疫情——传染性疾病与公共
   卫生体系 ······································· 007

2. 从伤寒玛丽到非洲埃博拉疫情——疾病溯源与零号
   病人 ··· 030

3. 从欧洲黑死病到中国东北的鼠疫——传染病防控与
   危机应对 ····································· 051

第二部分　公共卫生与环境健康 ··············· 069

4. 当户外散步不再怡然自得——地球环境中的气候变化
   与人类健康 ··································· 069

5. 当大米海鲜不再香喷可口——生态环境中的重金属
   ··· 083

6. 当伦敦的雾不再朦胧浪漫——城市环境中的空气污染
   与人群健康 ··································· 097

7. 当蔚蓝大海不再碧波荡漾——海洋环境中的微塑料与
   人类健康 ································· 111

8. 当卫生间不再臭气熏天——人居环境中的厕所与个人
卫生 ···································· 124

第三部分　公共卫生与个人 ···················· 139

9. 君子慎所食——饮食习惯与个体健康 ········ 139

10. 生命在于运动——身体活动与个体健康 ····· 160

11. 未来 100 亿人谁来养活——气候变化与个体健康
···································· 177

12. 烟草背后资本的力量——禁止吸烟与个体健康 ··· 193

13. 隔离传染的健康卫士——避孕套与个体健康 ······ 211

第四部分　公共卫生与政府治理 ················ 231

14. 香肠引出的法案——美国药监局简史 ········ 231

15. 雪域高原的重生——藏区的包虫病（棘球蚴病）
攻坚战 ······························ 251

16. 文明古国的新声——新中国的爱国卫生运动 ··· 261

17. 脚底埋藏的危险——坠入爱河后的苦涩 ······· 271

第五部分　公共卫生与社会大众 ················ 287

18. 利益集团和阴谋论——虚假消息如何引发反疫苗
运动？ ······························ 287

19. 软骨藻酸与失忆症——气候变化如何影响人类
健康？ ······························ 309

20. 香甜空气与科学研究——科学研究如何助力污染
治理？ ······························ 322

21. 罪魁祸首与背锅侠——监管失职如何损害大众
健康？ ······························ 334

第六部分　公共卫生与城市治理 ·············· 348

22. 一条大河，一座湖泊——城市生态、水环境与民
众健康 ··· 348

23. 一半天堂，一半地狱——城市治安、社会治理和
大众生命安全 ··· 361

24. 一次滑坡，一国悲剧——国家稳定、城市治理和
民众福祉 ··· 370

25. 一座城市，一群贫民——城市贫困、环境恶化和
公共健康 ··· 384

第七部分　公共卫生与危机应对 ·············· 401

26. 危机四伏中的冷漠目光——艾滋病威胁下的社
会危机 ··· 401

27. 烟笼雾锁下的车水马龙——经济发展中的空气
污染事件 ··· 418

28. 万籁俱寂的乡村小镇——多氯联苯中毒与环境
公害事件 ··· 434

29. 蠢蠢欲动的魑魅魍魉——气候变化下的传染病
爆发风险 ··· 451

参考文献 ··· 468

引　子

　　米小妮是一个再普通不过的高中女生。米小妮是她的小名，因为她是半夜出生，算是子时。从子鼠丑牛的时辰来看，米小妮应该算一只可爱的小老鼠，父母就用动画卡通人物米小妮来称呼她。她很喜欢这个名字，也喜欢同学和老师这么叫她，真名倒用得少。米小妮的母亲在外地工作，搞金融跑业务，回来看她的机会比较少；米小妮的父亲是位本地大学的教书匠，平时忙于工作，和米小妮说话的机会也很少。

　　不过这都不影响米小妮最近快乐的心情，因为初中结束升入高中的漫长假期让她开心无比，而且这个假期和以往任何一个假期都不同。之前的假期，米小妮始终没法玩得尽兴，心中总惦记着几本"寒假生活"或"暑假生活"，或者被中考这根指挥棒指挥得团团转。它们像幽灵一样在整个假期中挥之不去。每次假期结束之前，米小妮只能挑灯夜读，在桌子前一边哭一边写着假期作业。有时候为了完成作业而废寝忘食，父母在没办法时也会帮忙写上几笔，更多的时候，米小妮只能自己承受整个假期没有写作业的后果。但是这次不同了，初中结束了，没有任何人布置假期作业，至于高考，那还是远在天边的事情，米小妮彻底解放了。她去了姥姥和姥爷那里，还有爷爷奶奶那里。说实话，米小妮喜欢和祖辈在一起，有人陪着她玩，陪着她说话，给她吃好的，穿好看的，比待在两个工作狂人旁边好多了。

但是假期愉快的生活总是短暂的，高中生活扑面而来。穿着紫色的校服，米小妮还有点不适应。一晃眼，这都上高中一个多月了，而她的思绪还沉浸在假期的欢乐当中；更让人不适应的是语文第一堂课就布置作业了。

米小妮背着书包和同班同学一起骑车回家。她一边骑车一边想，老师怎么不按常理出牌呢？这次的作文题目是写"我的父亲"，怎么还写这么老套的小学作文题目。米小妮有些懵。

说实话，让米小妮犯难的是，虽然她一直和父母一起生活，但是平时和他们交流很少。母亲在外地工作，回家的次数少，交流就更加稀少。她管母亲叫"大美"，因为在她眼中，母亲年轻时候，包括现在也是一个高个美人。米小妮有点遗传她母亲的优点，刚上高中已经是1米7的身高了。

至于父亲，米小妮第一个想到的就是狗熊。没错，用米小妮的原话讲，就是一只生活在俄罗斯西伯利亚荒原上，在河边捕猎洄游大马哈鱼的大棕熊。因为米小妮的父亲经常穿一件棕色的夹克，黑色的裤子，而且身材高大，再加上常年伏案工作导致有些驼背，远看活脱脱是一只大棕熊。米小妮还把这个外号告诉了她父亲的学生们，现在这些哥哥姐姐们也背地里叫她父亲"大棕熊"。或许是觉得"大棕熊"这个名称有些非人化，对老师不太尊重，后来，他们又改成"熊教授"。

米小妮对于父亲熊教授的工作不甚了解。她只知道父亲在大学里面教授的是"公共卫生"。她小时候，一直以为父亲的工作是关于"公共卫生间"的，也就是打扫厕所的。在幼儿园的时候，别的小朋友都争先恐后地说自己父母是"公司老总""银行行长""飞行员""科学家"，米小妮在老师和全班小朋友面前高声地宣布："我爸爸是打扫公共卫生间的，扫厕所的!"据目击者事后回忆，老师和全班小朋友都安静了，大家都齐刷刷地盯着米小妮。幼儿园每次开家长会，当熊教授到来的时候，家长和老师总是客气地点头致意。

忙于工作的熊教授当然不会注意到周围人态度的异常。他知道女儿在幼儿园给他的公关宣传也已经是米小妮上小学后的事情了。因为某天回家，米小妮高兴地对父亲说："爸爸，爸爸，我知道你不是打扫公共卫生间的了，你的工作和人的健康相关。"原来，米小妮在小学三年级上了第一堂"健康教育课"，知道"卫生"除了"卫生间"以外，还可以和"个人卫生"联系起来。那么"公共卫生"一定是和大众的健康相关。哦，我爸爸原来是一个医生! 米小妮从此刷新了对父亲的了解。

随着高中学习的进行，米小妮知道了传染病和疫情的概念，了解到欧洲历史上曾经出现过非常可怕的黑死病（鼠疫）。虽然不能完全明白传染病是什么，但从图片和文字介绍来看，这一定很可怕。她对于父亲这个医生的形象越来越敬佩。

进入青春期的女孩，常常伴随着叛逆情绪，米小妮也不例外。初中结束升入高中，她的叛逆情绪也越来越重，对于父亲职业的敬佩，也逐渐转变为不在意和无视。毕竟在她眼中，父亲就是一个工作狂，一个很少和自己交流的教书匠。如果不是因为老师布置了"我的父亲"这份作业，米小妮可能一个晚上都不会和父亲说上几句话。

不知不觉间，米小妮到了家。她惊讶地发现父亲罕见地在家。父亲正在厨房泡绿茶。

"回来了。"米小妮对着父亲的背影嘟囔了一句就走进自己的房间。熊教授回头看了看女儿，点了点头，也回到了自己的房间，关上了门。

到了晚上，听到父亲从书房走出来倒水，想到老师布置的作业，米小妮鼓起勇气，走出房间，倚靠在门框上，对着父亲说："爸，给我聊聊你们医院的事情吧！我们那个语文老师，教得不怎么样，这次又让我们写这么幼稚的作文题目——'我的父亲'。"

熊教授有些惊讶，他端着茶杯对米小妮说："我没在医院工作啊。你不知道我在大学工作吗？你前几天还去我们那食堂吃饭呢。还有，遇到事情别尽说老师教得不好，我看你们那个语文孟老师人挺好的，教得不错。"

米小妮有些尴尬，她急忙更正："好，不说孟老师了……我说，爸讲讲你怎么照顾病人的呗。"

熊教授更疑惑了，他看着女儿，像看着外星人："谁告诉你我在照顾病人？我干什么工作你不知道吗？"

米小妮心中有些不愉快，但想到老师布置的作业，她想只能套出更多的话来："你不是搞什么卫生的吗？"

"公共卫生。"熊教授补充道。

"是啊是啊，爸，那你不是给病人看病的吗？"

熊教授放下手中的茶杯，有点无奈地说："公共卫生是研究和人类健康相关的因素，预防疾病发生的学问。"

"那还不是关于病的吗。"米小妮也有些疑惑了。

"你们学过《扁鹊见蔡桓公》这篇课文吧。"熊教授准备开始掉书袋了。

"学过，那是初三的课文。我虽然高中了，但是初三的东西还是记得的。"

"据说，在春秋时候，魏文王曾求教于名医扁鹊：'你们家兄弟三人，都精于医术，谁是医术最好的呢？'扁鹊说：'大哥最好，二哥差些，我是三人中最差的一个。'魏王不解地说：'请你介绍得详细些。'"

"是啊，爸，你刚才不是说扁鹊医术最高明吗，他怎么这么谦虚啊。你是想教育我为人谦逊吗？"米小妮对于这种说教一向反感。

熊教授继续说："不不不，你听我说完。然后，扁鹊对魏文王解释说：'大哥治病，是在病情发作之前，那时候病人自己还不觉得有任何症状，但大哥就下药铲除了病根。我的二哥治病，是在病初起之时，症状尚不十分明显，病人也没有觉得痛苦，二哥就能药到病除，使乡里人都认为二哥只是治小病很灵。我治病，都是在病情十分严重，病人痛苦万分，病人家属心急如焚之时。此时，他们看到我在经脉上穿刺，用针放血，或在患处敷以毒药以毒攻毒，或动大手术直指病灶，使重病人的病情得到缓解或很快治愈，所以我名闻天下。'你看啊，扁鹊的大哥和二哥，能够在病情尚未发生的时候就把病治好，他们是不是比扁鹊更厉害？"

米小妮憨憨一笑："爸，原来你们就是给人把脉算卦，预测谁会生病，然后提前采取措施呗。"

熊教授急忙更正："不不不，这只是一个病人，如果是一群人、一个国家呢？我们如何知道一个国家的人口健康状况？如果他们要得病，我们如何提前采取措施加以防范？"

这次米小妮有些明白了："别说一个国家了，就是我们学校，那几百号人，上次打个预防针都折腾得够呛。更别说几百号人生病了，一个国家的人都生病……太可怕了。我们当然需要提前知道他们是否会生病，然后采取措施，防微杜渐！"

米小妮终于从熊教授这里得到了对公共卫生最粗浅的了解。从这里开始，在熊教授的带领之下，米小妮将开始一场与公共卫生的邂逅，认识公共卫生，了解公共卫生，学习公共卫生……

第一部分
公共卫生与传染病防控

1. 从印度鼠疫到21世纪非典疫情——传染性疾病与公共卫生体系

一天，米小妮放学回家，和父亲继续探讨公共卫生的问题。熊教授说道："你不是上次还问过我黑死病的故事吗，你还记得黑死病又叫什么吗？"

米小妮顿了顿："嗯……鼠疫！"

"没错，鼠疫。我来给你讲讲公共卫生是如何应对鼠疫的，你就能明白公共卫生和医学之间的区别了。"熊教授呷了一口绿茶，打开了话匣："1994年8月26日至10月18日，印度中南部和西部爆发了鼠疫。鼠疫疫情波及印度5个邦和首都新德里，一共确诊693人，其中死亡56人。期间因为恐慌，疫情中心苏拉特市还发生了印度自1947年以来最大规模的人口流动，至少有20万人在两天之内逃亡到印度各地。各种虚假信息横飞、民间谣言四起、恐惧在人群中扩散蔓延。公共卫生应对体系的缺乏，都在这次疫情中有生动的体现。这次疫情和我国 2003 年的非典疫情过程有众多相似之处。"

米小妮听到"非典"这个词,一下提起了精神:"非典不是我出生前的事情吗?当时你和我妈还在谈恋爱,因为非典封校据说还不能见面。"

熊教授笑了笑:"是啊,2003 年非典的时候,我们国家的公共卫生事业才起步,相关体系还不完善。2003 年的非典促进了我国公共卫生事业的发展;就像 1994 年的印度鼠疫疫情直接促进了当地公共卫生监测体系的建立一样。"

疾病的出现

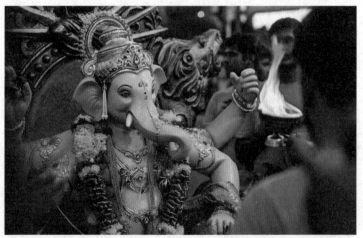

图 1-1　象头神(Ganesha)可能是印度教诸神中最广为人知的一位。他是印度教三大主神之一的湿婆神(Shiva)和雪山神女(Parvati)的儿子,类似于中国神话中玉皇大帝和王母娘娘的后代。象头神节(Ganesh Chaturthi)是为了庆祝象头神和他的母亲降临地球而诞生的节日。1994 年在苏拉特的象头神节庆祝活动造成了鼠疫疫情的传播。

事情要从 1993 年 9 月 30 日的拉图尔（Latur）地震说起。这场发生在印度西部马哈拉施特拉邦（Maharashtra）的 6.2 级地震将 52 个村庄夷为平地，造成了大约 10,000 人的死亡和 30,000 人的受伤。这场地震不仅对印度社会造成影响，也让原本彼此关系稳定的家鼠和野生老鼠种群发生了变化，破坏了它们之间的平衡。野生老鼠身上的鼠疫杆菌传播到了家鼠身上，并最终传播到人。另一方面，当这些村庄被地震摧毁的时候，农民在家中存储的粮食也被掩埋在废墟之下，成了老鼠的美食，让老鼠的种群得以壮大。到了第二年，也就是 1994 年的 8 月，世界卫生组织就已经收到了马哈拉施特拉邦老鼠和跳蚤泛滥的报告；之后，世界卫生组织收到马哈拉施特拉邦疑似腺鼠疫的报告。

苏拉特（Surat）是印度西部古吉拉特邦（Gujarat）的滨海城市。1994 年 8 月雨季到来，来自印度洋的湿润海风带来了丰沛的降水，使得城市露天排水沟中的污水溢出，裹挟着老鼠尸体散布在城市街道上。更糟糕的是，当年的 9 月 9 日，印度教盛大的象头神节（Ganesh Chaturthi）到来了。这个节日庆祝印度教中的象头神（Ganesh）降临地球，引来了大批信众，也造成了鼠疫疫情的进一步传播。而苏拉特贫民窟恶劣的生活条件，又使之成为鼠疫传播的温床。

"啊，大象，我最喜欢大象了！"米小妮打断了父亲。她很久没有和父亲谈话了，但她似乎对于以上公共卫生的科普介绍不感兴趣。她想和父亲聊点别的："爸，我来考考你，把大象装进冰箱需要几步？"

熊教授没有理会女儿，自顾自地继续开讲——

逃离苏拉特

帕尔维兹·谢赫（Parvez Sheikh）是苏拉特当地一所医院的医生。象头神节庆祝活动结束后，他重新回到工作岗位上。从9月中旬开始，当地医院陆续收到一些病人，这些病人都有发烧、头痛的症状，而且身体极度虚弱，更可怕的是，他们的淋巴结肿得就像鹅蛋一样。这些都是典型的腺鼠疫的症状。谢赫回忆道，当时某些病人被送到医院的时候情况非常危急，只能勉强走进医院，然后几分钟内就会不省人事。

到当年的9月21日，苏拉特市市政部门收到医院报告有死亡病例，而且死因可能是"肺鼠疫"。市政部门向医院所在地的官员们通报这一消息。最初的病例出现在当地的贫民窟，贫民窟垃圾遍地，污水横流，为鼠疫滋生蔓延创造了条件。坏消息接踵而来，医院报告称苏拉特市中心的韦德路（Ved Road）住宅区有10例死亡病例，另有50人送进医院。其实之前坊间就有鼠疫病例的传闻，政府的消息无疑是扔下了重磅炸弹。当天晚间，有关鼠疫的信息在民众间开始口耳相传，鼠疫感染人数和死亡人数不断被夸大；政府要封城控制疫情的谣言在人群中蔓延开来。大家担心自己被困在城中，也害怕被鼠疫传染，纷纷外逃。这在印度引发了自1947年印巴分治以来最大规模的人口流动。仅仅根据车站售票量的计算，两天之内有20万人从苏拉特逃离，而估计的总人数可能高达60万。"人们用一切可能的方式逃离苏拉特，火车、卡车、汽车、牛车、马车，甚至徒步，任何可能的方式。"谢赫如是回忆当时混乱和恐慌的场景。原本拥有160万人的欣欣向荣的商业城市苏拉特，在两天之内就成了一座鬼城。

同时，人们开始疯狂囤积四环素、口罩和饮用水，不仅在苏拉特，孟买、新德里等大城市的四环素和口罩也很快售罄。谢赫医生虽然在医院工作，但是他也面临四环素等广谱抗生素和医院人手紧缺的问题。因为他的很多同事，带着医院宝贵的抗生素药品逃离医院，逃离了苏拉特，而且留下话说："这个鼠疫疫情，做什么都没用。"

1994 年 9 月 25 日，当地报纸《印度宇宙报》（*The Hindu Universe*）记录了苏拉特和印度在鼠疫疫情期间恐慌和混乱的景象：

"人们带着歇斯底里的情绪四处奔走，逃离苏拉特这片被病毒笼罩的疫区。在孟买一家医院发现三名被鼠疫折磨的病人之后，恐慌也席卷了这座城市。四环素是一种用于瘟疫治疗的抗生素，不仅从孟买的药店中消失，而且遥远的新德里市药店也买不到四环素了。"

"爸，我其实不懂。"米小妮试着打断父亲的讲述，把他拉回到现实当中来。"你刚才说这次鼠疫整个印度才死了 50 多人，当时的居民犯得上这么恐慌吗？还逃亡了几十万人。"米小妮显然不理解这几十万人当年恐慌的逃亡行为。

熊教授一脸严肃地对米小妮说："首先，这不是一次灾难死亡了 50 多个人，而是死亡一个人的事情发生了 50 多次。这 50 多个人，他们和我们一样都有家庭、父母、儿女。你能想象另外一个印度的米小妮失去了父母吗？"

米小妮不喜欢父亲居高临下的教训，青春期叛逆的她心里面想：你和妈妈经常不在家，你在家就窝进书房里面也见不到人，我这和留守儿童有什么区别？和这些死了父母的孩子有什么区别？

熊教授见女儿低头不语，以为女儿被他说服了，就继续回到话题上来："小妮，你刚才问大家为什么会争先恐后地逃离苏拉特。这是个好问题——你还记得你三岁那年爷爷奶奶买了很多盐吗?"

米小妮点点头:"记得,当时说盐可以防什么辐射,爷爷奶奶在家里面囤了不少盐,吃了很多年都没有吃完,还送给我们一些……,但这和苏拉特居民逃离家乡有什么关系?"

熊教授摸摸女儿的头:"有关系。因为这两件事都是恐慌的产物。小妮,你要记住,恐慌会在群体中传染和蔓延。"——

恐慌在群体中的蔓延

抢购是因为恐慌,而恐慌是可以在群体中传播、蔓延和放大的。先把视角从苏拉特的鼠疫疫情稍微移开,我们讲讲群体恐慌的起源。牛仔都有这样的经验:牛其实是胆小和焦虑的,任何小的风吹草动都会引发整个牛群的不安和骚动,甚至狂奔。尤其到了晚上,受雷电惊吓,山上的牛群会马上跳下悬崖,甚至一根点燃的火柴,都有可能引发牛群的骚动。当一头牛因为外界刺激变得焦躁不安,这种不安的情绪会迅速在牛群中传播开来,最终引发牛群狂奔(stampede)。

群体行为(herd behavior)和个体行为有重大差异。在某些行为上,人群和牛群其实差异不大。在人群聚集的时候,尤其是外界有紧急事件的时候,任何微小的动作都有可能引发人群的骚动。恐慌会在人群中迅速传播,造成踩踏事故。1990 年 7 月 2 日,前往麦加朝觐的人群通过米纳(Mina)的一个通道时,发生踩踏,造成超过 2000 人死亡。

哪怕人群并非实际聚集在一处,恐慌也可以在人群中传播,而且被不断放大。17 世纪的荷兰掀起了"郁金香热",人们对于各种各样的郁金香狂热追逐,挥金如土。一棵从国外进口的罕见郁金香品种可以带来 400% 的利润，最夸张的时候，一个普通的荷兰人要不吃不喝九年，才能买下一棵郁金香；其价格在一个月内可以翻 20 倍。但郁金香泡沫的破碎来得更快，当有人不愿意在郁金香上花毕生积蓄，选择出手套现，价格下降的担心开始扩散；当更多人开始抛售的时候，担心价格下跌的恐慌就会如雪崩一样蔓延。这种多米诺骨牌效应直接让郁金香的价格跌到一文不值，最终价格只有原来的 1%，荷兰陷入了长期的经济大萧条。类似的，在美国股市 1930 年代的灾难性下跌，1970 年代布雷顿森林体系崩溃前的黄金挤兑，1997 年亚洲金融风暴中的货币贬值等等事件中，都可以看到群体行为导致的恐慌蔓延。

从牛群的狂奔，到人群的踩踏，乃至郁金香热的破灭，与历史上的金融危机，都可以看到恐慌在群体中的传染和传播。相应地，在鼠疫疫情期间，恐慌会比病毒传播得更为迅速，如果不加以有效应对，恐慌造成的社会不安，可能会造成比疫情更大的危害。当时恐慌出现的原因是什么？

"这也太夸张了！郁金香不就一朵花吗，怎么能值得上全家人九年的收入！"米小妮惊呼起来。"这些花送给我，我都懒得养。给姥姥和姥爷他们差不多，他们喜欢养花养鸟！而且，最后价格跌得这么惨，这些人岂不是都成穷光蛋了！"

米小妮似乎明白了，人群在情绪化状态下，个人行为是随波逐流的。她有类似的体会，上次有个"加油男孩"组合来她的学校举办活动，引起了全校女生的骚动和围观。当"加油男孩"中王源出现的时候，她和周围的女孩们都疯狂了。米小妮其实喜欢更加成熟一点的男明星，接近她父亲那个年纪的。但当时，受到周围女孩们的感染，她也疯狂起来，对着"加油男孩"一阵猛拍，高声尖叫。追星都如此，何况遇到影响生命安全的疫情呢？

她还没有来得及思考恐慌和疫情之间的关系，熊教授又继续开始讲了——

权威信息缺失加剧民众恐慌

与民众恐慌伴随的是民间关于鼠疫谣言的泛滥，以及官方权威信息的缺失。其实早在当年的 9 月 19 日，苏拉特医科大学附属医院（Surat Medical College Hospital）就有了第一个鼠疫病例，但是古吉拉特邦的邦政府到 9 月 25 日都一直否认。而同时，这个鼠疫病例的消息通过媒体快速在民众中传播。苏拉特官方 9 月 21 日就收到了关于鼠疫的报告，由于消息走漏导致大规模的居民外逃。苏拉特官方 9 月 23 日才采取行动，要求关闭所有的中小学、大学、电影院、公园，直到另行通知为止。当地的工业、银行、办公室、钻石加工业，也被迫歇业。但是，截至此时，病毒已经在苏拉特的贫民窟肆虐了至少 2 周以上。

权威信息的缺失和混乱导致了民众的恐慌。最开始印度的卫生部门无法确认这种疾病是否为鼠疫，主要原因是无法从病人样本中培育出导致鼠疫的耶尔森菌（Yersinia pestis）。但是临床症状的检查，血液的耶尔森菌测试，对耶尔森菌的抗体检测都提示是鼠疫。无法培养出耶尔森菌可能是受印度当地实验室条件的限制，因为培育这种细菌需要较为先进的设备。类似的，由于诊断手段的落后，在疫情期间一共有约 6000 人因为其他疾病却被错误诊断为鼠疫，而全印度在疫情期间真正确诊的总共才有 693 个病例。误诊极大夸张了感染人数。一些地方报纸，却争相报道并夸大死亡的人数，造成公众极大恐慌。

面对公众的恐慌情绪，印度各级部门的公共卫生官员水平低下的问题暴露无遗，不仅没有给出鼠疫的权威信息，也没有给出防范鼠疫的具体方法和措施，这加剧了公众的恐慌。当误诊导致感染人数暴增，各地报纸竞相夸张报道病例数字的时候，印度联邦卫生部门、古吉拉特的地方卫生部门、苏拉特市的卫生部门，并未发表声明进行澄清。相反的，当苏拉特疫情处于快速增长期的时候，古吉拉特邦卫生部门的负责人发表声明，称苏拉特的疫情"是肺鼠疫而不是腺鼠疫"。腺鼠疫和肺鼠疫是鼠疫的不同类型，但前者通过老鼠和跳蚤叮咬传播，通常不会在人与人之间传播，死亡率在50%—70%之间，如果治疗得当，死亡率可降至10% - 15%；而后者可以通过飞沫在人与人之间传播，死亡率几乎是百分之百，而且治疗作用不大。所以，当古吉拉特邦的卫生部门负责人将苏拉特当地腺鼠疫错误地描绘为肺鼠疫之后，无疑让当地的恐慌情绪再次被放大。

政府决策的混乱让事态进一步恶化。印度新德里在苏拉特鼠疫发生的第一时间就关闭了学校和公共场合，政府的这一举动极大地造成了民众的恐慌，导致民众大量囤积医疗药品和生活用品。但是5天之后，新德里官方又令人费解地让学校重新开放。这反映出政府内部决策的混乱和反复。

米小妮抢着说："爸，这点我有体会，上次'加油男孩'组合来我们学校的时候，整个学校的女生都沸腾了。校长当时都吓坏了，一会儿让班主任把我们叫回教室，一会儿又说要提前放学。我看校长也没有见过这种狂热场面，他也不知道怎么办。"

熊教授欣慰地笑了："没错，当时印度政府内部决策很

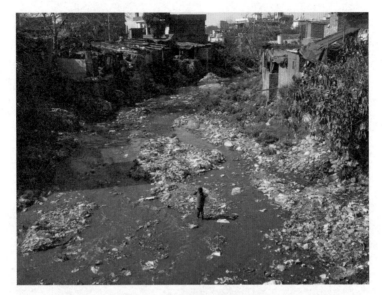

图 1-2 贫民窟恶劣的生活环境给鼠疫的滋生蔓延创造了条件。城市卫生的改善，成为公共卫生的基石之一。

混乱。因为没有预案，没有人知道该干什么，也不知道该如何应对，各种矛盾的消息满天飞。其实很多疫情发生的时候，往往是小道消息传播得比病毒还快，反而引起比疫情更大的恐慌。"——

信息疫情推波助澜

2020 年的新冠肺炎疫情期间，各种小道消息和谣言横飞，让人真假难辨。人们用"信息疫情"（infodemic）来描述这种信息过载、真假信息鱼龙混杂的情况。从这个角度分析，1994 年印度鼠疫疫情期间的情况，正是"信息疫情"。

1994 年的印度疫情期间，与官方权威信息缺位和混乱相伴相随的，是民间各种小道消息和谣言的横飞。当疫情刚开始的时候，就有谣言说苏拉特要"封城"，导致几十万苏拉特居民外逃至印度各地，这当中有许多鼠疫病人，最终使得鼠疫疫情很快扩散到全印度各地。全印度5个邦和首都新德里最终都出现了鼠疫病例。

当疫情继续发展的时候，各种关于疫情感染人数、死亡病例数的猜测和谣言横飞。普拉卡什·梅塔（Prakash Mehta）是苏拉特当地钻石出口公司的职员，他回忆到，当时民间普遍不相信政府报告的数字，认为政府有意压低确诊和死亡病例数目。有谣言说已有300余人因鼠疫死亡，医院为了控制感染不让病人家属接触死者遗体，并且有人目睹医院空地上焚烧了七具鼠疫死者的尸体。因为政府并未告诉民众如何合理防范，各种关于如何治疗和防范鼠疫的道听途说也四处流传，造成医院中的抗生素、口罩被抢购一空，民众购买远远超过需要的巨量抗生素。购买不到口罩的民众，就用纱巾捂住口鼻，而纱巾的空隙较大，其实根本无法起到预防作用。当时的谣言甚至让大家别喝水，因为喝水就患上鼠疫。

民间谣言又会反过来刺激政府实行不理性的措施。随着谣言在全印度的传播，各个邦开始被迫采取各种荒谬的预防措施。例如在疫情期间，新德里市的市长突然手持扫帚出现在街头，要求开展清扫街道的行动，其原因是"街头的垃圾会成为老鼠的食物"，"所以，让我们来清洁新德里"。但这一行动很快就偃旗息鼓。与此同时，和古吉拉特邦接壤的拉贾斯坦邦（Rajasthan）也开展了轰轰烈烈的灭鼠灭蚤行动。由于当时鼠疫已经开始传播，这个时候灭鼠灭蚤只能让老鼠和跳蚤更换住所或者宿主，导致疾病的进一步蔓延和更多被感染的居民。政府采取的这些非必要预防措施，又会刺激民众的恐慌心理，造成正反馈……

谣言一直存在于人类社会中。让我们把时光倒回至200多年前的清朝。1768年，清朝统治下的中国发生了国家级的谣言传播事件，影响人口逾2亿。谣言内容荒诞不经，大意是有神秘僧人使用迷药将人迷晕，剪人发辫摄人魂魄，使纸人纸马复活，盗取财物。这个谣言又出现了各种变种，加入了政治目的。清朝没有现代化的通信工具，谣言基本上是靠口耳相传。可见谣言原本就存在，只是现在的通信手段推波助澜加快传播而已。

此外，谣言作为消息的一种形式，它符合了人们一定的心理预期，符合人的本能。关于喝绿豆汤放鞭炮防非典的谣言，迎合了人们在非典疫情期间恐慌无助想保护自己和家人的动机，因此得到了传播。这些谣言，无论是吃碘盐防非典，还是吸烟防非典，它们的特征都是简单易懂，而且可操作。这些谣言缓解了人们面对未知非典所产生的焦虑心理，这些可操作性的建议，给人们带来了极大的心理安慰。正是谣言的这一特点，使其在非典疫情期间大行其道。而且谣言在传播的过程中会从无到有，从简陋到完善。前面喝绿豆汤防非典的谣言，其本来面目仅仅是一个家庭电话，没想到经过传播者的添油加醋，变得内容丰富，有鼻子有眼。

随着通信技术和媒介的发展，疫情期间谣言会以各种形式出现。2020年新冠肺炎疫情期间，国外的视频网站油管（Youtube）、推特、抖音、脸谱网上；国内的微博、微信上，都充斥着关于新冠肺炎的不实消息。其实，信息疫情的情况一直存在，只是如今通信技术发达，让我们在事后仍然能够查阅当时的各种谣言和假信息。信息疫情和鼠疫一道，在人群中肆虐。那印度当时为什么没有采取行之有效的手段来应对鼠疫疫情呢？这是因为当时印度还未建立起有效的公共卫生应对体系。

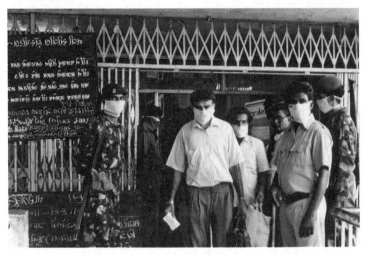

图 1-3　1994 年苏拉特市鼠疫疫情期间，政府动用
军队对市内的医院进行隔离。

"公共卫生应对体系？"米小妮有些疑惑。

熊教授停了停，他在想怎么给女儿解释这些非常专业而且抽象的学术名词。他平时都是给大学生们讲公共卫生的专业基本概念。而女儿是一名高中生，其基础知识储备不多，更不要奢望懂得这些专业课知识了。第一次给女儿讲自己的专业，他突然有些困惑，想了一会儿才找到一个比较好的比喻。

"还记得你以前初中打预防针吧？还记得当时学校是怎么进行的吗？"熊教授问。

米小妮很开心，因为平常父亲都问她一些特别专业科学的东西，很少有一个她能答得上来的内容："记得记得，当时学校找了隔壁医院的护士来给我们打针。在学校大礼堂进行的，学校让班主任组织我们一个班接着一个班去大礼堂打针。打完还不能走，要在大礼堂坐上半小时，说是要留下来观察，结果整个学校从早晨折腾到接近放学。不过那天特别开心，一个下午都没有上课。"其实，米小妮开心的真正原因是，那天下午她和伙伴洋子还有茜茜，在大礼堂里面发现邻班一个特别像王源的男生。

熊教授对于这些当然不知道。他不知道王源是谁，更不了解女儿在学校的伙伴朋友们。不过这些先放一边，他想说的是公共卫生体系："小妮，你看啊，其实打预防针这件事情不简单：校长需要和医院协调时间，需要和各个班老师协调时间，然后教务处需要告诉各任课老师不上课，还需要定下打疫苗的场所。然后现场的消毒、注射、维持秩序，都得有人吧？你再想想，你们打的预防针，它怎么来的？它是怎么研发、制造的？预防针不能在学校里面造，得从其他地方生产好了运过来吧？而且预防针只能在低温情况下运输。上次你说喝到变质牛奶，就是运输过程中低温措施没有做好。你想，牛奶都如此，何况预防针。你们打完针了，废弃针头扔哪里？得妥善处理吧，要是被你们班上那帮熊孩子拿着，指不定捅出什么娄子。"

米小妮想起上次学校打预防针，似乎有个男生偷偷把针头带回班上，还把邻桌的女生扎了，后来还请了家长，弄得挺大。看起来简单的打预防针，原来背后需要涉及这么多人，这么多部门，这么多环节。

"所以，你想想，为了预防疾病，人们采取的各种措施，隔离病人也好，给人打预防针也好，哪怕就是统计每周病人的信息，放在整个国家来看，都是非常复杂的工程。这一系列复杂的人、事和组织，都算公共卫生体系。建立这一套体系，并不是容易的事情。"——

公共卫生应对体系缺乏

时光再回溯至 1994 年，公众的公共卫生意识也较为薄弱。维布哈·玛蒂达（Vibha Marfatia）现在是苏拉特一个非政府组织的工作人员，回忆当时苏拉特的情况："尽管苏拉特是一个工业中心城市，并且有发达的纺织业和钻石加工业，但是当地的政府只是关心商业。"当时 80% 的苏拉特居民居住在贫民窟当中，贫民窟的环境状况堪忧。只有三分之一的地方有自来水、下水道和垃圾处理的服务。其余的地方的垃圾会在城市的街道旁堆积如山，老鼠的尸体在街道中央可以待上好几天，直到其自然腐烂。在这种环境下，疾病的蔓延和流行并不意外。其实在 1994 年的鼠疫疫情之前，疟疾、霍乱、登革热、腹泻、肝炎就是苏拉特的常客。

相对于公共卫生意识的缺乏，更加致命的是有效的公共卫生应对体系的缺失。1994 年印度鼠疫疫情的应对，呈现"多龙治水"的格局，印度不同级别的政府，政府不同部门之间，都缺乏协调，传递出彼此矛盾的声音和信息，缺乏一个统一协调的公共卫生反应。9 月 21 日，苏拉特地方政府收到肺鼠疫（尽管后来证明是腺鼠疫）的死亡报告，并警告当地医务工作者；而同时，古吉拉特邦的政府仍坚称这不是鼠疫。印度的国家传染病研究所（National Institute of Communicable Disease）的工作人员在到达苏拉特之后宣布已经对鼠疫病例进行了确诊；而古吉拉特邦的最高长官宣称苏拉特的疫情"不可能是鼠疫"。更加荒唐的是，这两份彼此矛盾的说法都出现在印度政府的简报中。这种权威信息的模糊不确定，让当时的鼠疫疫情就像薛定谔的猫一样充满了不确定性，以至于世界卫生组织的时任总干事中岛宏（Hiroshi Na-kajima）也只能用模糊不定的语言来通报印度的疫情："苏拉特出现了鼠疫，但不能确定。"

突发事件应急机制分别为监控机制、预警机制和应急救援机制。监控机制就是建立完整的疫情信息记录系统，每名病例都要上报，并且如有需要，可以具体到出行路线，以此达到全国范围内把控疫情，方便进一步控制和治疗。然而在鼠疫疫情初期，印度政府的信息统计、检测报告、追踪调查等方面漏洞重重，使疫情统计难上加难。更有一些官员，不愿意自己在任期期间出现污点，欺上瞒下，也就是不准确上报当地患病人数，再加上向百姓隐瞒真实情况，想要大事化小小事化了。正因为没有健全的监控机制，疫情疯狂扩散，没有得到有效抑制。普通民众一方面心理上惶惶不安，另一方面不会采取正确的应对措施，也没有得到来自政府正确的指导，导致无数无辜的民众不幸染病死亡。

米小妮听完点了点头。她没想到缺乏公共卫生应对体系会带来如此大的困难，会让这么多无辜的人染病。不过想想也能理解，上次加油男孩来学校，学校没有准备，现场也是非常混乱。不过后来学校有经验了，凡是类似的事情，学校总会以各种理由让班主任把学生们约束在教室里面。

"爸，苏拉特经历了这次鼠疫，他们就应该建立起你说的那个……公共啥……体系。"

"公共卫生体系。"

"是啊，建立起来之后，就可以发挥作用了。毕竟你和老师都教育我，要从错误中学习，知错就改就是好孩子。"米小妮最后这句话，故意学父亲和老师那种教训人的语气。

熊教授没有听出女儿语气中略带嘲讽的意思，自顾自地继续："你说的还真的对。印度的苏拉特还真的从 1994 年的鼠疫疫情中学会了点东西，毕竟当时的教训太惨痛了。我们国家也是经历了 2003 年非典的惨痛教训，才意识到公共卫生体系的重要性，之后才在全国上下建立公共卫生体系，培养相关人才，所以你爸爸当时才能找到这份工作。"——

苏拉特的教训

1994 年的鼠疫疫情给苏拉特以沉痛的教训。疫情 2 年之后的 1996 年，苏拉特被评为印度最干净的城市。这一切都要归因于当时苏拉特的饶市长（Suryadevara Ramachandra Rao），他以疫情为契机，打击官僚系统的腐败和冷漠，并且以公共卫生为着力点，推行了一系列变革。将整个苏拉特市分为六个区域，每个区域有专人负责市政事宜。饶市长还要求政府公务员在现场办公 5 小时，其中 2 个半小时在贫民窟当中。这些纪律、政策对从清洁工作人员到高级公务员都适用，一视同仁，如果谁对自己肩上的责任不满，可以选择辞职。

同时，苏拉特也建立了公共卫生应急和监测系统。疾控人员每半个月会挨家挨户地调查是否有人发烧，并重点监测疟疾、登革热和丝虫病等疾病。由于苏拉特行之有效的疾病监测体系，各种疾病的感染和死亡人数在迅速下降。疟疾病例从 1994 年的 21,540 例降至 2014 年的 7734 例；2013 年的洪灾后，钩端螺旋体病死亡人数也比 2006 年减少了一半。苏拉特的监测系统还搜集与固体废物、排水、供水、小贩有关的投诉，从公立医院和私人执业医生那里收集公共卫生的有关信息。这种每日更新的汇报让市政管理人员能够及时地了解情况，从而采取相应措施，更好地预防疾病。

社会的发展总是有惰性的。苏拉特市的改变，是和这座城市在1994年鼠疫疫情中惨痛的经历分不开的。所以饶市长才能突破官僚系统本身的阻力开展变革。而在印度其他地方，或是没有经历这次鼠疫疫情，或是鼠疫疫情造成的冲击不够剧烈，所以，苏拉特市的经验并未在全印度推广开来。以至于26年之后的2020年，面对来势汹汹的新冠疫情，印度媒体又钻入故纸堆中，找到苏拉特鼠疫的陈年旧事，想要为当下的新冠疫情应对提供一些思路。

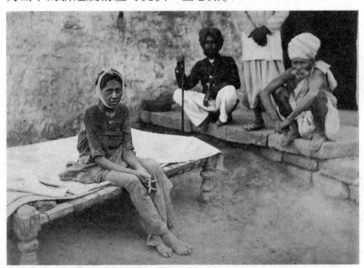

图1-4 印度历史上曾经多次发生严重的鼠疫疫情，造成大量的人员死亡。整理这些过去疫情的故事，可以给我们今天的公共卫生体系建设提供经验和教训。

不同的时间地点，相似的配方

2003年中国应对非典也有类似的经验教训。

首先是权威信息的缺乏。2002年12月初，在广东深圳市一家客家酒楼当厨师的黄杏初感觉身体不适，发热，怕冷，四肢无力。在来到医院就诊之后并无改善，就回到了广东河源的老家。12月15日，广东省河源人民医院收治了黄杏初。由于当时对非典病毒不了解，医院只是将他当作普通的肺炎病人医治，也没有采取隔离措施。12月17日，因为黄杏初病情恶化，转入原广州军区总医院抢救。他在到达医院的时候已经神志不清，第二天就上了呼吸机。与此同时，曾经救治黄杏初的河源市医院医护人员先后出现了类似的肺炎症状。突然之间，这种传染性强、死亡率高的呼吸系统怪病在人群之中引发了恐慌。1月2日，河源市将医务人员感染的情况上报给卫生厅，但只是得到了相关部门的一般重视，除了派出调查组之外，其他事情一切照旧。然而，医务人员感染的情况一直在发生。到了2月9日，广东已经有超过300名患者，其中5人死亡；仅是广州就有100多病例，其中还有不少医护人员。

2003年春节后，卫生部终于开始关注疫情，但仍未认识到疫情的严重性，而是集中于消除谣言引起的恐慌上。广东省主要媒体终于开始报道，但侧重于强调该病在广州市已发生一个多月，所有病人的病情均在有效治疗和控制中，群众不必恐慌；称研究显示，市民到公众场所进行正常的活动不会受到感染。故此时任何活动仍没有停止，甚至大型演唱会仍如期举办。2003年2月12日，中国和巴西的足球友谊赛在广州奥林匹克体育场正常进行；2月18日，罗大佑的演唱会在广州天河体育场举行。

在北京，2003年3月1日，出现了第一例非典病例——一位从广东来京求医的山西女子；接下来几天，北京各大医院陆续接收了非典病人。但是医院院长们都没有获取非典疫情信息的准确途径，只是互相之间打听消息。4月3日国务院新闻办的记者招待会上，卫生部部长称："我可以负责任地告诉大家，在中国旅游是安全的，因为'中国局部地区的非典型肺炎疫情已得到有效控制'。"但当时中国发生疫情的省份已经达到26个，世界卫生组织将北京列为疫区。

权威信息的缺失和各种传言横飞相伴相随，信息疫情泛滥。因为没有任何公开的报道，社会上已经出现了各种传闻，民众们不知所措，胡乱猜测，引发恐慌，开始大肆抢购抗病毒物资。平时10元一包的板蓝根涨价到了30、40元；白醋的价格也不断上涨到了80，甚至100元；口罩完全脱销。2月份，家住广州市东山区（现越秀区）的陈先生从朋友那里以每包25元的价格买了100包板蓝根颗粒，一家五口人每天喝板蓝根；同在东山区的王先生，家中屯了20瓶白醋，因为传言说熏白醋可以消灭病毒。尽管2月11日广州市政府召开新闻发布会通告情况，但并未制止恐慌带来的抢购浪潮。2月12日，广州沙涌南村的刘阿姨买了10袋食盐放在家中，她的邻居李阿姨买了3大袋75公斤的大米。这一抢购行为迅速传播开来。到了2月14日，浙江省的丽水、金华、衢州、绍兴，甚至杭州，都出现了食盐抢购的风潮。浙江省天台县赤诚路上的超市，几百公斤食盐在很短时间内被抢购一空。浙江某些地方，白醋被叫卖到了1000元一瓶。同一时间在湖北省咸宁市，一天之内1600吨食盐销售一空，这是平时2个月的销量，临近的鄂州、黄冈、荆州、孝感、襄樊、武汉都发生大面积的食盐抢购。甚至到了4月底，辽宁省沈阳市仍出现了抢购风，居民在超市中抢购大米、白面、食用油。

当时国内的信息通信技术虽然不如现在发达，没有发达的社交媒体，但是谣言还是通过电话、口耳相传，及新兴的短信和网站贴吧的形式迅速传播开来。当年的北京居民经常有同学朋友之间的善意提醒："明天市内医院转移非典病人，千万不要上街""今晚北京上空撒药物，对人体有害，关好门窗"，以及各种传言北京封城的消息。除了非典疫情的传言，就是各种预防手段的传言。5月6日晚上，山西忻州市忻府区突然响起一阵鞭炮声，直到第二天凌晨和早晨，周围的村里都像在过节一样。因为当地村民之间传言，"放鞭炮喝绿豆汤防非典"。这个防非典的传言在当时中国传播广泛，千里之外的湖北天门也是出现了几十个乡镇成片通宵放鞭炮的场景。此外，还有谣传吸烟、吃碘盐能够防非典的。有些传言甚至和国际局势联系起来，具有阴谋论的意味，宣称非典型肺炎是某大国用腮腺炎与荨麻疹病毒研制的病毒武器，而且具有基因武器特征，能够有针对性地感染中国人……各种说法甚嚣尘上，真假难辨。

"爸爸，"米小妮打断了父亲的讲话，"你看这次新冠肺炎疫情的时候，各方面都挺有秩序的，我也没有看到你刚才说的恐慌。这是不是2003年非典教给我们的经验教训？这也是从错误中学习和成长嘛。"

熊教授微笑地沉思着点点头："没错，2003年的非典，让我们国家建立健全了公共卫生体系，改变了我们国家重治疗、轻预防的倾向。这次新冠疫情，中国的防疫工作全球领先，不得不说有当年非典的经验加成。"

米小妮搂着父亲的肩膀："公共卫生体系建立完成，那就大功告成了！爸，快回答我，把大象关进冰箱需要有几步？下一个问题，大象和大熊约会，大熊等大象半天都没有瞅着个影子，你说大象去哪里了？"米小妮说到"大熊"这个词，就咯吱一声地笑出来了。她注意到今天父亲又穿了一件棕色的毛衣，特别像一头夏天换毛之后，脱去厚重绒毛的棕熊。她摇晃着父亲的棕色毛衣的袖子："爸爸，爸爸，快回答我，大象去哪里了？"

熊教授显然没有注意到女儿给他设计的这两个环环相扣的冷笑话和脑筋急转弯，他摇了摇头说："不、不，不能说大功告成。一个国家的公共卫生体系建设，没有终点。小妮，就像老师和爸爸妈妈对你品德的要求一样，没有终点，不能说我今天养成好习惯，就大功告成了，不可能，这是一个持久的过程。公共卫生体系的建立健全，疾病得到控制，健康水平提升，我们就可以高枕无忧了？不一定。而且，公共卫生最成功的时候，也是人们最容易忘记它重要性的时候，更是下一次公共卫生危机萌发的时候。爸爸再来给你讲个故事吧。"——

公共卫生，和前事不忘后事之师

2003 年的非典给中国上了一堂公共卫生的启蒙课。非典之后，中国人民终于摆脱了"重治疗，轻防疫"的思想，2003 年底，疾病预防控制中心的体系大规模应用于中国，并且成立了疫情直报系统，报告的时间从近一周缩短到 0.8 天，加快了疫情信息公开和分享的速度。这个体系在之后的甲型流感疫情中发挥了巨大作用。2020 年的新冠肺炎疫情期间，中国政府第一时间发布病毒测序数据，并且每天更新疫情数据，这点明显是从 2003 年的非典疫情当中汲取的经验。

我们能够高枕无忧了吗？

未必。

健全的公共卫生体系，可以帮助控制疫情，提升人群健康水平。而疫情得到控制乃至消失，人群健康得到提升之后，人们的关注点会转移到其他事情上，对公共卫生的关注和投入会相应下降，这给下次公共卫生危机的到来埋下伏笔。最终，整个社会在公共卫生议题上陷入一种"治乱循环"的无解难题中。2003 年的非典之后，国家对于公共卫生高度重视，并且资助了一些针对非典的疫苗研制项目。但是当这些疫苗取得阶段性进展的时候，非典疫情早已过去，人们的生活恢复正轨，随着非典疫情渐渐远去，这些疫苗项目也偃旗息鼓。

公共卫生最成功的时候，也是公共卫生最危险的时候。这或许就是公共卫生与生俱来的一个矛盾。

熊教授讲到这里，看了看手机，对米小妮说："我得去准备一下明天去科学院汇报的文件，你继续去写作业吧，乖乖的。"然后端起茶杯走进了房间。

米小妮急忙叫住父亲："哎——爸——你还没回答，大象装进冰箱需要几步……"

"三步：打开冰箱，放入大象，关上冰箱。"熊教授有点不耐烦："这是你出生之前我和同学们玩的脑筋急转弯。"然后关上了房门。

"哼，真没有意思。"米小妮有些失望。她又想起老师布置的作业——"我的父亲"。除知道了"公共卫生体系"这个概念，她似乎对爸爸的工作还是不甚了解。她本来想敲开门把父亲叫出来的，但想到连妈妈都不敢在爸爸工作的时候打扰他，更别说自己了，就赌气地回到了自己的房间。

2. 从伤寒玛丽到非洲埃博拉疫情——疾病溯源与零号病人

第二天在学校，下午刚上完第一节课，米小妮看到操场上人头攒动。

"有什么事情吗？"米小妮有些疑惑地问同桌。

"社团招新。这个中学有社团传统，据说学长学姐们都有加入社团。"同桌解释道，然后神秘地说："小妮，我准备以后加入体育社团，练长跑。"

米小妮被这话给逗乐了，上下打量着同桌火柴棍一样的身材，不由得笑出声来："王火灿同学，就你这个身材还去练体育？以后你干脆别叫王火灿，叫你王火柴好了，火柴棍一样的身材！"

米小妮学习是否优秀暂时按下不表，嘴上损人是一套一套的，要是把米小妮的小情绪激起来了，混着青春期的叛逆，连熊教授都要退避三舍。就算是在平时，米小妮也会用日常语言得到洗涮别人的效果。

"小妮，你还真别说，中长跑的名将，就说埃塞俄比亚、肯尼亚的运动员们，全都是我这种瘦削的身材。"王火灿说罢，用手抻了抻自己的短袖衬衫，米小妮似乎看到了几排肋骨。

操场上，各种社团好不热闹，有声乐社、合唱团、敲架子鼓的社团。米小妮就喜欢热闹，她东张西望，觉得哪都新奇。"同学，来参加我们声乐社吧！"一个圆脸男生递上一张宣传单，"我看你骨骼清奇，一定是声乐能手，加入我们声乐社吧。我是声乐社社长刘晓原。"

米小妮看到"圆脸男"脸上的肉，挺着的大肚子，以及笑起来的双下巴，连连摆手："不了不了，看看而已……"

这时，旁边一个高个男孩跳了出来，蹦到米小妮跟前："同学，参加我们合唱团吧！"

米小妮被这种突如其来的打招呼方式吓了一跳，尖叫一声——

"啊……"。

周围几个音乐社团的同学都默默放下手上的招新工作，或者放下招新传单，或者合上电脑站起来，把头转向米小妮的方向。然后瞬间都炸开了锅：

"同学，来参加我们社团吧，你绝对是女高音一号。"

米小妮没见过这个架势，赶紧跑回教室。

放学的时候，好朋友茜茜神秘地跑过来："米小妮，听说你今天在社团招新现场引吭高歌一曲，引来众人侧目而视。要我看，你就参加学校声乐社团好了，以后绝对的独唱，说不定还能走艺体生高考加分的路线呢。"

米小妮白了她一眼："我家那个老古董科研熊，每天就对我科普他那点破东西，或者讲宇宙和量子力学。要是我说想去练声乐，我猜想他会把我当大马哈鱼吃了。"

茜茜被米小妮的比喻给逗笑了："我觉得你爸挺好的，对我们都特别热情，每次去你家他都欢迎。"

米小妮叹了口气："唉，别提了，那是假象。我爸他活在自己的世界中，对我的事情根本不关心，成天就在那里写写算算，也没看他做出什么有意思的科研成果来。"米小妮和茜茜边骑车边聊着，在一个红绿灯前停下来，米小妮松开车闸，转头对茜茜说：

"我给你说，我今天就算谈了一个男朋友，我爸过一个学期都不会发觉。还有，他对你们，那都是客套。他连我的事情都不上心，更别说我朋友们了。我敢说，他连你们的名字都记不住。"

绿灯亮起，她俩继续往家的方向骑行着，茜茜接过话茬："你爸爸都算好的了，至少你还能在家里面看见他。我爸爸在派出所工作，整天都见不到人。碰上值班，会一连消失好几天。"

"至少这次老师布置的作业有内容可以写了。'我的父亲是一名英勇的人民警察'……哇，茜茜，这句话写在作文里面多酷啊！"米小妮脸上写满了羡慕，……然而她又被拉回现实："我爸在家的时候，就窝在书房里面。我真怀疑他的椅子上有胶水或者粘鼠板。"

"你爸爸椅子上的粘鼠板，就是要粘你这只大老鼠，米妮米老鼠！"茜茜打趣地说。然后两位女生都欢快地笑了。

来到米小妮家的楼下，正好碰到熊教授。熊教授还是像往常一样热情："呀，这不是小妮和那谁……洋子吗，来一块儿复习功课啊？"茜茜对着米小妮神秘地相视一笑，然后挥着手说："叔叔不用了，我要回去写作文。还有我叫茜茜。"

回到家里面，米小妮抢在父亲要进书房工作之前拦在他的身前："爸，人家茜茜的爸爸是警察，这次她写作文可有素材了。你这又是卫生又是健康的，感觉一点都不酷啊。"

熊教授一边拉开女儿一边走进书房，找出前一天去科学院汇报的文件，一边滑动着鼠标，他根本没有专心听女儿在说什么。

米小妮有些失望："爸，我说，你前天给我讲了一堆公共……公共卫生体系的内容，我不能写到作文里面去啊。你看有没有什么特别不明觉厉的东西，像福尔摩斯一样炫酷的？我写进去一定能赢得全班同学羡慕的目光。爸？"她满脸堆笑地摇着父亲的肩膀。熊教授思维受到干扰，只能停下来，把手从鼠标上移开，然后坚定地说：

"有！我们公共卫生从业者的工作还真就是福尔摩斯外加名侦探柯南的混合体，且比他们的故事精彩多了。"

"哇，真的，爸，你太棒了！"米小妮一下子兴奋起来。

"你想啊，面对来势汹汹的传染病，公共卫生工作者首先想到的是弄明白疫情的来历，就是说明确疾病的传播路径，找到密切接触者，这是不是就与福尔摩斯和柯南的工作类似呢？而且还远远不止：疾病的传播路径不仅可以帮助我们隔离染病人群，和监控密切接触者；还可以确定病毒的源头，这样我们就能够知晓病毒的宿主，做到更有效地防控。而且，我们用的手段也更加高大上。福尔摩斯用的是，那个……放大镜；柯南嘛，似乎用了阿笠博士造的一些花哨的小玩意儿。我们公共卫生专业人士，在确定疾病传播路径的过程中会用到大数据和基因测序的方法。基因测序继续可以极大地帮助我们确认病毒的源头和进化路径。病毒溯源是公共卫生控制疫情的重要手段，其类似于侦探破案。这个离不开我上次讲的，一整套完整的公共卫生体系的运作。"

米小妮有些等不及了："爸，你赶快讲讲啊。讲得简单点，上次你讲的公共卫生体系我听得有些吃力。"

"好，我讲几个近些年的疫情传播跟踪的例子，并结合古代四大名著做比喻，让你明白疾病溯源背后的故事。在开始之前，我问你，你听过这首歌曲没有。"熊教授播放起了一首歌，一个女人的声音缓缓响起——

"不要问我从哪里来，我的故乡在远方……"

米小妮疑惑地摇摇头："爸，这首歌叫？"

不要问我从哪里来！

不要问我从哪里来

我的故乡在远方

为什么流浪

流浪远方

流浪

——齐豫《橄榄树》，三毛作词

1978 年我国实行改革开放。一首歌曲在海峡两岸逐渐传唱开来，这就是三毛作词，齐豫演唱的《橄榄树》。当中的歌词"不要问我从哪里来"，随着悠扬的旋律，成为脍炙人口的段落。

这或许就是引发传染病的病毒向对人类说的话。它们的故乡可能确实在远方；这些病毒一直在流浪，寻找合适的宿主，包括人类，来复制和繁殖。

为了应对病毒带来的传染性威胁，公共卫生工作者必须要问：

"请问你从哪里来！"

公共卫生和侦探的相似处

2014 年 9 月 30 日，美国疾病与控制中心确诊了第一位非洲以外的埃博拉病例。这位病例患者在利比里亚的时候曾在当地帮助一名患有埃博拉的孕妇送往医院，然后乘坐飞机飞往美国得克萨斯的达拉斯市（Dallas, Texas），随后确诊。

阻止传染病爆发的重要工具就是调查患者的接触史。对于埃博拉而言，由于患者仅在发病之后才有感染力，那么疾控中心的工作人员需要追溯患者最近接触的每一个人。由于普通人染病需要接触患者的血液、呕吐物或者体液，并在最

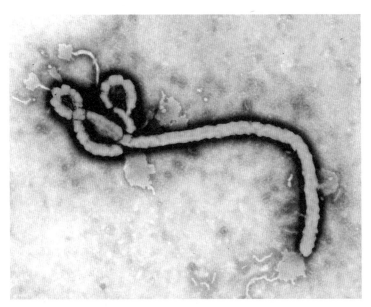

图 1 – 5 埃博拉是一种感染人类和其他灵长类动物的严重出血热致
病疾病。该病自 1976 年首次发现以来已出现多次爆发。

长 3 星期的潜伏期之后发病，疾控中心的工作人员会密切观
察这些和患者密切接触的人，看他们 21 天过后是否会发病。
如果没有则说明此人没有被感染；如果有，则把此人作为患
者，继续调查该患者的接触史。另一方面，通过调查患者的
接触史，我们可以知道患者从何处感染该病，将更多病例纳
入调查中，以他们作为主体再重复上述的接触史调查。这
样，我们就可以建立疾病传播的图谱，控制疾病的扩散和传
播。从这点上讲，公共卫生的接触史调查和侦探有点相似。

调查接触史需要患者的配合。在一些情况下患者因为记
忆偏差，无法准确回忆接触的每一个人；或者因为隐私或其
他原因，不愿意告诉别人自己的接触史。例如，新冠肺炎疫
情期间，韩国确诊的第三例病例，最开始不愿意接受调查交

待其接触史，后来才知道原来他曾经背着妻子去见了情人，和情人一起在首尔花天酒地。对于拒不配合的病例，疾控中心可以根据手机定位、信用卡消费、监控录像数据等重建出病例的活动轨迹，推断其接触史。从这点上讲，接触史调查和侦探工作几乎没有区别。但是如此细节的个人隐私数据获取，让接触史调查陷入了个人隐私和公共安全如何取舍的争论中。

"真尴尬！真丢人！"米小妮感叹道，"他老婆知道了得多生气啊。要是我以后的男朋友或老公做出这种事情，我非得手撕了他不可。"米小妮想到自己根本不存在的男朋友做出了背叛自己的事情，竟然有点生气，随手拿起父亲桌上的一张纸，做出要手撕渣男的动作。回头想想，咦，等等，不对啊，自己没有男朋友，还在读高中，那生什么气呢？

"嗨，小妮同学，你还小，等你以后谈了恋爱，有了家庭，就知道维持一段关系可不是一件容易的事情。"父亲被米小妮的反应给逗乐了，"别撕这张纸，上面有我科研的重要数据呢。"

"诶，爸爸，"米小妮带着一点神秘的口吻，凑近了，挤眉弄眼对着父亲说，"你和我妈是怎么维持关系的，传授传授呗。我看你们平时若即若离的，该不会是要分开了吧？哈哈！"

熊教授怔了一下，愣住了，然后似乎想岔开话题："你这孩子，没大没小的，开我和你妈妈的玩笑。你还小，还没有到你问的时候。总之吧，以后交往男孩子一定要带回来给我和你妈妈看看，我们帮你把把关。"

熊教授又清了清嗓子："哦，我们有点扯远了，继续来讲公共卫生的侦探工作。刚才讲到的是接触史调查，其实接触史调查是一件非常枯燥乏味，需要大量人力参与的工作。这就涉及我昨天说的公共卫生体系的支持了。"——

水泊梁山的情报网络与疾控机构

调查接触史说起来容易做起来难。疾病不同，其接触史的调查方式也会有区别。如果是对于新冠肺炎等疾病，因为患者在未发病的潜伏期也有传染性，工作人员需要调查更长时间的接触史，这无疑加大了工作的难度。如果是在农村等地广人稀的地方，接触史的调查相对容易，而在城市等人口稠密的地区，接触史调查无疑需要大量的人手。新冠肺炎期间的纽约，就临时招募了 3,000 人来调查接触史。然而就算有充足的人手，接触史调查也可能徒劳无功。

2009 年甲型 H1N1 流感率先在美洲大陆爆发开来，并迅速蔓延至世界各地，传播的途径既可以是人传人，也可以是动物传人。按照正常的逻辑，H1N1 流感病毒应该只有一个源头，在公布感染甲型 H1N1 流感的国家中，美国是第一个，墨西哥紧随其后，而这两个国家看起来都像是流感传播的中心。但是要在这里找到真正的源头，3 个相隔数百公里、几乎同时发病的"病人 ABC"却留给人们一个谜团。

2009 年 4 月 1 日，居住在墨西哥东部韦拉克鲁斯州佩罗特城拉格洛里亚镇（La Gloria town, Perote City, Veracruz State）的一名 5 岁男孩埃德加·埃尔南德斯（Edgar Hernandez，以下简称 A）因发烧被送去就医，但是 3 天后即康复出院；大约在同一时期，在 3 月 9 日到 4 月 10 日期间，A 所在的拉格洛里亚镇爆发了严重的呼吸系统疾病，共有 600 人受到感染。A 男孩本来是一名普通的呼吸疾病感染者，但在接

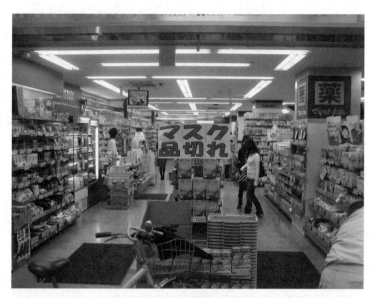

图1-6　2009年的甲型H1N1流感迅速传遍世界，并引发一连串反应。2009年5月中旬，在日本，一家药店在醒目处写出"口罩告罄"。

受甲型H1N1流感测试的35人中，确诊只有这名男孩的化验结果显示甲型H1N1流感病毒呈阳性。同时，该村建有一座大型养猪场，按照媒体的报道这个养猪场环境恶劣。之后，墨西哥卫生部确认男孩A是墨西哥甲型H1N1的首位病例。

事情似乎结束了，我们找到了H1N1疾病的源头；但后来发现，在同一段时间北边的加利福尼亚州，有两位儿童也出现了疑似H1N1的症状。其中一位10岁男孩B在3月30日就出现流感症状：发烧咳嗽和呕吐，后来被确认为甲型H1N1流感。另一个确诊的9岁女童C和B相距上百公里。

墨西哥的男孩A和美国的男童B、女童C，都是最早发现的病例，其中A有猪接触史，B和C没有。他们都相距上百公里，且发病时间极为接近。这让人很难确认甲型 H1N1 流感的发源地。

另一方面，无论疾病溯源工作成功与否，要开展接触史调查，这个地区需要有较为完善和健全的公共卫生体系。小说《水浒传》中有一百零八个性格能力迥异的好汉。其中有些好汉他们不会上阵打仗，用现代观点来看，他们就是开餐馆的：小尉迟孙新、母大虫顾大嫂负责东山酒店，菜园子张青、母夜叉孙二娘负责西山酒店，催命判官李立、活闪婆王定六负责北山酒店，鬼脸儿杜兴、旱地忽律朱贵负责南山酒店。这些酒店的作用就是给梁山搜集情报。梁山泊成熟的情报搜集体系，在他们劫法场救宋江、攻打曾头市等行动中展现得淋漓尽致。类似的，疾病溯源工作其实也是某种意义上的信息搜集，在这点上没有一个完善的疾控组织系统是无法完成的。

上面提到的美国调查埃博拉、甲型 H1N1 流感起源的时候，其背后完善的疾控系统在发挥作用。而这样的条件其他国家不一定具备。在刚果民主共和国的北基伍省（法语：Nord – Kivu）的某些地区，当 2018 年下半年，疾控人员来到这里进行埃博拉防控的时候遇到了其他的困难。这一地区由于常年的纵火、强奸、谋杀和饥饿，当地不仅没有公共卫生组织来控制疾病，调查接触史，而且还对于任何外来人员都非常警觉，毕竟相对埃博拉疫情，这些威胁看起来更加致命。来到当地调查接触史的世界卫生组织的人员经常受到威胁，甚至下榻的酒店曾遭到炮弹袭击。

在世界范围来看，快速高效的公共卫生防控体系是奢侈品和稀缺品，不是每个国家都拥有。通常需要一个具备有效组织和动员能力的政府部门或者机构才能开展这样的工作。

所以，公共卫生能力确实反映了一个国家的执政能力。

米小妮听说刚果民主共和国的故事，吓得不由得睁大了眼睛："那看来公共卫生从业人员不仅是福尔摩斯和柯南，在某些国家还得是……吴京演的战狼才行！"

熊教授没想到女儿妙语连珠："哈哈，光有一个战狼那不行，公共卫生靠的是团队合作和系统协调，光有一个战狼可不行，有一百个都不行。"

"小妮，我下面要讲基因测序和公共卫生之间的关系。按照你的说法，我们搞公共卫生的是不是都是基因突变的绿巨人啊？先别讲基因测序，我从你喜欢的《红楼梦》说起。"——

《红楼梦》、基因测序和疾病溯源

《红楼梦》是我国古典章回小说的巅峰之作，有极高的艺术价值。在初稿完毕之后，脂砚斋抄阅《红楼梦》并做了评述。到曹雪芹去世的时候，《红楼梦》只在小范围内流传，后来以手抄本的形式逐渐传播开来。在后期的传播过程中，《红楼梦》又经历了其他人的整理、补充、评点，所以造成了现在流行的《红楼梦》存在不同的版本。其中主要分为早期脂评抄本（脂砚斋抄阅评述的版本）和程高本（程伟元、高鹗整理的版本）两类。脂评抄本又衍生出各种更细的版本，包括甲戌本、己卯本、庚辰本、蒙府本、戚序本、戚宁本、列藏本、己酉本、甲辰本、梦稿本、郑藏本、卞藏本。程高本算是脂评抄本的一个分支，包括程甲本和程乙本，并且和甲辰本、梦稿本很接近。各个版本在一个语句细节方面略微有区别，从中可以看出版本之间的异同，例如下面的例子：

梦稿本《红楼梦》：少不得分辩说：病了，才出汗，蒙着头，原没看见你老人家。

甲辰本《红楼梦》：少不得分辩说：病了，才出汗，蒙着头，原没看见你老人家。

程甲本《红楼梦》：少不得分辩说：病了，才出汗，蒙着头，原没看见你老人家。

庚辰本《石头记》：少不得分辩说：病了，才出汗，蒙着头，原没看见你老人家等语。

戚序本《石头记》：少不得分辩说：病了，才出汗，蒙着头，原没看见你老人家等语。

蒙府本《石头记》：少不得分辩说：病了，才出汗，蒙着头，原没看见你老人家等语。

这点和通过基因测序来做疾病溯源研究非常类似。基因组就是生物体的遗传物质，几乎所有生物都包括基因组。人类的基因组就是双链脱氧核糖核酸。而病毒的基因物质，可以是单链，也可以是双链；可以是核糖核酸，也可以是脱氧核糖核酸。基因组实际上是一本书，包含了制造生物体并维持生命的全套信息。普通的书是由文字书写而成，而基因组这本书，是由不同的碱基构成。不同的碱基就相当于不同的文字，代表不同的信息。可惜的是，由于人类现有知识的局限，我们还无法完全理解基因这整本书的含义。

对于病毒而言，它的复制扩散的过程，也是将自身的基因组不断复制的过程。这个过程类似于《红楼梦》流传的时候，人们用手抄本的形式，将原来的《红楼梦》抄一遍。抄写的过程中不可避免会犯错，所以原作中林黛玉的"冷月葬花魂"变成了后来版本中的"冷月葬诗魂"。在病毒的基因组复制过程中，也会犯类似的错误，可能将书籍的某个字抄错（替换突变，substitutions），多抄（插入突变，insertions），少抄（缺失突变，deletion），把一段话抄反了（倒位突变，inversion）等等，这就是基因突变。

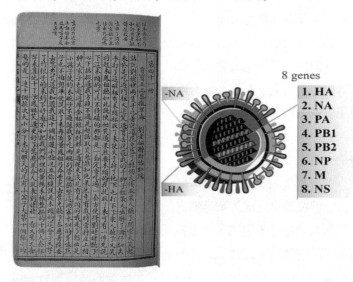

图 1 - 7　通过比较文字和批注，我们可以判断《红楼梦》不同版本之间的继承关系；通过比较不同的基因和碱基序列，我们可以判断病毒之间的亲缘关系。二者虽看上去迥异，但都是信息的载体。图为 1911 年出版的《国初钞本原本红楼梦》，和 2009 年 H1N1 流感病毒。

就像通过比较文字判断不同《红楼梦》版本继承关系一样，我们可以根据基因组之间的相似性判断病毒之间的亲缘关系，从而了解病毒是如何传播的。2020 年 5 月底，北京市又发生新冠肺炎疫情，北京市疾控中心对病例样本的病毒进行基因测序，发现和武汉的参考病毒序列相比，在 C241T、C3037T、C14408T、A23403G 四个位点发生突变，在基因型上和欧洲的分支相似。换句话讲，如果把武汉的病毒样本作为参照物，那么北京收集到的病毒样本，都在四个地方抄书抄错了；而很巧的是，欧洲的病毒样本也在这四个地方抄错了。所以，北京市 5 月底发生的新冠肺炎病毒，是照着欧洲的病毒样本抄的书，应该是来源于欧洲，而不是来源于武汉。这可以帮助我们调整防控疫情的措施，严防新冠肺炎病毒从海外输入。这就是如何应用基因测序技术来判断病毒的来源，甚至描绘出传播路径来的原理。

另外，病毒的基因测序还可以帮助我们了解病毒进化和疫情传播的程度。在早期，《红楼梦》只在小圈子中传播，手抄次数少，各个版本之间较为一致；而到了后期，流传范围广，手抄次数增加，版本之间的差异也开始明显。类似的，如果在人群中发现病毒的基因序列高度相似，那么说明病毒复制的次数少，传播的时间和范围有限；如果发现人群中病毒基因序列差异很大，说明病毒经历了较多次的复制，传播的时间和范围可能很广。

米小妮觉得有些不愉快。她特别喜欢看《红楼梦》："爸，你作了那么多的对比，总而言之，你的意思是说，《红楼梦》传播的过程和病毒传播的过程类似？"米小妮觉得父亲用可怕病毒来比喻她喜欢的古代名著，在心中有些难以接受。

"是的，因为基因的传播复制和'模因'的传播复制，有很多共同点。一段信息，一段话，从一个人传播到另一个人，就类似于一个病毒从一个宿主传播到另一个宿主。模因和基因都会复制，突变，还有消亡。"

"我明白了，爸，那你说基因测序也好，你们像侦探一样去查密切接触也好，就是要找到疾病的源头呗。找到源头有什么用呢？难道把这第一个人给抓起来不成？"

"很好的问题，这其实是两个问题。我首先来回答一下为什么要溯源，然后再说一下你刚才提到的如何对待零号病人的问题。我用《西游记》和《三国演义》来打个比方吧。"——

西天取经路上的独角兕大王、病毒溯源和疫情防控

《西游记》是我国脍炙人口的小说，大家对孙悟空更是津津乐道。在《西游记》故事中，神通广大的孙悟空帮助唐僧降妖除魔，西天取经，鲜有败绩。但只有少数例外，其中就有和金兜山金兜洞里独角兕大王的较量。这个独角兕大王或许是西天取经道路上最厉害的妖怪：他捉了唐僧、猪八戒、沙和尚，套走了孙悟空的金箍棒，套走了哪吒的六件降妖兵器，打败了孙悟空叫来的火德星君，套走了黄河水伯的法宝白玉盂，而且连如来佛祖给孙悟空的金丹砂都奈何不了他。

更蹊跷的是，孙悟空最开始以为这个妖怪来自天庭，但是玉皇大帝让人进行彻查，也没有找到此妖怪的来历。最后还是多亏在如来佛祖暗示下，孙悟空找到了太上老君。原来这独角兕大王是太上老君家的青牛。知道来历就好办了，太上老君用芭蕉扇降服了独角兕大王。

病毒就像《西游记》小说中的独角兕大王，它神通广大，而且来历不明。面对一种全新的病毒，我们很难在短时间内说清其来历。而来历不明，在和病毒作战的时候就容易陷入被动，只有了解其来历，才能更好地制定控制策略。这是因为，病毒本来是在自然界当中静静地繁衍生息，以其它生物为宿主，和人类井水不犯河水。这些生物叫作病毒的自

然宿主，如果病毒最后感染人类引发流行病，那么人类就是最终宿主。但是这种事情不是经常发生，因为自然宿主身上的病毒，其基因组适应了自然宿主的身体环境，转到人类身上不一定能生存。病毒从自然宿主最终感染人类，不仅需要一定的基因突变，还需要中间宿主作为桥梁。中间宿主就像包庇罪犯的同伙，它们帮助病毒进化和适应；同时中间宿主和人类接触多，给病毒最终感染人类创造条件。

在控制传染病的时候，就算隔离控制了病人，如果不控制中间宿主，那么病毒还是会源源不断地感染人类，导致疫情复发。只有隔离了病人以及中间宿主，才算切断了病毒的传播途径。这就是进行流行病学调查，回溯疾病源头和零号病人的意义所在。一般的传染病溯源流行病学调查是从第一位被发现患者的接触史开始，即要找到的"零号病人"。首先，对零号病人的接触史、发病史、行为路径进行排查，能够快速找到潜在的中间宿主，以及判断出主要的传播方式和传播途径，从而采取更为有效的防控措施，来降低传染力度。其次，零号病人的血清中可能含有帮助其他患者抵御疾病的抗体，也会为后续的疫苗及药物研发提供助益。

病毒的基因组分析，也能够提供其宿主的信息。2013 年我国曾发生 H7N9 亚型禽流感疫情。对病毒进行基因测序工作发现该病毒至少有四个来源。病毒编码表面抗原血凝素提示该病毒来自我国长江三角地区的鸭群，可能是由候鸟传给鸭群；病毒编码抗原神经氨酸酶可能来自迁徙经过我国的候鸟。还有一些基因片段来源于江苏、浙江以及上海的鸡群。这就相当于一个孩子刚会说话就能说中文和法语，我们就可以判断其父母应该分别来自中国和法国。病毒基因分析可以告知病毒的来源，帮助我们更好地制定防控措施。

在控制中间宿主上，最明显的例子就是禽流感期间捕杀家禽和禁食野生动物。在禽流感期间，为了防控疫情，捕杀禽流感病毒的宿主——禽类，成为被广泛采纳的措施。又例如，野生动物是许多病毒的宿主，禁止食用野生动物不仅是保护野生动物，也是保护人类自己，避免在食用野生动物的过程中，动物身上的病毒有机会感染人类。

王垕与曹操，零号病人与甩锅

大家对王垕（音后）可能比较陌生，但是一定听过《三国演义》中曹操说的"我想借你人头一用"。

虽然不见于正史，根据《三国演义》的描述：曹操在寿春和袁术大战相持不下，遇到干旱，曹军缺粮；作为粮官的王垕请示曹操之后，曹操让他用小斛发粮以解燃眉之急。王垕说："这样做军队会有怨言的。"曹操说："就这么办，我有解决方案。"王垕按照曹操指示去发粮了，果然将士们吃不饱饭怨声载道。曹操把王垕叫来说"我想向你借一个东西，来平定军心。"王垕回答："丞相想用什么？"曹操说："我想借你人头一用。"王垕很吃惊："我没有罪啊！"曹操说："我知道你没罪，但不杀你的话，军队一定会哗变。你别担心，你的家人我会好好照顾的。"然后就让人把王垕杀了。军心果然就平稳了。

《三国演义》中的这段短短描写，将曹操作为奸雄的形象淋漓尽致地刻画下来。曹操为了达到目的不惜牺牲无辜者的生命，而且还厚颜无耻地将想法表达出来。王垕作为军队缺粮的替罪羊，死得确实十分冤枉。类似甩锅给替罪羊的例子，在疾病溯源和寻找零号病人的事件中经常发生。

1883 年，15 岁的玛丽·马伦（Mary Mallon）乘船从爱

尔兰来到美国纽约讨生活，看到自由岛上矗立的自由女神像，相信她被自由女神像所代表的自由思想所吸引，此时她心中升起一定是希望和梦想——美国梦。但她可能没有想到，她的下半生会失去自由；而她的美国梦会变成长达30年的隔离。这一切要从伤寒说起，后来人们把带有病原体却没有任何症状的人称为"携带者"。

伤寒由伤寒沙门氏菌引起，通过受污染的食物和水传播。症状包括发烧、虚弱、腹痛、便秘、头痛；严重的会有意识模糊，甚至导致死亡。有些人携带伤寒沙门氏菌，但没有任何症状，这些无症状的携带者仍然具有传播疾病的能力。

玛丽·马伦就是在美国发现的第一位伤寒沙门氏菌的无症状携带者。她长期以厨师谋生，在她常年的厨师生涯中，至少有53人因她染病，其中3人死亡。她被当局两次强制隔离，时间长达30年。玛丽·马伦的故事在当时被人所熟知，她也被人称为"伤寒玛丽"（Typhoid Mary）。甚至"伤寒玛丽"成为一个英语俗语，指那些有意无意散播讨厌东西的人。

另外一个例子是基坦·杜加（法语：Gaëtan Dugas），他是加拿大魁北克航空公司的空乘人员，他被广泛认为是把艾滋病从非洲带到北美洲的"零号病人"。但这件事情是一个乌龙。当时美国疾控中心在研究加利福尼亚州、纽约的同性恋和双性恋人群，杜加在40人的艾滋病人中被编号为"O号病人"（Patient O），这里的字母O代表"加州以外"（Out－of－California）的意思，但是在之后的传播过程中，被以讹传讹成为"0号病人"，并被人认为是艾滋病的源头。这件事情也是"0号病人"这个用法的诞生。

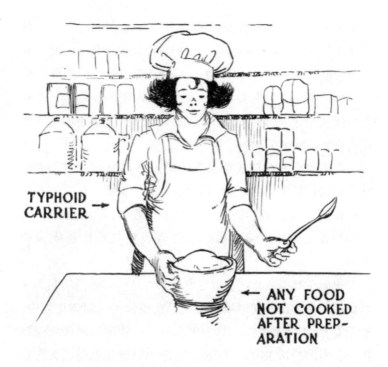

TYPHOID
CARRIER →

← ANY FOOD
NOT COOKED
AFTER PREP-
ARATION

IN THIS MANNER THE FAMOUS "TYPHOID MARY" INFECTED FAMILY AFTER FAMILY

图1-8 "伤寒玛丽"被认为是伤寒传播的始作俑者。后半生在隔离中痛苦地度过。这幅宣传伤寒知识的海报上画着一个感染伤寒的厨师在准备食物，海报下方写着"就这样，'伤寒玛丽'感染了一个又一个家庭"。

杜加在后来受到广泛的攻击和侮辱。在1987年出版的一本书中，杜加被描述为一位具有社交障碍的人，他行事鲁莽不计后果，有意识地将艾滋病扩散开来。而且杜加被形容为是有魅力，帅气的，据他自己估计从 20 岁以来，有超过2,500 位性伴侣，每年平均超过 100 个。但是杜加没法出来为自己辩护了，因为他在 1984 年已经去世。

科学家用于疾病溯源并控制疾病的手段，成了人们污名化患者的手段。尤其是第一个病患，需要承受社会更大的压力。例如中国 2003 年非典的第一个患者，深圳一家餐馆的厨师黄杏初，康复出院之后面对社会的各方压力，出门戴着帽子，手机卡换了若干张，活生生像一个逃犯。其实第一个确诊的病患，不一定意味着这个人导致了疾病的流行，但是人们喜欢以惯性思维的方式，总是倾向于把所有的罪责和不幸，都推到所谓的"零号病人"身上。

"这也太惨了！因为传播伤寒，然后被囚禁了将近三十年。还有后面这个空乘大哥，他的隐私就这样被曝光，这不就是社会性死亡吗？而且得传染病也不能说是他们的错啊，他们说不定也是受害者。"米小妮有些愤愤不平，从心底来讲，她是一个心地善良的姑娘。她对于这些不公平的事件，有些疾恶如仇。

熊教授若有所思地说："是啊，我们每个人都有遵守防疫规定的义务。但是把疫情传播的责任都转嫁给零号病人，确实有些不合情理。人们喜欢把整个疫情甩锅给零号病人，在国家层面同样如此。这次新冠肺炎疫情，我们已经见证了太多国家层面的'甩锅'。疾病溯源是科学问题，不是政治问题。但是在实际的操作中，疾病的溯源永远都不单单是科学问题，就像公共卫生也不单单是科学问题一样。"

"小妮，"熊教授看着米小妮："国家层面是这样，个人也一样。遇到问题，先在自己身上找原因。比如写作文这件事情吧，自己积累不够，怎么能怨孟老师教得不好呢？"

米小妮真没想到，父亲在最后又来了一次居高临下的教育，瞬间把刚才听完公共卫生版本侦探故事的兴奋一扫而光。她16岁了，马上成年了，不希望父亲用对待学生的一套来对待她。她希望得到父亲平等地对待。

但熊教授显然没有读出女儿眼中的期待，转过身去又开始在电脑上写着啥，继续播放刚才没有演奏完毕的《橄榄树》。

回到房间，米小妮坐在书桌前，在作文本上第一行居中写下了"我的父亲"四个大字，然后开始准备动笔了。咦，不对啊，刚才老爸说了这么一大通公共卫生溯源的内容，听上去像是福尔摩斯和柯南附体，但是这和他老人家有什么关系呢？你看茜茜的父亲，上次东边小区出现一起假冒注射药品的案件，就是她爸一手操办的，还上了新闻，多威风啊！我爸怎么没有这种事情呢？

不行，米小妮站起来，想过去敲开父亲紧闭的书房门，但是她又坐了下来。除了不敢敲门，更多是担心被爸爸说教一番，甚至还被教训一番。米小妮想到刚才无缘无故地被说教一番，心中有些不快。

还得靠自己，米小妮把作业本合上，打开电脑开始查资料，她想查询有没有关于公共卫生的名人，过了一会儿，一个叫作"伍连德"的人进入她的视野。在看了一些资料之后，米小妮确认这就是她要找的人，在公共卫生领域有英雄故事的人。然后她又打开作业本，咬着笔帽，想着怎么和刚才老爸讲的疾病溯源故事结合起来。

她冥思苦想，在作文本上写了又涂改，涂改了又继续写，然后干脆把满篇涂改的一页纸撕下来扔掉。米小妮心想，这次一定要在全班同学面前露一手，写个范文出来。米小妮一边构思作文，一边设想自己的作文被评为范文，在全年级争相传阅的场景。

"小妮——"米小妮正沉浸在成为整个年级明星作家的美好想象中，熊教授突然破门而入。

"哎呀！"米小妮给吓了一个激灵："爸！你进来不知道敲门啊。"米小妮有些不愉快。

"小妮，你妈妈明天回来。"熊教授装着漫不经心地告诉米小妮。

"呀——妈妈要回来了！"米小妮兴奋地叫起来。

"你记得把房间收拾一下，别太乱了。"

"哼，指挥不动你的老婆，就指挥你的女儿。"米小妮嘟囔着嘴，虽然被父亲使唤着收拾房间有些不愉快，但这完全被妈妈要回家的喜悦感觉给掩盖了。

3. 从欧洲黑死病到中国东北的鼠疫——传染病防控与危机应对

"妈——妈——"米小妮打开家门，大叫着扑了上去。

"小妮！"妈妈放下手中拎的塑料袋，紧紧地抱住米小妮，像是在抱紧一个将要失去的贵重物品，然后亲着小妮的头发和额头。

"好了好了，妈妈！"米小妮挣脱开妈妈的拥抱，有点埋怨地说："妈妈，你怎么才回来啊。"妈妈的双手仍然搭在米小妮的肩膀上，仔细端详着自己的宝贝女儿："妈妈这段时间在外面有个并购的业务，确实比较忙。"然后又把女儿紧紧地拥入怀中。

看着母女俩抱成一团，熊教授手足无措地站在旁边。仔细看了会儿自己的女儿，大美这才注意到旁边的老公，她微微向熊教授点了点头，熊教授也有些尴尬地点头回应了一下。

"小妮，最近在忙什么呢？高中生活还适应吗？"妈妈又把目光转回女儿身上，关切地问起女儿的近况。

"学校食堂还吃得惯吗？记得不要为了减肥而节食。要重视一日三餐。"妈妈叮嘱米小妮，她心疼地看着米小妮，仔细打量女儿是否因为繁重的高中生活而变得消瘦。

"挺好的。妈，我给你讲，最近语文老师给我们布置了一个作文题目，我查了好多资料，感觉这次能写好。不，我一定要写好，成为全年级的范文。我觉得可以挖掘自己成为小说家的潜力。"米小妮满怀憧憬地对母亲说："妈，你坐着，我给你讲讲我收集到的资料。"

客厅的沙发上，母女二人坐下了。米小妮拿出作文本，上面是她密密麻麻摘抄的这次作文素材。米小妮学着这几天爸爸给她讲话的语气说开了："妈，你知道吗，在1910年冬季，东北三省爆发了一场鼠疫，这是有记载的第一次大规模肺鼠疫疫情。这场鼠疫始于满洲里，通过铁路传播，迅速席卷东三省，并在半年内造成了6万余人的死亡。"

妈妈微笑地看着女儿在这里描述着她的小说背景设定，与其说是在听米小妮的故事，还不如说想多陪陪自己的女儿。

"当时的清政府，医疗技术落后，而且没有对抗大规模疫情经验，这可是非常大的挑战。你知道是谁力挽狂澜吗？是一个叫伍连德的公共卫生专家。他帮助清政府有效控制了疫情的蔓延。"——

背景：日俄战争后东北陷落

那是中国近代史上一段黑暗的时光。自诩为"天朝上国"的清帝国在1894年的甲午海战中完败于"蕞尔小邦"日本。清朝在战后依照《马关条约》向日本割让辽东半岛，虽然后来在列强的干涉之下，日本交还了辽东半岛，但是日俄之间的战争火种已经埋下。到了1900年的义和团运动期间，俄国也出兵侵占东北。日俄两国对东北的争夺最终演化成为1904－1905年在中国东北爆发的日俄战争。日俄双方都有巨大伤亡，但受害最深的，还是东北同胞。而清政府在期间对这场爆发在自己土地上屠杀自己人民的战争可耻地表示"中立"。

日俄战争的结果除了日本获胜，就是清政府在东北的主权几乎完全丧失，由此导致了清政府对东北地区的管理和赈灾能力急剧减弱。而故步自封的清政府，早已跟不上世界的发展潮流，整个中国处于严重落后于世界发达资本主义国家的局面，医疗卫生水平、机制更何谈现代化。基于当时的基本情况而言，整个东北地区早已成为一个烂摊子，在各国的争夺中成为残破之地。

在这样多方干预的局面下，一场突如其来的鼠疫爆发了。

米小妮看母亲在专注地听着，然后兴奋地翻着作文本："妈，我再给你解释一下，鼠疫的基本常识和情况，什么叫作鼠疫，以及它产生的原因。这是我自己查资料了解到的。当然，咱们家那头熊也给了我不少帮助。"米小妮偷笑着指了指坐在旁边餐桌凳子上的熊教授。熊教授似乎对大美有些窘迫的情绪，他一直没有坐到沙发这边来。

熊教授见米小妮和她妈妈之间聊得这么开心，在一旁尴尬地坐着，想插话又不知道说些啥，只能默默地听着，然后用喝茶来缓解尴尬。

米小妮拉着妈妈的手又说开了——

发展：疫情降临东北

鼠疫为鼠疫耶尔森菌（Yersinia pestis）感染引起的烈性传染病。耶尔森菌通常以跳蚤和啮齿类（如老鼠）为宿主传播。根据临床表现和发病特点，鼠疫可被分为腺鼠疫、肺鼠疫等类型。除了轻型鼠疫不致死以外，其他类型的鼠疫均能在潜伏期后 2–7 日内致感染者死亡。而从传染途径上来看，鼠疫的原发传染源为鼠类等啮齿动物。对腺鼠疫而言，病人的体液是主要的传染物，但主要的传播途径为鼠类——鼠蚤——人类的间接传播；相较于腺鼠疫，肺鼠疫的传染性更加强烈。病人呼吸是肺鼠疫的主要传播途径。总的来说，鼠疫是致死率高，有一定潜伏期，传染性强，且不易治愈的烈性传染病。鼠疫在我国被列为法定传染病中第一位，其危害可见一斑。

回望过去，我们不难发现，具有流行性、群发性和连发性特点的疫病在中国病史上一直占据着主要地位，据记载，秦汉至清朝期间，疫病爆发流行大约发生过 255 次，其中，"秦汉至南北朝 47 次，隋唐五代 17 次，宋元明清 190 次"，由此可见疫病在中国历史上爆发频率之高，并在宋元明清时期达到流行的高潮和顶峰，并且覆盖面极广，北至蒙古，南至福建、广西，成为除饥荒之外威胁民众生命安全和健康的重要祸源。

在世界历史上，以鼠疫为代表的各类传染病，曾经以极为惨烈的方式收割过人类的生命。公元541－542年，在查士丁尼皇帝在位的时候，东罗马帝国发生了鼠疫疫情（即"查士丁尼大瘟疫"），整个帝国有三分之一的人口死亡，首都君士坦丁堡死亡人口过半。此后的70年间，鼠疫疫情反复出现，使整个东罗马帝国处于崩溃的边缘，间接帮助了后来阿拉伯帝国占领了中东和埃及。时间过了800年，在14世纪中期，鼠疫再次袭击欧洲，造成7500万到2亿人死亡，直接动摇了欧洲的社会结构，削弱了教会的权力，改变了历史的走向。这场疫情中，因患者皮肤下出血而发黑，鼠疫又被称为"黑死病"。时间又过了600年，19世纪中叶在云南，19世纪末在广州、香港，都发生了鼠疫疫情，并蔓延全球。鼠疫疫情断断续续直到20世纪中期才结束，在中国和印度造成了共计约1200万人死亡。这部分将要介绍的是1910年至1911年的东北鼠疫，就是这次全球鼠疫疫情的一部分，这场突如其来的灾难先后波及69个县市，造成至少约6万人死亡，财产损失更是难以计数。

这次鼠疫的起源，是一种外形可爱看似人畜无害的小动物——旱獭，又名土拨鼠，是一种啮齿类小动物。时值冬日，当时盛行捕捉旱獭并获取其皮毛。旱獭是鼠疫病菌的寄主，但有经验的猎人通常能够分辨出感染疫病的旱獭，因此以往很少出现疫病传染人的情况。随着市场需求的激增和刺激，旱獭皮价格疯涨，越来越多的人涌入到猎杀队伍中。捕猎旱獭的人不加分辨便捕捉旱獭，甚至直接接触旱獭尸体或食用其肉，鼠疫被传染给人类，从而引发了疫病的爆发。1910年夏秋季节，俄罗斯境内发生土拨鼠引发的鼠疫疫情，在俄境内务工的中国工人因为捕捉土拨鼠制作皮毛而感染。

在发现中国工人死亡的案例之后，俄罗斯当局驱逐染病的中国工人。染病的中国工人回到了满洲里。10 月 25 日，在满洲里，染病的中国工人曾经居住过的旅店爆发鼠疫，并出现死亡病例，就此疫情彻底爆发。

"妈，这里我就要说一下，咱们平时见到的土拨鼠——学名叫旱獭——蠢萌可爱惹人喜欢。大家很难把如此可爱的动物和闻之色变的鼠疫联系在一起。但是，但是——"米小妮的神情严肃起来："——但是，旱獭属于啮齿类动物，是鼠疫耶尔森菌的宿主，可以传播鼠疫。上次我们初中班上有女生去草原玩的时候，和土拨鼠合影拍照，当时我们女生都羡慕不已，现在看起来，太危险了。这真是用生命在拍照。"

妈妈微笑歪着头默默听着，从刚才进门随身带的塑料袋中掏出一杯珍珠奶茶递给米小妮。大美总是知道女儿喜欢什么，想要什么。

"奶茶！"米小妮扔下作文本，急忙把奶茶拿过来，然后另一只手去找塑料袋中的吸管。

"妈，我给你讲，20 世纪初东北鼠疫，它是沿着当时的铁路……"米小妮吸了一口珍珠奶茶，嚼了一下里面的"珍珠"，然后继续："……沿着当时东北的铁路线传播的。"——

蔓延：艰难的防疫战

鼠疫疫情发生后，惊恐的人们通过铁路枢纽从满洲里四散逃去，造成了鼠疫在东北三省的迅速蔓延；当时也正值春节，在东北闯关东的山东人回家过节，这样让疫情沿着铁路线不断传播。

鼠疫疫情期间的人口流动，一直是鼠疫疫情传播的重要原因。历史上 14 世纪的欧洲黑死病疫情，据考证发源于钦察汗国蒙古大军围困黑海港口城市卡法（今天克里米亚半岛上的费奥多西亚）的时候。随着卡法城的陷落，城中的意大利商人纷纷回到家乡，加速了疫情的扩散传播。印度城市苏拉特发生鼠疫时，当疫情信息公布之后，当地居民因为恐慌纷纷外逃。共有约 30 万当地居民逃到外地，也将鼠疫带到了印度全国各地，这和 1910 年底的东北面临的情况何其相似，哈尔滨、长春也先后出现了鼠疫病例。到了 1911 年初，鼠疫已经扩散到大连、旅顺、天津、北京、保定、济南等地。

除了铁路公路方便疫病传播以外，当时东北地区恶劣的卫生条件，劳工们聚居于炕上，加上东北传统民居低矮而通风差，且当地下水道等排水设施并不完善，导致污水在道路上累积，这些都构成了病菌传播的有利因素。这点很类似于当年黑死病在欧洲传播。中世纪欧洲城市，卫生条件非常差，城市没有下水道和处理粪便的设施，居民的排泄物就从窗户往外随意倒在大街上。而且，当时的欧洲居民没有洗澡的习惯，也为跳蚤的传播创造了极佳的条件。12 世纪的坎特伯雷大主教托马斯·贝克特（Thomas Becket），在教堂中被政敌杀害。当他的尸体逐渐变凉的时候，他身体上的虱子在衣服上蠕动着，就像"蠕虫在沸腾的大锅中扭曲着"。这样糟糕的卫生环境和习惯，为后来黑死病在欧洲大陆的横行肆虐创造了极佳环境。

更加糟糕的是，当时的东北当局未曾经历过如此严重的疫情，也因为缺少疫情防控经验，没有设立任何专门的疫情防控部门，东北地区最早的防疫机构奉天防疫总局也是在此次疫情中成立的。正是由于没有足够的防控经验，政府并未及早地终止铁路交通等阻断疫情扩散的渠道，直到当年 12 月中旬，东清、南满干道仍然在售票运营，而这两条铁路贯穿东北三省，更加速了疫情的扩散。

除了缺乏防控经验，当时的时局也加大了清政府防控的难度。在列强的侵略下，东北三省不少地区受日俄控制，清政府几乎无法在东北地区保证主权的实施，疫情爆发后，日俄两国更是对东北主权虎视眈眈，多次借口防疫不力向清政府施压，意图完全接管东北主权。幸而处于风雨飘摇中的清政府没有畏缩，而是据理力争，并积极采取防疫措施，最终争得了防疫主权。但清廷并无防疫经验，防疫的中坚力量——医生也极为稀缺，加之国内许多医官地位较高，不愿冒险前往疫区，这成了防疫的巨大阻碍，导致了疫情几近失控。最终只有天津北洋陆军军医学堂副监督伍连德等数人自愿前往疫区。伍连德到达疫区之后，经过调查，认定此次鼠疫是通过飞沫传播，是"肺鼠疫"。

这是有记载的第一次大规模肺鼠疫疫情，也是肺鼠疫第一次被真正认识并定义。在此之前，即使是对鼠疫已经有一定研究的西方学界，也无法完全掌握鼠疫特点。当时的学术界仍然持有鼠疫只能通过老鼠、病人体液等途径传播的观念——而这些仅仅是腺鼠疫的特征。因此来自日本的鼠疫研究专家建议当局捕杀老鼠以控制疫情，收到的效果并不明显。当时的天津北洋医学堂首席医生，法国医生吉拉德·梅斯尼（Girard Mesny）作为领导者，也是首批抵达疫区的医生之一，由于坚信鼠疫不能通过空气飞沫传播，他在查看病人情况时没有戴口罩，并因此感染鼠疫，不久后去世。梅斯尼的去世给当局带来了相当大的震动。也正是从此开始，伍连德的观点得到了证实，他接过了梅斯尼的职责，开始主导防疫进程。

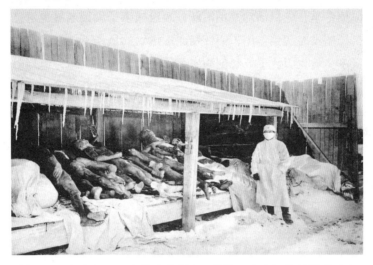

图 1 - 9　发生在 1910 年的东北鼠疫，是第一次有记载的肺鼠疫疫情。这次鼠疫造成了大量人员死亡。

伍连德：战"疫"的转折点

正如前文所言，此次爆发的鼠疫与先前的鼠疫疫情不同，无论是国外专家还是国内医生都没有应对经验，已有的应对方法基本不起作用，反而构成误导。加之前文提及的种种不利条件，此次防疫工作无疑极为困难。所幸伍连德作为这次疫情防控的主持者起到了关键的作用，加上政府的积极作为，在 6 个月后疫情得到了控制。

伍连德是出生在马来西亚的华侨。他曾经留学英国，取得博士学位，后来回到马来西亚开办诊所，直到 1907 年被清政府聘任天津北洋陆军军医学堂副监督。1910 年东北鼠疫爆发，伍连德临危受命，来到疫区。

伍连德初到最严重的疫区傅家甸不久，观察到此次鼠疫呈现出了更急剧的发病致死现象和明显更强的传染性，而且时值冬季，老鼠活动并不活跃，政府捕杀了大量老鼠也对疫情控制没有起到作用，便怀疑此次爆发的鼠疫不同于以往的鼠疫，他也因此想要解剖病患尸体来确定鼠疫病理。但当时解剖死者尸体为大忌，是违法行为。伍连德仍冒着巨大风险对一具新故女尸进行了秘密解剖，并对脏器的切片标本进行显微镜分析。他发现患者的肺部高度充血，在对肺部组织和血液进行抽样观察后发现了鼠疫杆菌，由此提出了"肺鼠疫"的定义。伍连德猜想此次鼠疫可能通过飞沫等途径传播，从而出现大规模的人传人现象。而梅斯尼医生由于拒绝听从伍连德建议，不戴口罩接触病患被传染，这更证实了伍连德"肺鼠疫"的猜想。至此，此次疫情的防控方向终于明确：杜绝人传人。

在明确病菌传播途径后，伍连德与政府沟通，并提出了一系列防控措施。具体而言，防控措施以隔离为主，首先是保证患者与正常人的隔离，开展"分区隔离"的办法，通过干预人与人之间的交往行为阻断疫病传播；其次，政府派出医生和军队巡查，发现病人后立即强制隔离病人及其家属，并对患者家中进行消毒，同时为了防止病人间的交叉感染，对发病程度不同的病人也分开进行治疗。而对于尚未患病者，也严格限制其行动范围，并普及口罩的佩戴，伍连德为此还发明了容易自制的"伍氏口罩"，对防疫工作有着极大的帮助。除此之外，东北疫区的商业生产活动在政府勒令下基本全部停止；对于传播病菌重要渠道之一的铁路，清政府也对此加强了管制，进行了交通隔绝：东清、南满铁路关停，尚未关闭的铁路，在铁路站均设有检疫的医生、部队以及进行临时治疗和隔离的医院。同时，对于从东北通往南方的铁路干线，清政府在疫情期间也彻底关停，此举有效地将主要疫区控制在了东北三省，避免了疫病进一步向内、向南部地区扩散。

在严格执行隔离措施后，疫区的范围得到了控制，但在疫情严重的地区，鼠疫的感染者数目却依然在增加。伍连德经实地考察后，认为是土葬的陋俗导致了疫源长期没有得到清除，尤其是疫情期间死者甚众，又有许多无主流民，患者多陈尸野外，这些遗体成了重要的传染源，因此他便向政府申请对死尸进行火葬，彻底消灭传染源。焚烧尸体在当时被认为是违反传统观念的，一度受到民众极力反对。但伍连德在政府的大力支持下，在1月30日顶着巨大压力大规模焚烧了傅家甸的陈尸以及棺木，自此新增感染者骤减。各地依例推行此法，长春甚至建立起火葬场以推行火葬，收获显著成效。这也成为此次疫情控制的转折点，自此以后，疫情开始日渐好转。而在此期间，许多民间力量参与了防疫：报纸上对防疫措施进行大量宣传，商界等各方进行捐款、筹款以资助政府开展防疫，这些民间力量都为打赢这场东北鼠疫阻击战做出了贡献。

伍连德的故事米小妮还没有讲完，妈妈买的珍珠奶茶已经喝完了。米小妮暂时停下来，开始专注地用吸管吸杯底的"珍珠"。妈妈一边摸着她的头，一边微笑着说："慢点，吃东西别说话，别噎着。"

米小妮一边嚼着这些用玉米淀粉制成的珍珠，一边说："嗯嗯，妈，我还没有讲完呢。伍连德推行戴口罩和火葬的措施取得了非常好的效果，东北的鼠疫立刻就消退了。爸——哎——爸你说我说的对不对啊。"米小妮看到父亲站在

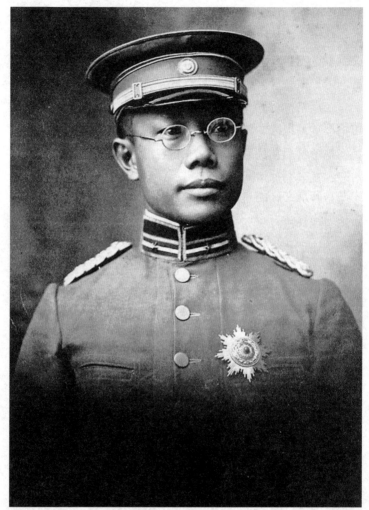

图1-10 伍连德祖籍广东，出生在南洋。1910年东北鼠疫，伍连德临危受命。他发现了肺鼠疫疫情可以通过飞沫传播，并推广戴口罩，为防控疫情做出了重要贡献。

一旁假装泡绿茶，实际在偷听，她把父亲叫过来，希望让老爸正面评论一下自己刚才讲的故事。

熊教授端着绿茶走过来："故事是没错，你觉得怎么从咱们这几天说的'公共卫生体系'的角度来评价一下东北的鼠疫疫情和伍连德的防疫措施？"熊教授对着米小妮循循善诱地问道。

"好了好了，别动不动就说你工作的那套，让孩子休息放松一下。好了，小妮，来说说你的高中生活。"妈妈伸手阻拦，想岔开话题，阻止熊教授接下来枯燥的话题。

米小妮也没有想到老爸会问这个问题，她以为老爸过来只是表扬自己讲了一个和公共卫生相关的故事。她只能放低了声量嗫着嘴说："我，我暂时还没有从公共卫生体系的角度去思考伍连德在东北抗击鼠疫的故事。"

熊教授把绿茶放在茶几上，坐在米小妮另一边，一只手抚摸着孩子的头，一边开始——

胜利：曙光的到来

自伍连德提出建议，政府颁布大力防疫治疫措施后，此次疫情开始好转：至3月1日，哈尔滨全境首次实现零新增感染者；4月23日，清政府宣布疫情结束。在6个月的抗疫过程中，大约6万人死于鼠疫，在付出惨痛的代价后，此次疫情最终得以防控。从我们现在的视角来看，以当时条件之恶劣，且没有特效药，不了解传播途径的情况下，这次疫情完全可能向更严重的方向发展。伍连德率领的防疫团队，为打赢这场防疫战起到了关键性的示范作用，在国际学界也获得了认可，占据重要地位。

在这场20世纪规模最大鼠疫的抗击过程中，中国积累了宝贵的经验，开始探索建立近代防疫体系。从组建各级防疫机构开始，层层递进，从中央到地方，逐步探索全国性防疫网，设立各个具体部门以对防疫工作中的方方面面进行严格把控。并从东北鼠疫开始，为防止疫情的发生，政府制定严格的报告制度和查验隔离制度，配合一定的奖惩制度，形成较为完善的报告隔离制度，并为后来防疫工作稳定有序地开展提供了保障。同时政府也意识到，没有具体的条例来进行具体约束，很难保证防疫治疫工作能够持续开展，因此政府着手出台各种防疫法规，包括后来的防疫法，都标志着中国的防疫体系和防疫工作有了更进一步的突破。

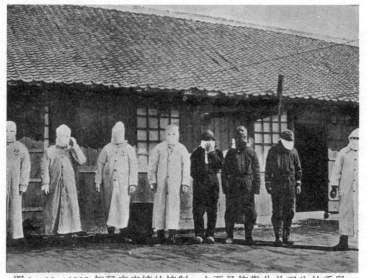

图1-11　1910年鼠疫疫情的控制，主要是依靠公共卫生的手段。公共卫生防疫手段的实行，需要有执行力的政府；公共卫生是政府治理的一部分，体现了政府治理能力的水平。图为全身防护的防疫人员。

最终，这场轰动一时的"鼠疫"，在中国迈出了建设防疫体系、卫生体系的步伐中落下帷幕。虽然它给当时的东北乃至整个中国都带来了巨大的打击，但中国也由此加快了近代化的脚步。于中国而言，东北鼠疫是一次打击，也是一场突破。

反思：公共卫生，政府能力的体现

回望这场艰辛的防疫战，我们能够从中认识到公共卫生对于一个国家的重要性。（从战"疫"的胜利上来说，其实是公共卫生的一次重大胜利。）疫情得到控制从根本上来说不是被医疗手段治好的。1910 年东北的鼠疫，历史上的鼠疫，甚至历史上绝大部分的传染病疫情，都不是被医疗手段控制的。治疗手段的确定，药物疫苗的研发，都需要时间，根本无法满足控制疫情紧迫的时间需求。疫情控制更多的是依靠公共卫生手段，是进行隔离防治和控制传染。历史上成功控制的疫情，大多通过公共卫生的手段。同时也更加突出了公共卫生在疫情控制上的重要性，只有把预防与控制相结合，才能够真正阻隔疫情的蔓延，从根源上切断疫情传播。在伍连德的防疫手段当中，隔离病患、佩戴口罩阻断传播，火葬尸体消灭传染源，都是属于防控疫情的公共卫生手段。值得一提的是，伍连德当年提出的这些手段，在医学药学极大发展的今天，仍然是控制疫情的重要手段。在控制非典、甲流、新冠疫情的过程中，这些古老的公共卫生方法依然焕发着生机。

这些公共卫生手段，首先需要民众的支持。例如当时火葬尸体、隔离病患等手段的实施，需要民众的配合。当然，更加重要的是公共卫生防疫手段需要有执行力的政府。清政府在初期日俄战争背景下，失去对东北的完全管辖权，无法提供一个良好的公共卫生环境，缺乏公共卫生防疫部门，导致了疫病的传播和流行。从这个角度来讲，公共卫生是政府治理的一部分，体现了政府治理能力的水平；政府治理能力的低下，也意味着公共卫生手段难以落地，导致统治者无法守护人群健康，无法控制疫病爆发。衰弱的国家很难有良好的公共卫生体系。从整体而言，公共卫生、人群健康、政府治理其实是紧密联系在一起的。公共卫生和民众健康体现着政府的治理能力，政府治理能力也影响甚至决定着公共卫生的状况和民众健康。好的公共卫生，也是国家强盛的标志。

"小妮，"熊教授继续说："控制了 1910 年东北的疫情之后，伍连德又先后主持防疫工作，控制了 1917 年在绥远，1920 年在东北的鼠疫，以及 1919 年在哈尔滨，1932 年在上海的霍乱疫情。伍连德对于肺鼠疫的正确判断，尤其是发现旱獭在鼠疫传播中发挥的作用，获得了 1935 年诺贝尔生理学或医学奖的提名。"

"哇，诺贝尔奖提名！"米小妮睁大了眼睛。

"是的，伍连德当时获得了提名。由于提名信息要保密50 年，所以公众也是前些年才知道的。伍连德还组建了一系列医科大学，包括哈尔滨医科大学等；创办了《中华医学杂志》等学术刊物。伍连德的贡献一直被人们铭记。然而公共卫生的窘境之处就在于，公共卫生越是取得瞩目的成就，越容易被人们所忽视和遗忘。反过来，在人们脑海里已没有瘟疫的痕迹，说明公共卫生已经取得了成功。所以直到非典之时，伍连德曾经的贡献才逐渐又被人们知晓。"

"小妮，前几年，有一本介绍伍连德的书，可谓是对他一生最好的注脚——国士无双。"

"国士无双？"米小妮眼前一亮，她似乎想到了自己作文的题目。

"行了吧，你就别'国士无双'了，你先管好自己，管好自己的女儿吧。让我和女儿单独说说话可以吗？"妈妈有些不耐烦了，她打断了父女的对话，望着熊教授："来，小妮，给妈妈说说你的高中生活。"

"等等，妈妈，我们明天说高中生活，我把上次的作文给你看看，'我的朋友'，我写的是茜茜。"米小妮兴奋地把作文本往前翻了几页，虽然老师只给这篇作文一个"良"，但是米小妮坚持认为她写得很好，至少写得很真实。

"小妮，对不起，妈妈明天要出差。"妈妈忍不住轻声地打断了米小妮，眼中饱含着不舍。

"啊，怎么才回来又要出差啊！"米小妮失望极了，把作文本往旁边沙发一摔："妈妈你什么时候才能陪陪我啊，我还想你和我爸爸带我出去玩呢！"米小妮完全没有想到刚回家的妈妈第二天又要离开，她甚至想，要是妈妈就这样匆匆离开，还不如不回来。

妈妈眼睛湿润地看着米小妮，一只手抚摸着她的头，轻声地说："咱们全家一定有机会一起出去玩的。妈妈工作忙，下次一定去。你要想出去玩，可以让你爸带你出去，是吧，老……老公？"

"哎……哎……"熊教授连忙附和："以后爸爸带你出去玩。"

"小妮，你先回房间去，我和你妈妈要商量一些事情。"熊教授拿起了作文本给米小妮。米小妮接过作文本，悻悻地回到房间，呆坐在书桌前。她渴望全家人一起出游，哪怕爸爸、妈妈能单独带她去游玩一下也好。发呆中，隐约听到父亲的书房里面传来父母二人的争吵声。

"哎，又来了。"米小妮很无奈。她随手从抽屉里面找出耳机戴上，播放'加油男孩'的歌曲，还把音量调大，盖过隔壁传来的争吵声，并开始动手写这次的作文：《我的父亲之国士无双》。

第二部分
公共卫生与环境健康

4. 当户外散步不再怡然自得——地球环境中的气候变化与人类健康

第二天早晨，米小妮起得很早，望着茶几上还没有来得及扔掉的奶茶杯子，这才想起昨天妈妈回家不是一个美妙的梦，它真的确确实实发生过。妈妈一大早就走了，就像她从来没有回来过一样，只有茶几上喝空的奶茶杯子提示，妈妈似乎回来过。米小妮努力回忆昨天和妈妈相处的每一个细节，若有所失……。

其实在熊教授教导下，绝对不允许女儿喝这种"高糖的垃圾饮料"，他也从来没有给米小妮买过奶茶。大美对女儿的娇惯，熊教授从心里不高兴，当着她们的面，只有用尴尬的表情呈现。

米小妮看着茶几怅然若失，突然她想起来一个细节，爸爸昨天晚上似乎答应带她出去玩。自打从小时候记事起，米小妮就记得爸爸带她去过最远的地方是市郊区的游乐场。但是随着上小学和上初中，连这种短途的旅游都变得稀罕而不可得。米小妮喜欢看这个世界，她喜欢玩，她曾经许愿说以后一定要嫁给一个能带她环游世界的男人。

熊教授睡眼惺忪，略带倦意地从卧室走出来。"早晨好，爸爸！"米小妮迎面扑上去："爸，你昨天晚上可是答应我妈要带我出去玩的。"米小妮平时是出名的起床困难户，但今天她很早起床洗漱准备好，等爸爸起床走出房门，她就跑过去调皮地拉住爸爸的胳膊，提醒他昨天晚上在妈妈面前答应的事情。

熊教授倒是有点吃惊："哦，有吗？我说过要带你出去玩吗？"

米小妮有点失望，她摇着爸爸的手臂："有的，你对我妈说过要带我出去玩。爸，咱们去澳大利亚看考拉好不好？"米小妮用商量的口吻问爸爸。

熊教授一边穿着衣服，一边严肃地说："我最近要去科学院那边完成一份书稿的撰写任务，可没有时间陪你出去玩。你可以和上次在楼下碰到的洋子同学一起去……去郊区的游乐园，需要多少钱来找我要。"熊教授在衣橱里面找着衬衫，他待会儿要去科学院开会。昨天晚上因为和妻子一直聊到很晚，今天起来迟了。

"爸，人家叫茜茜，你每次都叫错名字。而且我都多大了，还去游乐园。我想去澳大利亚看考拉！高一的寒假带我去澳大利亚吧？"米小妮满怀期望地看着父亲，眼中写满了期待。

"寒假去澳大利亚？那可不行。"熊教授忙着整理领带和系衬衫扣子，对米小妮的提议回答得有些生硬。

"为什么不行？你以前都能带我妈去澳大利亚旅行，现在为什么不能带我去？"米小妮有些不满，然后又坏笑着对熊教授说："还是说，嘿嘿，你心中只有我妈？"然后用手戳了父亲一下。

熊教授整理好领带，转过身来说："澳大利亚不可能去。今年因为气候变化的原因，那里估计又会发生山火，啥也看不到，就是去吸废气的，回来估计得患上急性支气管炎。"

米小妮有些惊讶："气候变化，澳大利亚山火？"在她的心中，美丽的澳大利亚在燃烧，可爱的考拉在四散逃离。

熊教授转身对米小妮说："随着全球气候变暖以及城市热岛效应，热浪已成为极端天气灾害事件之一。你心心念念的澳大利亚现在夏天——也就是我们北半球的冬天——频繁发生森林火灾。热浪袭击已对人类健康、国家发展等带来了巨大影响，已经到了不可忽视的地步。你就别想着去澳大利亚了。"

米小妮表示难以置信。

熊教授看了看手机上的时间，然后对米小妮说："好吧，我给你讲两个故事，一个发生在印度，一个是在澳大利亚，让你明白气候变化对健康的影响，以及为什么寒假不能去澳大利亚，彻底打消你这个念头。"——

为什么今年这么热？

拉克西米·贾格迪什（Laxmi Jagdish）住在印度西北部的拉贾斯坦邦（Rajasthan）的沙漠城市楚鲁（Churu），靠在市场中摆摊为生。拉贾斯坦邦早在 20 万年前的石器时代就有人类活动的痕迹，到了现在已经是超过 7000 万人的故乡。拉贾斯坦邦虽然全印度面积最大，但是人口仅能排到第七位，主要原因就是其境内有大量不适宜人类居住的沙漠。境内的沙漠城市楚鲁离首都新德里不远，但是这里的夏季温度难以忍受。在 2019 年的时候，楚鲁市经历了长达 32 天的热浪天气。6 月 3 日以来，该市的气温在三天之内两度超过 50 摄氏度。

"现在确实很热，但是我们能做什么？我们每天必须工作，才能养活自己，必须每天都来摆摊。"贾格迪什无奈地说。

但是 2019 年的情况比往常糟糕很多，热浪和缺水同时发生。当地气象台报告，这一年的降水比往常偏少。在过去的十年中，印度半岛的降雨模式发生了急剧变化，其特征是干旱、洪水和暴风雨频繁。楚鲁市属于季风气候，每年夏季来自印度洋的湿润气流会给当地带来赖以为生的降水。而 2019 年，这个救命的季风，姗姗来迟了一周。

热浪期间，楚鲁市出现了多例中暑导致人员死亡的案例。尽管没有准确的统计数字，按照政府的说法，2015 年以来，至少有 3,500 人死于热浪。当气温高于体温时，人体会通过扩张血管出汗等方式散热，维持体温恒定。如果气温太高，超出了人体所能调节的范围，导致体温升高，进而引起生理系统功能失调，造成脱水、中暑、甚至死亡。常见的与热相关疾病就有热痉挛、热衰竭和热射病。热痉挛患者因在高温环境下进行剧烈的运动并大量出汗，导致肌肉痉挛，但患者没有明显的体温上升。热衰竭则可视为热痉挛和热射病的中间过程。患者有明显的脱水、晕眩、呼吸急促的症状，以及体温轻度升高。若是患者在前两个症状中没有及时获得治疗，情况将会恶化成致命性高的热射病。热射病患者的体温会升高超过 40 摄氏度，神志开始不清，多器官受到损害甚至衰竭，进而造成死亡。热射病可分为劳力型及非劳力型。劳力型患者多为健康的年轻人，在高温无风的天气进行劳作或进行激烈运动后发病；非劳力型患者多为老年人，在不通风的高温环境下发病。

为了减少高温带来的危害，居民们纷纷在树荫下用凉席临时搭建的棚内避暑。贾格迪什和当地居民一样，也赤裸上身，在凉棚中躺着身子。旁边有时候也跑过几只找阴凉的猴子。因为经济发展有限的原因，当地很少有人能够买得起空调，电扇也不常见；而且印度的电力供应不是很稳定，空调在没有电力的情况之下，还不如凉棚好使。贾格迪什的邻居们纷纷在谈论这个"创纪录的高温"。但贾格迪什记得，上一次他听到"创纪录的高温"这个词是在 2016 年，当年楚鲁市的最高气温超过了 51 摄氏度。

"为什么今年高温又创纪录？"贾格迪什和邻居们都在不停地嘀咕。

说到变热，米小妮深有同感。她记得小学时候夏天还没有这么热，当时整个夏天不开空调还是可以凑合过的；但是这几年的夏天真是越来越热了。尤其是今年夏天，要不是考完中考之后直接去姥姥那里避暑，米小妮觉得会被这鬼天气给烤熟了。"爸，你说这是为什么呢？为什么夏天变得这么热。"米小妮现在还残存着希望，只要父亲讲与他工作和科研相关的内容，说不定一高兴就会带自己去旅行。

"没错，小妮，现在全球都在变热。气候变暖现象背后的根本成因是人类排放的二氧化碳。你们高中地理应该会学到相关内容。"——

全球气候变暖和厄尔尼诺现象

贾格迪什的遭遇不是个案；也不仅仅是印度的拉贾斯坦

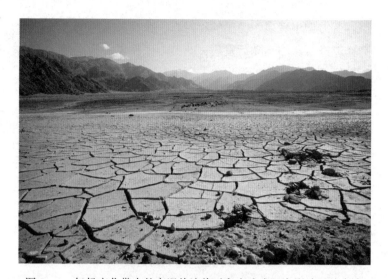

图 2-1　气候变化带来的高温热浪将对印度造成巨大影响，让印度变得不适宜居住。相较于 1901 年，印度的平均气温已经升高了 0.7摄氏度。在最坏的情况下，印度的平均气温到 21 世纪末将会升高4.4 摄氏度。图为印度北部一个因为夏季高温干枯的湖泊。

邦。整个地球确实都在变热，世界各地"创纪录的高温"不断出现。

地球从太阳处得到绝大部分的能量，其中有一半被陆地和海洋吸收。吸收了能量的地球表面会发出辐射，就像炉火中烧热铁铲会发出暗红色的光。不过地球表面的温度远远没有炉火那么高，所以发出的辐射不是可见光，而是近红外射线。这些近红外辐射的能量有一部分会散发到太空中去，其中一部分会被大气中的二氧化碳吸收，全球气温升高的原因就在这里。

类似于贾格迪什通过摇扇子散热，地球通过地表辐射近红外射线来散发能量，达到"散热"的目的。但是人类从工业革命到现在，大量燃烧化石燃料获取能源，释放了大量的二氧化碳。二氧化碳有个特性，它可以吸收红外波段的辐射能量。二氧化碳升高，吸收地表辐射的能量增加，相当于给地球多穿了一层衣服，地球的气温自然就会逐渐升高。温室效应是全球气温逐步升高的内在机理；二氧化碳就是一种重要的温室气体。

除了全球气候变化这个大背景，贾格迪什家乡遭遇到的热浪，还和厄尔尼诺现象有关。厄尔尼诺是一种特殊的全球气候异常现象。在厄尔尼诺现象中，我们可以发现受到西太平洋的高气压和东太平洋的低气压影响，东太平洋海水温度明显升高。厄尔尼诺不仅简单地表现为太平洋海水温度的异常，而且它和一系列全球气候的异常变化有关。当厄尔尼诺现象发生时，南美洲地区会发生暴雨，而澳大利亚则会出现干旱，整个地球的温度及降雨量会受到影响。厄尔尼诺这种异常的气候现象每隔几年就会发生一次。根据学术界的研究，厄尔尼诺现象至少已经有几千年的历史了，自 20 世纪以来就发生了 30 次厄尔尼诺，其中几次还造成了严重的全球影响。

"爸，这个厄尔尼诺和澳大利亚有什么关系？你该不会是找理由不想带我去澳大利亚玩吧。"米小妮试探着问父亲。

"你听我说完，印度的热浪和我马上就要讲到的澳大利亚山火虽然相隔万里，但是关系紧密，都是厄尔尼诺现象和全球气候变化导致的。"——

同一个世界，同一波热浪

和贾格迪什遭遇类似的，在万里之外的澳大利亚，家住悉尼市郊的凯文·沃特金斯（Kevin Watkins）一家在 2019

年的夏天也遭遇了 48 摄氏度的高温——南半球的夏天是在 12 月份，和北半球正好相反。热浪袭击已成为澳大利亚最为致命的自然灾害之一。2019 年底至 2020 年初，澳大利亚迎来了有史以来最为严重的热浪袭击，打破了有气温记载以来最热的纪录，平均最高温达到 41.9 摄氏度。根据统计，因热浪死亡的人数远比因林火、飓风和洪水死亡人数的总和还多。

相比于居住在印度的贾格迪什，沃特金斯是幸运的，他在一家旅行社供职。悉尼有许多著名的旅游景点，歌剧院、情人码头都吸引着世界各地的游客，为澳大利亚和沃特金斯所在旅行社带来滚滚的收益。沃特金斯住在悉尼市郊的富人区，门前有花园草坪，屋内有中央空调和供暖系统。整个别墅可以做到冬暖夏凉。只要不出门，沃特金斯基本上不用担心热浪的问题。

但是，这一年的情况不同了，澳大利亚在燃烧，笼罩在森林大火之中。持续的高温及干燥的空气等因素，造成了林火的发生。截至 2020 年 1 月 8 日，澳大利亚山火造成严重的损失，包括 1260 万公顷被烧焦的土地、5,900 多栋被烧毁的建筑物和 34 条生命。由于大片森林发生了火情，澳大利亚多个地区也随之宣布进入紧急状态。人们被迫待在家中，无法出外工作，正常生活受到影响。此外，林火所释放的大量浓烟，导致多个地区的空气达到了对人体有害水平，生态环境造成了巨大的破坏，墨尔本、悉尼都笼罩在雾霾当中。

热浪造成的火灾带来了许多严重的后果，当地政府展开了一系列的防范措施。首先是疏散数以千计的游客以及当地居民，要求他们必须在 48 小时以内撤离遭大火威胁的高危地区。虽然大多数的灾民都保住了生命，但是他们的家园却被大火焚毁。许多人因此流离失所，只能等待政府的援助。此外，许多国家通过社交媒体报道澳大利亚林火及热浪袭击等问题，劝告民众若无必要则避免到访澳大利亚。澳大利亚的旅游业也因为气候变化间接受损，损失达到10亿澳元。

2020年1月15日，澳大利亚森林大火因为雷阵雨开始缓解。然而，随着雨势越来越大，部分地区停电以及航班中断。2月9日，澳大利亚东海岸迎来了30年以来最猛烈降雨，在它的帮助下，森林大火终于画上句号。但是森林大火带来的影响却持续威胁着人民身体健康，共有417人过早死亡，3151人因心肺功能异常住院，1305人因哮喘住院……

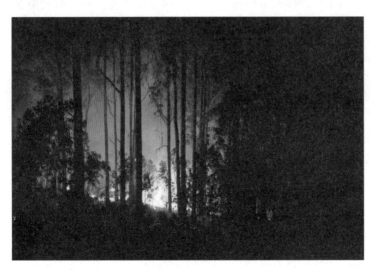

图2-2　澳大利亚2020年末的森林火灾，只是气候变化的一个缩影。随着气候变化和全球气温的升高，森林大火发生的频率变得越来越高。

澳洲林火的健康威胁

热浪期间，高温会刺激神经调节系统，使人体在大量出汗散热的同时，血液循环及心跳加快，血液黏稠度和胆固醇的浓度增加。这些状态将使患者更容易发生心肌梗、脑出血等疾病，严重者可能导致死亡。高温环境也使花粉、孢子、霉菌变得活跃，容易引发过敏患者罹患呼吸道疾病。若是引发了林火，空气将会受到严重污染，人们容易吸入二氧化氮、二氧化硫、微颗粒物等等，影响肺功能。

而且，由于温度的升高，人们在出汗降温的同时，汗液也给予了细菌或寄生虫一个良好的生存环境，促使细菌更容易繁殖及传播。常见的皮肤病有皮炎、湿疹等等。由于婴儿的免疫能力较弱且汗腺尚未发育完善，更容易受到热浪影响而患上皮肤病。此外，高温环境也有利于昆虫的繁殖，这也让某些依靠昆虫传播的传染病如虎添翼：如伊蚊传播的黄热病、库蚊传播的日本脑炎、跳蚤传播的瘟疫等等。

此外，森林大火所产生的烟雾迫使人们改变生活方式，必须佩戴口罩出门。除了人们的健康问题，大火所焚毁的土地及建筑，也需要花费巨量的资金及时间才能恢复原貌。不仅如此，林火所排放的二氧化碳将会加剧气候变化，形成恶性循环。科学家们预测，下一次热浪袭击所带来的冲击将会更加严重，林火范围将会更加广大。

值得一提的是，这场大火除了对人类社会造成巨大损失之外，对于自然界也是灾难。据估计，约有数十亿动物在这场大火中死亡，其中包括考拉、蝙蝠、两栖动物等。

"可怜的考拉！"米小妮惊呼起来。想到可爱毛茸茸的考拉，在森林大火的烈焰中无助地奔跑，最后被火舌吞噬，变成一具具焦黑的尸体，米小妮心中难以接受。

"我们难道不应该做些什么吗？澳大利亚是不是应该有所行动，不能让这么可爱的动物被活活烧死。"米小妮从小就是一个喜欢小动物的女孩，她曾经在炎炎夏日，为拯救一只在玻璃窗户上撞晕的小鸟，在户外待了一个多小时，直到这只小鸟能够自己起飞为止；她也曾拉着爷爷奶奶去喂食建筑拆迁工地上的流浪狗。现在，米小妮听到考拉的悲剧，心里十分难过。

熊教授无奈地摇摇头："恐怕很难。首先，气候变化是一个全球性的问题，不是某个国家或者某个政府就能够应对的；而且，澳大利亚政府也没有更有效的防范措施去应对气候变化来保护考拉"……

首鼠两端的澳大利亚政府

2019 年末的热浪袭击，给澳大利亚带来的危害比往年更为严重。随着气候变化的不断恶化，澳大利亚的丛林大火将会变得更加剧烈且频繁。尽管事态已非常严重，森林大火问题已困扰了澳大利亚多年，但是保守派联盟执政的澳大利亚政府始终无法在环境保护政策方面下定决心。这和澳大利亚的经济结构是分不开的。

澳大利亚盛产羊毛，被称为"骑在羊背上"；同时，澳大利亚矿产丰富，也被称为"坐在矿车上"。澳大利亚政府背后采矿集团的影子若隐若现。采矿集团更是澳大利亚政府主要的税收来源，左右着政府的政策和发展方向。采矿集团会为了维护自己的商业利益向政府施压及抗议，以确保会危害到自己利益的环境保护政策无法顺利实施。同时，热浪和森林大火的威胁迫在眉睫，民众也不断呼吁采取行动应对气候变化。手心手背都是肉，多方的利益都要考虑，澳大利亚政府确实犹豫不决骑虎难下。

我们暂时无法改变全球气候变暖的现实。我们能够做的，是尽量减少热浪对人类的影响。例如，可以综合利用卫星、计算机模型等方式预测天气变化，做到未卜先知；并通过媒体及时向民众发出高温预警，让人们做好防范。2003年欧洲热浪之后，欧洲各国纷纷建立了预警系统，热浪造成的死亡率开始明显降低。

此外，政府需要提升管理和应急响应能力。政府在热浪袭击期间，需确保各个基础设施的正常运作，如发电站、医疗系统、供水系统等等。当发布热浪预警后，政府必须高度重视老人尤其是独居老人、患有慢性疾病等高风险人群的健康状况。政府应该通过社区医院或社区委员会等机构，主动联系或者以家访的方式给予高危风险人群的在热浪期间的医疗支持。这些干预措施能够不同程度地有效降低热浪对人类健康的影响。

热浪袭击，是全球气候变化的一个缩影和一个侧面。全球气候变化带来的挑战涉及人类社会的各个方面，影响到地球上每个国家。最根本的解决方案是，各国团结一致，遵循联合国所通过的相关气候变化协议，携手合作应对气候变化这个关系全人类安全及健康的世界性问题。

说完这段话，熊教授有些无奈。他作为一个学者，坚信科学的力量，更加明白科学的局限。虽然所有的科学家都知道气候变化是人类活动造成的，会对人类健康产生重大影响，而且给出了明确的解决方案——降低温室气体排放。但是，这个简单的科学结论和实际政策之间的差距很大。

而且，他知道"合作"可能是人类社会最艰难的一件事情。熊教授能从个体心理和大众心理的角度来分析什么是公共卫生的政策以及如何应对困难重重的气候变化，但是他却不知道如何与妻子"合作"组建一个家庭，怎么深入到妻子的内心世界，不知道怎么才能缓和他和妻子之间疏远的关系。这还仅仅是组建一个家庭，更别说千千万万人合作，组建社会和国家。从这个意义上讲，人和人之间的合作，也许永远存在着冲突与矛盾。

在学生时代，熊教授曾以为科学是万能的，但现在他知道，科学无法解决的事情太多太多。无论面对生活中的难题，还是现实中的难题，熊教授都有深深的无力感……

"好吧，小妮，今天故事差不多讲完了。"熊教授看了看时间，在手机软件上给自己叫了一辆车，然后又检查了一下自己的公文包，穿上外套准备出门。

米小妮叫住父亲："爸，故事里面的印度和澳大利亚大叔后来怎样了？"

熊教授继续补充道——

尾声：当户外散步不再怡然自得

2020年1月，沃特金斯望着窗外烟雾环绕的悉尼，面带忧愁。因为森林大火，他所在的旅行社经济损失惨重。他只能希望2020年的形势能够好一些，游客数量能够增长。那些因为2019年森林大火没能前来澳大利亚的游客，能够在2020年继续完成游玩计划，来一次"报复性消费"。但是，沃特金斯没有想到，另外一场灾难悄悄来临，新冠肺炎疫情即将席卷全球，旅游业的"报复性消费"化为泡影。

2020 年 5 月 27 日，印度拉贾斯坦邦的楚鲁市，2019 年的那种极端高温再次出现，气温又突破了 50 度。印度气象局发布公告，称热浪是"创纪录的高温"。更加可怕的是，高温加上高湿，会进一步减弱人体散热能力。最新的研究表明，如果当前的全球变暖趋势继续，加上湿度的升高，到了 21 世纪末，夏季户外行走将不再安全，在户外散步待几个小时，就会因为湿热而致命。

面对致命的热浪，贾格迪什的邻居们并没有议论高温，而是在谈论逼近新德里的沙漠蝗虫，以及在印度快速传播的新冠肺炎疫情。

贾格迪什、沃特金斯都认为 2020 年又变热了。没错，2020 年是有记录以来最热的一年。在全球气候变化的大背景之下，没有哪个国家能够独善其身，没有任何一个人能够置身事外。

"好了，小妮，我得走了。"熊教授拿起公文包，穿上皮鞋往外走。

"爸，那我们寒假换个地方去旅游吧。"米小妮冲出家门，对着楼道里面远去的背影高声喊道。

"晚上回来再说吧！"熊教授急匆匆地往前走，头也不回地大声说道。

回到房间里面，坐在电脑桌边，米小妮一边在思考寒假去哪里旅游，一边在回味父亲刚才讲的关于气候变化故事。突然，她在网上看到了前几天她读到的一首诗，中世纪英国诗人约翰·多恩的诗《没有谁是一座孤岛》，可以作为刚才这个气候变化故事的注脚：

没有谁是一座孤岛，

在大海里独踞；

每个人都像一块小小的泥土，

连接成整个陆地。

如果有一块泥土被海水冲刷，

欧洲就会失去一角，

这如同一座山岬，

也如同一座庄园，

无论是你的还是你朋友的。

无论谁死了，

都是我的一部分在死去，

因为我包含在人类这个概念里。

因此，

不要问丧钟为谁而鸣，

丧钟为你而鸣。

5. 当大米海鲜不再香喷可口——生态环境中的重金属

晚上，熊教授带着疲惫的身躯回到了家。刚一进屋，熊教授就扯掉了自己的领带，解开了衬衫的扣子，瘫在沙发上。

米小妮听闻声音，急忙从屋子里面跑出来，拿着一个考拉玩偶，给老爸捶肩膀。熊教授看到米小妮殷勤的样子，有些吃惊："嗯？小妮，今天怎么回事，太阳从西边出来了？还是说你又想要零花钱去买什么专辑？"

米小妮撒娇说："爸，我看你累了，我妈不在，就代替她老人家照顾一下你呗。今天工作怎么样啊？"

熊教授摸了摸额头："别提了，我的方案被专家否定了。"

米小妮听了以后扑哧一声笑出来了："我以为只有我的作文会被老师给个'良'，然后被批判一番；原来我的大专家老爸的方案也会有这样命运。爸，你给的是什么方案啊？让你去控制鼠疫、流感，还是艾滋病？"

"你这个小屁孩懂什么，这是科学的事情。我们在策划一本公共卫生的科普书籍，想在中国读者中普及公共卫生概念和常识。2003年非典的时候，公共卫生火过一阵子，但是后来又沉寂下来了。现在新冠肺炎疫情肆虐，暴露出我们在公共卫生普及上有很大短板。所以，我提出了一个普及公共卫生的书籍写作计划，这本书包括公共卫生基本概念，方法……"

"行了，爸，你给我解释一个公共卫生体系前后都花了三天时间，还写书给大众讲？我看吧，你写出来的科普书，估计和你上课一样枯燥无味。除了你的学生之外，也只有我，你的亲女儿，愿意听你在那里高谈阔论。"米小妮虽然才上高中，却口齿伶俐，这点无疑是遗传了她的母亲。他的父亲，熊教授，到现在说话还时常结巴，上课时候学生们有时候需要强忍住笑，才能把课听完。

一番话把熊教授脸上说得青一阵紫一阵的，熊教授也希望把公共卫生的枯燥概念和艰涩理论给讲得浅显易懂，但是他的特长就是把简单事情复杂化。比如，很多年前，他的堂姐生了一个娃，这个娃特别会哭闹，出生半年来，就没有哪天晚上消停过。有一次熊教授去看自己的外甥，又碰到外甥哭闹，就把外甥抱起来一边摇晃着，一边嘴上练习着第二天给学生们上课的讲稿。然后，这个小外甥听着熊教授嘴中念念有词讲着专业的内容，竟然就睡着了……可以想象，那群每天晚上玩游戏到1点的学生们上熊教授的课程会是一种什么体验。

听到自己的女儿这样贬损自己，熊教授面子上有点挂不住，起身拿起公文包，准备躲到自己书房去。

"哎，爸，等等。我在网上看到水俣病，正在看有关内容。你回来了，现在你给我讲讲水俣病是怎么一回事吧。你就把我当作你书稿的读者，如果你能让我感兴趣，而且讲得明白，你就能受到读者的喜欢。"

熊教授想了想，觉得有道理，又重新坐下来。其实与其说喜欢讲这些专业东西，还不如说熊教授喜欢与女儿多说说话，毕竟父女俩交流的时间不多。从女儿出生起，熊教授就感觉自己处于疲于奔命中，之前是为了给女儿创造好的生活环境。到后来，忙成了一个习惯，竟然慢慢忘记这么忙究竟为了什么。渐渐地，父女关系也生疏了。女儿进入青春期之后，熊教授也经常想找机会和女儿谈心，但是他和妻子的关系一直不太好，妻子也一直在外地工作，这无疑加大了女儿对父母的逆反心理。很多时候，熊教授都想找女儿聊聊，但走到女儿门前，竟然又不知如何开口，索性回去。

现在，米小妮主动让自己来讲专业知识，熊教授竟然不知道从何开始："小妮，你知道，重金属是指比重在4.5以上的金属，包括铅、镉、汞、铜等。这些金属会对人体健康造成一系列损害，尤其对肾脏、肝脏和神经系统的毒性更大。现在工农业生产和生活广泛使用重金属，让人暴露于重金属的风险之中，这对人体健康造成极大威胁。尽管重金属的毒性被人们所熟知，但是遗憾的是，重金属污染影响人类健康的大规模公害事件不断改头换面在不同国家和不同的年代重复发生"。

"爸，你就别说这些学术开场白了，赶快告诉我水俣病是怎么一回事儿吧。"

笼罩在渔镇上的怪病疑云

水俣市位于日本熊本县南部,当年它还叫水俣镇,是不知火海的内湾水俣湾东部的一个小镇。小镇依傍着渔业资源丰富的水俣湾而建,当时小镇的 4 万居民,有将近四分之一靠打鱼为生。

1953 年,水俣湾周边的渔民们发现了"怪事",镇上的猫纷纷得上了一种怪病,它们走路"步态不稳,出现抽搐、麻痹症状",看上去像是在跳舞,故而被称为"猫跳舞病",有些病猫甚至跳海自杀死去。不久之后,怪病开始"传染"到了人类身上,除了出现和猫类似的走路摇晃,全身抽搐的症状以外,还出现了口齿不清,身体扭曲变形,精神亢奋难以控制,或者嗜睡不醒的反应。最终病人在极度的痛苦中死去,其被病痛折磨的惨状,让人毛骨悚然。从这时起,水俣镇怪病的阴云就开始弥漫在了小镇的上空。

疾病的原因是什么?它会传染吗?当时谁都不知道。一时间,人们纷纷闻水俣而色变。因为病因未知,人们将这种恐怖的病症叫作"怪病",并以其首发地命名为"水俣病"。1965 年,甚至日本新潟县也出现了"水俣病"患者。一时间人心惶惶,各种谣言四起。

米小妮惊讶地追问:"爸,那后来日本人做过调查吗?这个水俣病是怎么来的?"

"有的,但是这个过程非常漫长,调查过程受到当地排污企业和日本政府的阻拦。"——

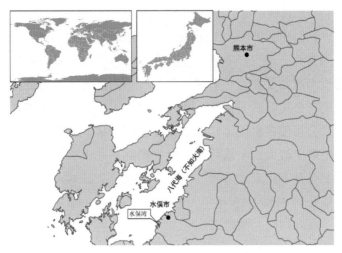

图2-3　水俣市和水俣湾位置示意图

漫长曲折的调查

　　水俣病出现之后，当地政府及医院、大学等科研机构开展了漫长而曲折的调查，一开始的调查都朝着传染病的方向进行，但进展缓慢。直到1957年，调查才得出了阶段性结论，初步认定患者是因为吃了水俣湾的鱼类而得病，而水俣湾的鱼类可能已经被有毒的化学物质所污染。首个病例发现的6年之后，即1959年7月，熊本大学医学部公告称，水俣病是由于食用了水俣湾中被污染的鱼贝类所致的神经系统疾病，根源在于工业废水中的有机汞。此后，所有的调查都聚焦于汞中毒。汞的来源，都指向了坐落于水俣市的日本窒素公司氮肥工厂。这家工厂常年向水俣湾排放不经任何处理的工业废水。直到1968年——水俣病发现的15年后——日本政府才正式公告确认日本窒素氮肥公司排放工业废水中的汞，是水俣病的罪魁祸首。而在这十几年间，该工厂一直未停止向水俣湾中排放废水。

我们先来了解一下水俣病事件的罪魁祸首，这家当地的知名大公司，日本窒素公司。1906 年日本窒素公司通过建设水电站发家，后来建立化工厂并依托化工厂的资源成立肥料公司，跃升成为日本 15 大财阀之一。1909 年日本窒素公司便在水俣镇建立了氮肥工厂。尽管氮肥工厂在二战中毁于战火，但战后迅速复兴崛起，并于 20 世纪 50 年代跻身日本化工业前列。由于发展迅速，日本天皇还多次到该公司视察。1950 年，氮肥厂厂长曾当选为水俣市市长。在此期间，氮肥工厂一直将不经任何处理的工业废水直接排入水俣湾中。

或许正是这种政商勾结的紧密关系，日本政府和日本窒素公司在调查过程中态度消极，而且日本窒素公司对抗不配合，这直接导致了调查过程漫长曲折，前后持续了多年。尽管熊本大学早在 1957 年就提出有机汞是致病的原因，但日本政府消极对待，不主动担负应有的行政责任，未予承认病因。日本窒素公司在面对调查时，也采取消极回避的态度，欺骗隐瞒，使用虚假净化手段等方式，继续欺骗公众。甚至为了掩人耳目，日本窒素公司偷偷将原本放置在水俣湾的排污口，迁移到水俣河，然后继续排污。

怪病的恐怖元凶——汞中毒

那么造成水俣病的罪魁祸首汞究竟从何而来？原来，水俣氮肥工厂在生产过程要使用含汞的催化剂，这些汞都包含在工厂排放的废水中被直接排放到水俣湾。虽然工业催化剂用汞的毒性并不太强，但是这些汞在水中被鱼虾、贝类等水生生物吸收后，会转化成毒性很强的有机汞——甲基汞，并沉积在这些水生生物体内。当人类捕食了这些鱼虾、贝类等生物后，甲基汞就被人体吸收，侵害人类的大脑和神经系统，从而严重破坏人类身体健康。

为什么甲基汞对人类的毒性那么强？原来甲基汞可以和巯基中的硫原子形成复杂的化合物，而巯基在蛋白质中广泛存在。巯基和甲基汞结合，失去了巯基的蛋白质就丧失了原有的正常功能。由于包含巯基的蛋白质广泛存在于生物体当中，所以甲基汞对于生物体正常功能的破坏是毁灭性的。此外甲基汞还具有一些化学性质，使其对生物体毒性更甚：首先，甲基汞具有脂溶性特征，极易被生物体吸收，并且沉积在脂肪组织中。其次，它能够轻易突破人类的血脑屏障，进入人类大脑危害脑组织。脑组织原本有一层致密的血脑屏障，在血脑屏障对大脑组织的保护下，只有少数物质能够通过。而甲基汞能够无视血脑屏障，直接闯入并危害生物体最脆弱和重要的脑组织，并在脑细胞中极易聚集。最后，它的分子结构牢固，对人类脑细胞的损害具有不可恢复性。

水俣病的另一个可怕之处就在于它可以通过胎盘危害胎儿健康。怀孕的妇女吃了水俣湾中被汞污染的海产品后，其生下的婴儿就有可能患上先天性水俣病。先天性水俣病患者，从出生起就遭受到非人的病痛折磨，生活无法自理。许多家庭因为水俣病患者而生活在痛苦之中，他们必须照顾疾病受害者。水俣市的许多女性因为害怕生下畸形的孩子而放弃怀孕生子。

水俣病对人类健康危害巨大，已经成为最严重的环境污染产生的公害病之一。

"天哪，水俣病还会影响下一代的健康。"米小妮虽然早就知道水俣病的大概情况。但是当听到水俣病会影响婴儿健康的时候，米小妮还是吓了一跳。她的头脑中回荡着水俣病患者扭曲的身体，变形的关节和脸上抽搐痛苦的表情。想到刚出生的婴儿，还没有享受母亲的温暖和呵护，就要忍受这近乎折磨的痛苦，米小妮就觉得内心无比难过。

"爸，那这些人现在怎么样呢？他们的病治好了吗？"

熊教授很遗憾地摇了摇头："水俣病损害的是中枢神经系统，也就是大脑，是人体当中最重要也是最娇嫩的部分，一旦损害，基本上都是不可逆的。这些水俣病的患者终身残疾，一辈子受到病痛的折磨。时至今日，他们还在进行着斗争，维护自己的权益。"——

旷日持久的诉讼之路——没有赢家的官司

从 1969 年开始，水俣市的水俣病患者及家属，就开始走上了对日本窒素公司的漫漫诉讼之路。为了对抗背景如此强大的公司以及背后的日本政府，日本水俣病患者自发组织团结起来，为打赢官司而努力。1973 年，熊本地方法院判决日本窒素公司败诉，要求其需对水俣病患者进行赔偿。此时，由于在事件初期日本窒素公司的隐瞒和政府的漠视不作为，使得企业和政府在道德舆论中处于了绝对下风，企业的信誉和政府的公信力已跌至谷底。1974 年，水俣病患者死亡人数达到 100 人。1975 年，患者提起刑事诉讼，日本窒素公司原社长因过失致人死亡罪被判入狱。1980 年，水俣病患者向政府提起诉讼，要求进行赔偿。1987 年熊本地方法院判决政府应承担赔偿责任，赔偿金额为 6.74 亿日元。1990 年，日本环境厅企划调整局局长自杀。1992 年，日本政府出面调停，由企业向提出赔偿请求的 12000 余人进行赔偿。1995

年，日本首相出面，向水俣病患者表示道歉。2004年，日本最高法院又判决日本窒素公司向不接受调停的人给予赔偿。该判决一出，2006－2007年更多的人提起诉讼，提出了更多赔偿要求。日本窒素公司及当地政府陷入了诉讼的泥潭不能自拔。在此期间，日本窒素公司为求自保，将子公司分离出去，且拒绝支付巨额的赔偿款。2010年，熊本地方法院提出调停，给予未被认定水俣病的起诉人一次性赔偿，最终达成和解。但此后，患者又因水俣病赔偿引发生活保证金争议问题，再次与日本政府对簿公堂，目前仍未有结果。时至今日，水俣病患者与日本窒素公司、日本政府的诉讼仍然没有完全休止。

水俣病事件背后的损失是巨大的；相对当初获得的那点经济收益，真可谓是得不偿失。1991年，据日本地球环境经济委员会调查，日本窒素公司氮肥工厂当初若对工业废水进行净化，实现清洁排污，每年需花费的费用为1.23亿日元；但是由于工业废水污染引发的水俣病，造成的公司和政府对水俣病患者的赔偿，每年为126.36亿日元。据日本窒素公司统计，迄今公司因为水俣病付出的赔偿，包括贷款利息，已经达到近3000亿日元（约合246.9亿人民币）。日本窒素公司的损失还远不止在金钱方面，因为水俣病事件对公司信誉造成的负面影响，更是无法用金钱估量的。

从这几十年的诉讼之路来看，日本窒素公司因水俣病事件付出了惨痛代价，无论是金钱上还是信誉上都无疑是最大输家。当地政府因行政不作为，付出了巨额的赔偿，政府公信力也荡然无存。而大量水俣病患者虽然赢得了官司，得到了赔偿，但是他们本人以及他们的家庭都将终身生活在病痛的折磨中，他们的后代也将生活在遗传疾病的阴霾当中。因为水体污染，水俣市繁荣的渔业产业不复存在，国家斥巨资清理水俣湾中的淤泥及鱼类，直到 1995 年水俣湾鱼类体内的汞含量正常，当地渔业才得以重启。

这是一场没有赢家的官司，一个多输的结局。

听完故事，米小妮长舒一口气："这是发生在日本，而且是近 70 年前。"她无法想象这么骇人听闻的环境公害事件给人们带来了多大的痛苦啊。

熊教授无奈地摇摇头："小妮，我也希望这种可怕的事件永远不要发生，记住，'历史不会重复，但是会押韵'。类似的重金属中毒事件，在世界不同国家，持续不断地发生，损害着人们的健康。有千千万万的无辜民众，忍受着和水俣病类似的重金属中毒的症状。小妮，你听过'镉大米'吧？"

"什么大米？"

"镉大米。镉是一种重金属元素。"——

重金属污染和镉大米

日本的水俣病让我们意识到重金属对人体健康的巨大危害和它狰狞的面孔。但遗憾的是，水俣病不是第一起，当然也不会是最后一起重金属污染损害人类健康的事件。水俣病事件的受害者还在走着漫漫的维权路，我国又爆出"镉大米"事件。

2013 年春末，《南方日报》一篇《湖南问题大米流向广东餐桌》的报道，引起公众极大关注。根据该报告，土壤中重金属"镉"的含量超标，导致种植的大米受到污染，并流向市场。而土壤中的镉含量超标的来源并未查明。这些"镉大米"的出现，严重影响人们饮食安全，让大家吃饭提心吊胆；给当地农民带来了种植上的极大损失，大米积压，无人问津。这又是一个多输的情形。

大米受到镉污染并非新鲜事。早在2002年，农业部稻米及制品质量监督检验测试中心对全国大米抽检，结果显示镉超标率在10.3%。南京农业大学的潘根兴教授，在2007年时曾抽调过中国6个地区170多个大米样品，也发现镉超标的大米比例在10%左右。追溯其分布可以发现，"镉大米"遍布大江南北：湖南、四川、贵州、广东、辽宁、江西、福建、浙江等省份。南方情况更为严重。

那么镉大米究竟是什么？它又从哪里来呢？

镉的摄入对人存在健康风险。镉作为人体非必需元素，很容易通过食物链在人体富集累积，且难去除。如果长期摄入镉，会产生慢性中毒，损害肾小管和肾小球，并引起肾脏损害；镉会取代钙，妨碍钙在骨骼上的沉积；镉还被证实与多种癌症有一定的关联。20世纪60年代，日本神通川流域的"骨痛病"就被证实是一种镉中毒症状。毫无疑问，镉出现在食物中，会造成健康风险。但是其健康效应存在累积效应和滞后效应，这很容易让人放松警惕，心存侥幸。

那么，镉是如何进入到大米中的呢？现有研究倾向认为土壤镉污染是主要原因，土壤中的镉来源于自然界天然的存在和人为活动造成的累积，而超标镉大米是伴随着经济发展和科技进步而出现的，显而易见人为活动是"幕后推手"。现有调查和研究认为，镉污染途径主要有：工业废气、粉尘等因素造成的大气镉沉降；含镉的农药化肥大量使用；工业废水排放处理不达标形成的污水对作物的灌溉；矿山开采过程产生的酸性污水溶出的重金属。因此，科技的发展、工业的进步、矿石的开采等带来了"镉污染"这个副产品。它存在于大气和水中，影响土壤继而影响粮食作物，使得我们的粮食，不可避免地沾染了这种"工业气息"。

"镉大米"事件对政府的公信力造成了一定程度的影响。公众对大米以及大米衍生的米线、米粉等食品安全性产生了信任危机。政府相关部门也在监督检查，加大抽查力度，追溯镉大米的来源和成因；加大处罚与惩戒力度，努力积极解决问题。但即便如此，"镉大米"并未就此销声匿迹。相关事件的报道时有发生。

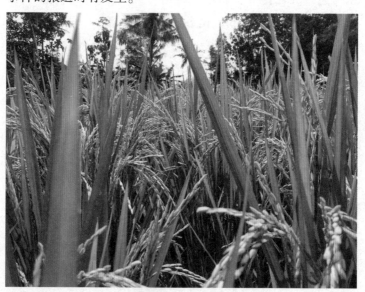

图2-4　水稻对于镉的吸附作用高于其他主粮作物。工业废气沉降、工业污水中的镉，通过水稻的富集作用最终到达大米，并威胁消费者的健康。

层出不穷的重金属污染事件

黑格尔曾说"人类从历史中吸取的唯一教训，就是人类不会吸取任何教训。"尽管重金属对人体健康的危害已被大众所知晓，但是相关的重金属污染并危害健康的事件却在不同国家不同时间改头换面不断出现。

在坦桑尼亚的首都达累斯萨拉姆市，城市的自来水是来自地表水，尤其是姆辛巴齐河。河岸边的文贡古蒂钢铁公司在生产过程中产生的铬，以及电池回收中的铅、镉、铜、铀和锌，都会进入河流中，导致六价铬含量超出允许限值的75倍。仅仅在首都的商业区，就有超过50万人暴露于过量的铬当中。又例如，在蒙古、加纳、亚美尼亚等国开采金矿的过程中，使用汞来富集黄金。这造成矿区及周边地区汞超标，甚至有牲畜和居民出现汞中毒的症状……

南京市一小学在2019年6月21日查出一批"镉大米"，因为长期食用镉超标的食品，部分的小学生出现了头晕腿麻等疑似镉中毒的症状……

熊教授讲完了故事，他突然回过神来："小妮，怎么今天突然想听爸爸讲水俣病的故事？"

米小妮狡黠地一笑："爸爸，你早晨不是说澳大利亚因为气候变化和森林火灾不建议去吗。我今天白天又找到了一个合适的旅游地点——日本的熊本县。"

"爸，你知道熊本熊吧，就是日本那个憨态可掬的吉祥物，凭借其萌萌的外表、贱贱的行事风格风靡网络，一时间成为网络大热的表情包。这个'熊本熊'就是日本九州岛的熊本县的吉祥物。熊本县甚至聘任熊本熊为临时公务员呢。

这个熊本县，就是水俣病的发生地。咱们要不要去熊本县，探寻水俣病的故事，来一次公共卫生的考察之旅？"米小妮都被自己的睿智给折服了，她想父亲一定不会拒绝去水俣病发源地做一次学术实地考察的机会，然后她就可以去泡温泉，和熊本熊合影。

米小妮又继续说："熊本县南部有一片海，叫作不知火海，是被九州岛屿围起来的日本一个内海。爸，你们70后听到这个名字，是不是联想到拳皇游戏著名角色'不知火舞'呢？"米小妮为了说服熊教授去日本旅游，白天没有少花功夫，她调查了熊本县的历史和水俣病的过去。然后等熊教授回来之后，投其所好，希望能让父亲大人开恩，带她去玩。

"而且，嘿嘿嘿。"米小妮一脸坏笑。她一直觉得父亲这头大棕熊，到了熊本县见到熊本熊，一定有一种兄弟重逢、相见恨晚的亲切感。她一直设想要让父亲穿着棕色的夹克，驼着背，和熊本熊来一张合影。"那画面美的我不敢看。"米小妮在心中有点小激动。

熊教授起身拿起公文包，往书房里面走："寒假出游的事儿再说吧。你早点把作业写了休息吧。你要喜欢熊本熊我给你买一些玩偶，咱们别去了。"

米小妮正要叫住父亲，父亲已经把门关上了。

"没意思！"米小妮心里很不愉快。

过了几天，米小妮在自己卧室的桌子上看见几个崭新的熊本熊玩偶，他知道寒假出游的计划是彻底没戏了，只能又窝在这个城市。米小妮只能在心里面埋怨自己的父亲："活该书稿被批。做你的女儿都觉得没意思，当你的读者读你的书同样没有意思。"

6. 当伦敦的雾不再朦胧浪漫——城市环境中的空气污染与人群健康

米小妮心心念念的寒假出游泡汤了，随着春季学期的进行，父母谁都没有提出旅游的事情。妈妈仍然回来得很少，爸爸每天晚上还是窝在书房里面。

米小妮之前寄予厚望的作文得到的反馈也是平淡无奇。米小妮把伍连德的故事放在了父亲的身上，描写父亲带着现代公共卫生的调查技术和基因检测手段，穿越回到 20 世纪初的东北，帮助伍连德力挽狂澜，控制东北疫情。米小妮认为想象和史实完美结合，是一部非常有创意的穿越小说。没想到孟老师仍然在她的作文下面写了一个"良"，还写评语：作文贵在真实，要有真情实感；先写好作文，然后再搞创新。

"我这哪里不是真情实感了？唉，孟老师这个老古董，连穿越小说都不懂得欣赏。我才懒得写高中的那种八股作文！"米小妮心里面有些愤愤不平。但平静下来之后，米小妮陷入了深深的疑惑当中："我到底擅长干什么？为什么自认为擅长的写作一直得不到老师和同学的认可？"

写作受挫，米小妮加入了声乐社，想挖掘自己在声乐方面的天赋。之前在招新时遇到的圆脸男刘晓原就是社团的社长，比米小妮高两级，理科班的，对米小妮特别照顾。处在一个看脸的年纪，青春期的少女很难喜欢上一个身材略微发福、脸圆有双下巴的男生。米小妮不管这些，她只是想通过一件事情，发现自己身上的闪光点，解答自己的疑惑：自己到底有没有擅长的事情。

抱着这样一个朴素的愿望，米小妮在下午三四节课兴趣组的时候，会来到声乐教室，参加刘晓原组织的声乐训练。

有时候还会遇到合唱队的高个男，也在带领合唱队训练。高个男是高二年级的，见到刘晓原和米小妮在一起吊嗓子，就会投来"你小子可以啊"的眼神。刘晓原连忙摆手将高个男轰开，目光重新落在米小妮身上。

"小妮，今天晚上晚自习结束之后要不要去操场上走走啊？"刘晓原试探着问。

"啊——啊——啊——"很不巧，米小妮开始练声了，不知道有没有听见刘晓原的话语。

刘晓原耸了耸肩，也加入了练习。

去澳大利亚和日本旅游的愿望都未能实现，作为补偿，熊教授最终答应带着米小妮去城市旁边的村庄散心，顺便欣赏秋日的枫叶。期盼中的异国旅行，变成了在郊区当地往返的短途赏枫叶之旅，米小妮也佩服老爸还价的本领，一下子打了对折还不止。但想到这可能是近期唯一出游的机会，米小妮也不得不答应了。

在饱餐蛤蜊和馄饨之后，米小妮和熊教授出发了。蛤蜊是米小妮最喜欢吃的食物之一，她小时候跟随爷爷奶奶住在海边，蛤蜊是经常吃的美味。到了这个大城市，爷爷奶奶见不到了，蛤蜊也只能下饭馆的时候偶尔吃到，今天有机会当然得多吃一些。

汽车在蜿蜒的盘山公路上前行，米小妮闻到了泥土香味，那是久违的香味。在城市的钢筋水泥牢笼里面关得太久，这只小老鼠终于出来放风了。

"爸，我记得前几年来的时候，包括中考结束的那个暑假，这里都是灰蒙蒙的。这次感觉大不一样。"

"是的，小妮，"熊教授指了指车窗外一片厂房说道：

"那里之前是一个水泥厂，后来国家实行去产能和蓝天工程，关停了。"

"蓝天工程？"米小妮不太明白这个词语的意思。

"你还记得雾霾吧，你刚上小学那会儿是不是记得天空经常灰蒙蒙的？"熊教授问米小妮。

"是啊，我记得当时刚从姥姥姥爷那里过来，特别不习惯，尤其是天空都是灰蒙蒙的，还得经常戴口罩，勒得耳朵疼。好长时间都没法上室外的体育课，体育课基本上都变成语文数学课了。"米小妮回忆起了小学时候的一些故事。

"那就是雾霾，你当时年纪小，肺部尚未发育完全，容易受到雾霾中一些细小颗粒物的影响。这些颗粒物会进入肺泡，损害肺部发育，所以当时爸爸和妈妈让你戴口罩。"

"喔，原来那时候就是雾霾啊。我还以为这就是烟雨朦胧的水乡气息呢。苏轼曾经形容西湖'水光潋滟晴方好，山色空蒙雨亦奇'，我一直以为是雨后朦胧的诗意画卷呢。"米小妮是一个挺有美感的女孩，她对于空气污染都能找出如此优美的诗句来形容。

这番话把熊教授给逗乐了："哈哈，那按照你的说法，雾霾反而还是一种朦胧美？不过你确实不是第一个这么看待空气污染的人。可以说雾霾启发了莫奈一系列印象主义的名著，还有夏目漱石传世的小说"——

烟雨朦胧中的伦敦塔

1900 年夏目漱石来到伦敦的时候，那里充斥着熙熙攘攘的人群，到处是高大的建筑和冒着浓烟的烟囱，火车头上也顶着黄色的烟柱，一片工业化的繁荣景象。他在伦敦留学 2 年之后回到日本，创作了短篇小说《伦敦塔》，对他而言，伦敦塔是死亡的象征，而渡鸦是死亡的使者。他在书中描述到"一只渡鸦飞落，耸起双翅，伸出漆黑的喙，怒目圆睁，瞪向人群。仿佛百年来的碧血之恨早已化作这黑鸟，永远地，纠缠在这不祥之地"。

差不多在同一时间，印象派的画家克劳德·莫奈，也在伦敦工厂排放的烟雾中，画出了一系列印象主义的名作，包括滑铁卢桥、国会大厦等等。这些绘画都有一个特点，朦胧不清，仿佛透过薄纱观看世界。当时人们就以"印象主义"这个略带嘲讽的词语来形容。何曾想，印象主义竟然成为20世纪西方艺术的主要流派之一，而莫奈更是成了开山鼻祖。

但是，莫奈笔下光影朦胧的隐约美感，实际就是处于工业革命高峰时期英国空气严重污染的真实写照。50年后的1952年，伦敦塔见证了"不祥之地"最严重的一次厄运，厄运笼罩了伦敦城。从泰晤士河桥上望去，整个城市恍如置身于厚厚的云层中，那时的伦敦塔大概比莫奈笔下的那幅名画《伦敦国会大厦》要更朦胧、神秘，可能更类似于老舍先生曾经描述的"乌黑、浑黄、绛紫，以致辛辣、呛人"。而吴晓波先生干脆把当时的雾称作是杀手。

不祥的大雾包裹住整个城市，很有恐怖片的气氛。据说那些天城市的能见度不到1米，城市的交通几近瘫痪。地面交通或者关闭，或者需要引导员指导。只有地铁还在继续运行，以满足人们不得不出行的需要。

厄运降临伦敦城，不带有丝毫的偏倚。城中的居民、动物、植物甚至建筑物都未能幸免。大雾还导致绿色植物暗淡无光，叶片大批掉落。伦敦大雾过后，人们发现一些植物的花朵萎缩甚至变黑。就连矗立的建筑物都受到侵害，部分外墙开始脱落。无论是参加农牧业展览会的一百多头壮硕的牛，还是轮渡塔上的渡鸦都难逃厄运。动物虽然没有人类一样复杂的大脑，却往往有比人类更敏感的神经系统。1952 年的那一周，1 头老牛死亡，14 头奄奄一息，52 头严重中毒。而伦敦塔上的渡鸦大概也要飞到剑桥了吧，或许在徐志摩曾经徘徊的康桥边停下歇歇脚。那句古老的预言"如果渡鸦离开伦敦塔，大英帝国将覆灭"——预言或许真的正在靠近。

继而大雾开始侵袭那些老年人和患有呼吸系统疾病的人。即使在室内，大雾中的有毒气体和烟尘也能渗透进来，导致人们咳嗽、咽喉痛，随着时间的延长他们会心慌、呕吐。伦敦的养老院中，因此去世的人不在少数。大雾过后，去往墓地的人一时间堵塞了交通。人们心中有不解，有抱怨，有哀伤，有愤怒。人们不禁想问，伦敦大雾究竟从何而来？

伦敦大雾事件最早发生在 13 世纪，当时有少量的工业和建筑业在伦敦兴起。工业的发展，使得英国不断从国外购买煤炭。之后的 500 年，燃煤量不断上涨，工业产值屡创新高，英国也成为日不落帝国。伦敦毒雾在 18 世纪发生了 25 次，在 20 世纪的 1952 年以前发生了至少 14 次。1822 年，拜伦曾经写道："无尽的塔楼从煤烟的华盖中探出，还有暗褐色的圆顶——这就是伦敦城。"这位伟大的诗人，或许是因为实在忍受不了伦敦的天气才选择去国外游历，才有了他诸多伟大创作。1873 年马克·吐温访问英国，也碰到了一次毒雾事件。1880 年 2 月，毒雾造成伦敦 1557 人死亡。1892 年 1 月，又有 1317 人死亡。

18 和 19 世纪是英国历史上最辉煌的时期之一。作为工业革命的发源地，英国曾经一度以其高产量、高效率傲视群雄。为了保持日不落帝国的动力，英国将大力发展工业视为国策，而那时煤炭是工业生产的核心原料。在众多的工业中，制碱、冶铁、制陶、炼钢、发电是最大的能源消耗行业。制碱过程中会产生盐酸，盐酸与硫酸钙结合会产生具有刺鼻味道的有毒物质硫化氢；烧煤陶窑，由于其盐釉烧制方法导致大量碳酸气体排放；冶铁业和电力行业因为大量消耗不完全燃烧的煤炭，向空气中排放有毒物质。"工厂聚集起来形成了巨大而黝黑的工业城市，使无穷的烟云飞翔在这些城市的上空"——法国历史学家保尔·芒图这样说。

当时烟云之所以能够漂浮在城市上空不散去，主要原因有以下几点：首先，英国用于工业生产的煤炭质量低劣，包含了大量的杂质，燃烧时煤烟更重，燃烧不充分就会释放出粉尘、二氧化硫、二氧化碳。其次，消除烟尘的科技水平有限，净化装置简陋，排放到空气中的有毒物质基本没有有效净化。再次，工厂不愿意加大成本改造或者更换落后的除烟设备，导致烟尘排放高度只有 10－15 英尺，大量废气悬浮在空中。亚当·斯密在《国富论》中曾经说，当每个人都自私的时候，国家就会富裕。富裕的确达到了，但是环境和健康没有了。最后，这与伦敦的气候也有一定关系。伦敦属于温带海洋性气候，冬季湿度很大，燃煤产生的大量二氧化硫和烟雾颗粒容易与水蒸气结合，或降落到地面或飘浮在空中。

烟雾颗粒会附着在人体呼吸道，而二氧化硫的危害更加严重。有研究显示，"当大气中二氧化硫浓度为 0.21ppm，烟尘浓度大于 0.3 毫克每升，可使呼吸道疾病发病率增高，慢性病患者的病情迅速恶化"。在临床上，二氧化硫的伤害主要表现为急性和慢性两种。伦敦毒雾前期主要是急性病症，患者喉头痉挛、水肿，支气管痉挛，更为严重的会引起了肺水肿甚至死亡。后期的慢性病遗留问题也导致伦敦地区呼吸道患者的增多，主要病症包括慢性鼻炎、支气管炎和免疫功能下降等。

1952 年，厄运笼罩的伦敦，烟尘浓度最多达每立方米4.5 毫克，比平时高了 10 倍；二氧化硫最高浓度达到5.4%，比平时高了 6 倍多。最后导致：12 月 5 日至 9 日，5000 人死亡；2 个月内，又有 8000 人死亡。这个人数超过了第二次世界大战，希特勒对伦敦进行轰炸导致的死亡人数。12 月 5 日这天成为二战之后伦敦最悲惨的日子。

然而一个严重的错误需要付出更多的代价才能被重视——此后的 1956 年、1957 年和 1962 年伦敦依旧被毒雾事件频频骚扰，直到 20 世纪 70 年代才开始好转。

"爸，没想到印象派绘画朦胧的背后竟然是空气污染，这听上去真……真挺扫兴的。"

"是啊，从当代艺术的角度来看，刚才这个解释有点解构主义的意味了。"熊教授评论道。

米小妮似乎想起了什么："其实好些人津津乐道的东西，实际上就是污染。我记得茜茜给我讲的，她在 instagram 上看到俄罗斯有一个湖泊，特别湛蓝，各路网红都去拍照。没想到，那个湖泊只是一个污水坑。哈哈哈，真讽刺！"

熊教授看了看窗外，接着话茬："是的，那是在俄罗斯的新西伯利亚市旁，当地的发电站倾倒煤渣，煤渣中的钙元素沉淀，产生绿松石一样的颜色；当然，这个湖水中还包括各种重金属，碱性超标，接触到皮肤之后肯定不是好事。"

米小妮没想到老爸连这个也知道，而且了解得更清楚，突然觉得有点没意思。

图2-5 莫奈（Claude Monet）作为印象派的大师，其绘画有一种特别朦胧的美感。例如这幅绘画表现了朦胧金黄色阳光笼罩下若隐若现的英国国会大厦。但最近有学者研究指出，莫奈的绘画的朦胧感，实际上是忠实记录了工业革命高峰时期英国严重的空气污染。

熊教授说完伦敦烟雾的例子，又说开了："伦敦是一个大城市，其污染受到海洋湿润气候的影响。小镇多诺拉的情况有所不同，其污染与山谷地形以及工业生产有关。"———

烟笼雾锁的多诺拉

多诺拉是美国宾夕法尼亚州的一个小镇，坐落在一个马蹄形河湾的内侧，两边高百余米的山丘把小镇夹在了山谷中，与洛杉矶三面环山的地形特点颇为相似。小镇北邻颇负盛名的匹兹堡市，拥有 1.4 万常住居民。人们的生活一如既往地淳朴、惬意，直到 1948 年 10 月 26 日，一股浓重的烟雾席卷小镇上空……

相关报道显示："1948 年 10 月 26 – 31 日，持续的雾天使多诺拉格外昏暗——阴冷潮湿的天空乌云密布，空气失去了上下的垂直移动，出现逆温现象。然而工厂的烟囱却没有因此而停止'工作'，就像要冲破仿佛凝固的大气层一样，不停地喷吐着烟雾。两天过去了，大气中的烟雾越来越浓，工厂排出的大量烟雾被封锁在山谷之中。再加之此时突降倾盆大雨，将空气中气味刺鼻的二氧化硫气体溶解在雨水当中，很大程度上加剧了烟雾的危害程度。除了烟囱之外，工厂都消失在烟雾中，随之而来的是小镇中 6000 多人突然发病，症状为眼病、咽喉痛、流鼻涕、咳嗽、头痛、四肢乏倦、胸闷、呕吐、腹泻等，其中 20 人不幸离世。死者大多为 65 岁以上且原来就患有心脏病或呼吸系统疾病的老年人，棒球名将穆西亚尔父子均在此次事件中不幸丧生。"事发后的一个月之内，又有约 50 人死于以上疾病。而小镇方圆半英里内的植物，也无一幸免地被突如其来的烟雾和暴雨夺去了生命……

此次突发的烟雾事件引起了社会各方的强烈反应——消防部门三天三夜不断接听报警电话，在雾霾中无法呼吸的居民绝望地向消防局寻求帮助，希望得到氧气帮助呼吸。本就十分紧张的氧气供应迅速被耗尽，民众陷入恐慌；八名多诺拉医学协会的医务工作者毅然决然投身于危重症患者的救治工作当中，他们以救死扶伤为己任的崇高职业精神令人肃然起敬。事发四天后，工厂经营者和当地政府官员举行会议，会议决定立即勒令当地所有工厂停工停产，以缓解排放压力。工厂因此蒙受了巨额的经济损失，一些小规模的工厂甚至因为这次停摆而直接宣布倒闭……不过令人错愕不解的是，坐落于匹兹堡的"污染源"美国钢铁公司却从未承认对此事负责，即使是在后来接到诉讼时依然坚称此次事件为"天灾"，企图逃避责任的态度令人义愤填膺。

此次事件也引起了舆论的持续发酵。知名医药学家贝尔顿·鲁埃切于 1950 年在著名杂志《纽约客》上发表名为"雾"的文章，详尽分析多诺拉事件的始末。接着，一系列的清洁空气运动在美国爆发，这其中以 1963 年颁布的《清洁空气法案》最为典型；事发几十年后的 1995 年，宾夕法尼亚历史博物馆委员会安放了一个历史标记，来记录多诺拉烟雾事件对美国空气污染防治事业历史性的重要意义。

米小妮听得目瞪口呆。"天哪，这也太夸张了，1.4 万的居民，有 6000 人因为严重的雾霾生病，甚至还要通过消防队员送氧气才能维持呼吸。感觉末日电影都不敢这么写。这让我想到声乐社的那个圆脸男，他之前玩过的一款游戏叫《辐射 4》，讲的是核战之后的世界，就像爸你说的那个多诺拉。"

"爸，那伦敦和多诺拉现在怎么样了，他们的空气污染怎么治理好的？还有你说多诺拉的工厂怎么这么讨厌，还让不让人活啊？干脆都关门算了。"米小妮想到刚来这座城市时候严重的雾霾，天灰蒙蒙的，刚换的衣服，一天的工夫就脏了。

"小妮，治理还真不能一关了事。就拿这个小村以前的水泥厂来说吧，关闭它可以立竿见影地降低空气污染，这是

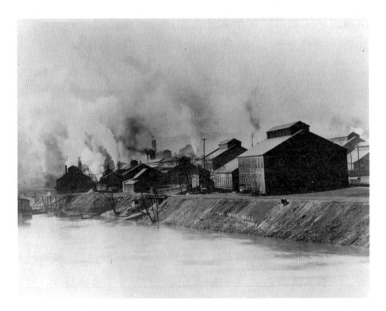

图2-6　多诺拉小镇当年蓬勃发展的工业，带来了严重的空气污染；当地特殊的地形再加上一定的天气条件，就酿成了臭名昭著的多诺拉雾霾事件，对当地民众健康造成严重损害。图为1910年多诺拉小镇沿河而建的线材厂。

毫无疑问的。但是这个水泥厂之前的工人失业了怎么办？他们也需要挣钱养家糊口吧。以前其他人买这个水泥厂的水泥盖房子建工程，现在关停之后得去别处买吧？如果全部水泥厂都关了去哪里买？所以污染治理，说上去很简单，实际上是很复杂的事情。"

　　"我给你讲讲洛杉矶的故事吧，洛杉矶的雾霾，治理了几十年才有起色呢。"——

光化学烟雾笼罩的洛杉矶

　　洛杉矶是美国第二大城市，也是美国西部规模最大、经济最发达的城市，位于太平洋东岸，地势平坦，三面环山。拥有"天使之城"美誉的她常年阳光明媚，温和少雨，地形、气候条件非常宜人；全球领先的科技，工业发展水平，以及得天独厚的区位优势使得这里的经济水平跃居全球顶尖。好莱坞环球影城、迪士尼乐园的存在也让这里成了人头攒动的旅游胜地。然而，就这样一座近乎完美的宜居城市，也曾发生过臭名昭著的空气污染事件。

从 20 世纪 40 年代初开始，这座城市一改以往温柔的形象，开始变得"疯狂"起来。每年从夏季至早秋，每逢烈日当空，空气中就会弥漫着一种浅蓝色烟雾，使整座城市上空变得浑浊不清。这种烟雾使人眼睛发红、咽喉疼痛、呼吸憋闷、头昏、头痛。而这一烟雾引发的空气污染事件于 1943 年 7 月 26 日开始集中爆发。据《洛杉矶时报》报道："大量烟雾涌向市中心，市区能见度降到三个街区，数千名洛杉矶市民都出现了眼痛、头痛、呼吸困难等症状。"正如美国空气污染问题专家迈克尔·霍夫曼所说："在美国空气污染最严重的时期，不少没有吸烟等不良生活习惯的人都会患上严重肺部疾病，情况较为严重的甚至直接威胁到了他们的生命。"当地政府以大量生产合成橡胶产生有害气体丁二烯为由，将矛头直指南加州燃气公司的阿里索街工厂，而后迫于公众压力，洛杉矶市内的几家大型工厂纷纷宣布暂时关闭，生产流水线陷入无限停滞，经济损失高达上亿美元，但烟雾并未因此而有所缓解。烟雾笼罩之下，农作物和家禽的生长也受到了极大冲击，大量有害气体的吸入直接导致它们失去生命，当地农夫也因此承受了巨额的经济损失。甚至远离市中心 100 千米、海拔超过 2 千米高山上的松林也因此枯死，直接导致柑橘减产。此外，能见度的急剧降低也直接危害到公共交通安全，彼时的洛杉矶车祸、坠机等交通事故频发，人们出行受到了极大的限制……

有关科研工作者和专家们也陆续开始对其成因展开研究。此后的多年间，多位知名专家对此次事件的成因做出了自己的评价。加州理工学院生化教授阿里·哈根－斯米特的团队在 1952 年发表研究报告指出，"洛杉矶烟雾"属于光化学烟雾，主要是由汽车排放的氮氧化物在阳光照射下发生光化学反应造成。该报告指出："这种有害混合烟雾中除氮氧化物等污染物外，主要含臭氧和醛类物质等，也有细颗粒物，对人体呼吸系统有直接影响。"工厂关停并没有让烟雾减少，这也证明了工厂排放并非光化学烟雾的直接来源。此外，从地形来说，洛杉矶地处太平洋沿岸的一个口袋形地带之中，三面环山，形成一个直径约 50 千米的盆地，空气在水平方向流动缓慢，而海岸线上的西风或西南风风力弱小，从而导致城市上空的空气被推向山岳封锁线；另一方面，每年约有 300 天从西海岸到夏威夷群岛的北太平洋上空出现逆温层，它们像一顶帽子一样封盖了地面的空气，使大气污染物无法上升越过山脉的高度而扩散。

此次洛杉矶光化学烟雾事件打响了此后持续半个多世纪的"烟雾之战"的第一枪，当地市民逐渐开始重视空气污染带来的危害，并于 1947 年划定了一个空气污染控制区，用来研究污染物的性质和它们的来源，探讨改变现状的途径。此次事件也引发了一定的政治斗争，使得空气污染防治逐渐成为舆论的焦点。

现在的洛杉矶、多诺拉和伦敦，空气污染都有了极大的改善。以伦敦为例，她现在已经是世界三大金融中心之一，最吸引海外投资的目的地之一。这不仅是因为英伦三岛在金融业和商业中的地位，也离不开伦敦城越来越好的宜居条件，包括不断改善的空气质量。在经历了空气污染的洗礼之后，伦敦开始重视人与自然和谐共存的重要性。自1952年起，经过40年的不断努力，到1992年，伦敦终于被评为世界上空气最清洁的城市之一。

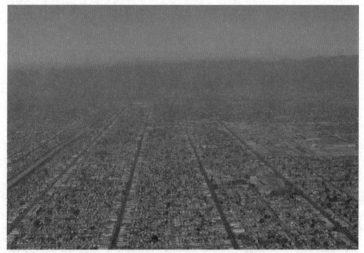

图2-7 光化学烟雾是工厂、汽车等污染源排放的一次污染物（碳氢化合物、氮氧化物等），在阳光作用下发生光化学反应产生的二次污染物。光化学烟雾会对人体的健康产生严重危害。图为2006年11月8日洛杉矶发生的光化学烟雾事件，经过半个多世纪的污染治理，洛杉矶仍然会受光化学烟雾的困扰，可见空气污染治理的任务之艰巨。

熊教授讲完，继续回应米小妮刚才提到的问题："大气污染物在大气中的化学反应是相当复杂。可能来自这个工厂的污染物和来自另外一个工厂的污染物，在大气中混合，发生化学反应，生成雾霾，我们没法确定一定来自某个工厂。像我刚才讲的，空气污染来源于工业、交通的方方面面，与我们的生产生活息息相关，不能简单粗暴地一关了事。治理空气污染注定是个艰巨的工程。"

空气污染物的生成过程是复杂的，各种因素纠缠在一起。相应地，和大气污染的治理一样，像伦敦和洛杉矶，治理起来不是一朝一夕就能完成的，是个长时间的过程。空气污染问题的形成，冰冻三尺非一日之寒。类似的，如果两个人之间产生了隔阂与分歧，就像空气污染一样，其原因也是多方面和复杂的，各种因素交织融合在一起，难以区分。我们也很难讲某个行为一定导致了两个人关系的疏远和隔阂。和空气污染治理类似，消除两个人的隔阂也不是一朝一夕能够完成的，也是需要长期的努力。

想到这里，熊教授陷入了沉思。

车上一片沉默。

7. 当蔚蓝大海不再碧波荡漾——海洋环境中的微塑料与人类健康

临近目的地，米小妮开始有些后悔来赏枫叶了。虽然雾霾没有了，但是在枫叶婆婆的影子之下，仍然无法掩盖随处可见的垃圾。从汽车驶出城市开始，垃圾堆随处可见。这些垃圾堆的颜色五颜六色，当中有方便面桶、塑料袋、一次性水杯、废旧桌椅、破碎的台灯，甚至还有废弃的共享单车。可以说，日常生活中能看到什么，垃圾堆里面就有什么。

米小妮想到上周历史课程，讲到原始社会的时候，历史老师曾经说过，现代考古人员利用原始人的垃圾来还原当时的生活场景。比如，如果从他们居住的山洞中的垃圾堆中找出了灰烬，就说明当时的人会使用火；如果发现了鱼骨头，就说明当时人们会叉鱼。米小妮当时觉得课程的内容非常有意思，没想到垃圾还有这种用途，这么看来有点黑色幽默：

我们社会废弃无用的垃圾，却成为告诉后世我们存在过的最好证明。

突然，一股刺鼻的烟雾打断了米小妮的思绪，她随着臭味望去，发现几个人影在远处的垃圾堆上若隐若现。

"爸，他们在干吗？"米小妮关上车窗，打开了车内的空气净化器，随着空气净化器的嗡嗡声，米小妮才感觉呼吸顺畅了不少。

"焚烧塑料，把不需要的塑料垃圾给烧掉。"熊教授回答。

"这为什么？干吗不回收处理？"米小妮有些不解。

"他们确实在回收啊，剩下无法回收的塑料垃圾只能一烧了事。"熊教授望着飘来的烟雾有些无奈地回答。

"那他们为什么不无……无害化处理？"米小妮想了想措辞，她想表达的意思是有没有其他方式，而不是用焚烧的方式。

"无害化处理？哈哈，"熊教授被逗乐了："怎么无害化？埋起来？塑料这玩意儿，在地底下几百年都不腐烂。或者……小妮，你知道无害化焚烧塑料的一套设备要多少钱吗？差不多可以建一座你们高中。"

熊教授望着前方越来越浓密的烟雾，锁着眉头："前几年这里焚烧垃圾的现象更多，一片一片的，甚至盖过了水泥厂的粉尘。"

父女二人都望着窗外袅绕的黑烟不语，他们都不希望周末散心之旅在这刺鼻的黑烟中度过。

熊教授为了缓解尴尬的气氛，问女儿："小妮，说到塑料垃圾，你知道世界上最大的垃圾堆在哪里吗？"

米小妮显然对这种没有品位和诗意的问题不感兴趣，她从随身背包中拿出矿泉水喝了点，同时敷衍着回答："在哪里？不会是在我们国家吧，还是说在印度，在非洲？"

熊教授拍了拍方向盘，悲伤地说："都答错了，答案是太平洋。"

"太平洋？太平洋中怎么有垃圾堆？"

"不仅有垃圾堆，而且面积差不多有整个法国那么大。里面主要是塑料垃圾，比如废弃的矿泉水瓶。"

米小妮惊讶地看着爸爸，又看了看手中的塑料矿泉水瓶。

全球第 196 个国家

世界上有这么一个特殊的"国家"：它的"国土"面积超过 60 万平方公里，位于北太平洋上，而且它的"国土"面积正在每年不断壮大。这个国家有着自己的国旗、货币；美国前副总统阿尔·戈尔是这个国家的公民。但是这个国家的"国土"比较特别，是由塑料垃圾构成的。欢迎来到世界上第 196 个国家——垃圾岛（Trash Isles）。

正如其名字所指代的那样，垃圾岛确确实实由垃圾，主要是塑料垃圾构成。

塑料自百年前被发明以来，就逐渐渗透进人类社会生活的方方面面。如今，全球塑料制品年产生量已经超过 3.2 亿吨，而且这个数字还在以接近 8% 的速率增长。这些塑料中有超过 40% 用于一次性包装材料的生产；此外，每年有约 0.6 亿吨塑料用于生产纺织行业所需要的聚酰胺、丙烯酸、聚丙烯、聚酯等合成纤维。到了 2030 年，全世界每年将消耗 7 亿吨的塑料，其中有大约 3 亿吨被废弃掉。根据数据统计，每年至少有 900 万吨废弃塑料进入海洋生态系统，这些废弃塑料会造成巨大的经济损失。根据联合国环境规划署的

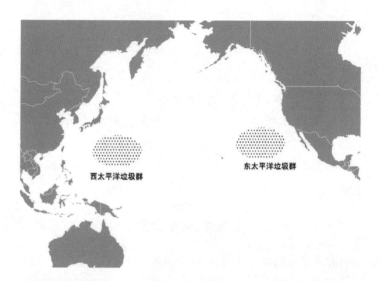

西太平洋垃圾群

东太平洋垃圾群

图2-8　太平洋中因为特殊的洋流条件，众多的垃圾聚集在一起，形成巨大的"垃圾岛"。这些垃圾岛的面积已经和法国的面积不相上下，而且"岛屿"的"面积"还在不断地增加。在这些垃圾当中，塑料垃圾占了重要部分。

估计，海洋中的废弃塑料每年造成80多亿美元的损失，其中水产品的损失就达到31亿美元。除此之外，这些废弃塑料还会带来一系列次生问题，影响海洋生物和生态系统，并最终影响到人类。其中最引人关注的是微塑料。

对大多数人而言，塑料被当作废品丢弃，就是问题的结束；可是，废弃塑料进入环境，是另外一场环境灾难的开始。塑料在环境中因紫外光照射发生催化氧化，也就是"老化"现象，经过物理作用和风化作用侵蚀而碎裂为0.1～1000微米大小的微型塑料颗粒，其中最小个头的塑料颗粒甚至可以小于0.1微米达到纳米级别。这些塑料颗粒形状各异，呈纤维状、碎片状散布在大气、水体和土壤等环境介质

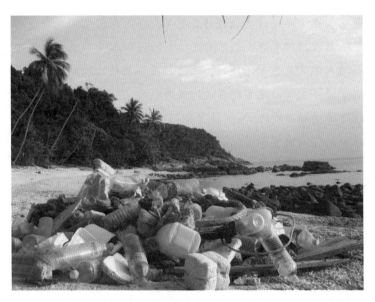

图 2-9 废弃塑料正在污染海洋生态系统,在海滩上漫步即可看见废弃的塑料制品。这些难以降解的塑料制品,会成为海洋动物的噩梦。

中。就在你读到这段文字的时候,重量超过 20 万吨的 5.25 万亿个塑料微粒正在地球的海洋中漂泊游荡。

2004 年,关注海洋生态环境的科学家们首先提出了"微塑料(microplastics)"的概念,它是指粒径范围从几微米到几毫米不等,形状各异的塑料颗粒混合物。这些颗粒物绝大部分来自海洋中废弃塑料的老化裂解,这些不可见的细小颗粒就像是迷雾般的危险幻影,被形象地称为"海中的PM2.5"。

米小妮说:"刚才说完空中的 PM2.5,怎么现在水中PM2.5……真是没完没了。爸,你刚才说了雾霾中 PM2.5 的

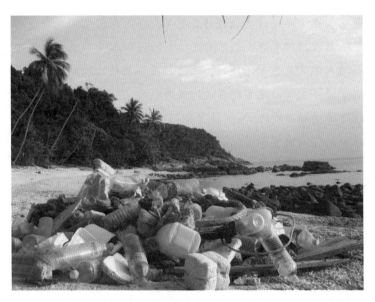

危害，那海洋中这些微塑料会有怎么样的危害呢？"

熊教授回答说："老实说，我们科研人员不太清楚微塑料对人体的危害是怎样的，因为相关证据还比较缺乏，但是对于海洋生物的危害现在是比较清楚的。"

米小妮打趣地讲："还有你们科研人员不知道的事情啊。我以为你们啥都知道呢。"

熊教授没有听出女儿是在开玩笑，严肃地回答："科学是有一定局限的，我们科研人员不知道的东西非常多。虽然微塑料对人体的危害尚不清楚，但是我们有足够的理由担心。毕竟微塑料无处不在，在各类生态系统中，在生物体中都发现了它的踪迹，而且可以通过消化道进入人体循环系统中。"

微塑料的迁移与积累路径

微塑料自被发现以来就引起了相当多的关注，科学家们一直在探索它的踪迹，结果触目惊心——微塑料不仅在全球海域和各类水体中分布，甚至在土壤和大气中都有它们的身影。在中国厦门的近海海面，微塑料的平均密度可达每平方千米13万个，其中粒径小于2.5毫米的占比78.1%，主要塑料种类为聚乙烯（31%）、聚酰胺（22.3%）和聚氯乙烯（14.5%）。根据估计，一些海域的微塑料密度甚至能达到每平方千米58万个。城市污水处理厂能去除85%~95%的微塑料。看似去除效率很高，但考虑到巨大的污水量，即使在如此高的去除效率下，每个污水厂每日会排放5亿~10亿个微塑料到自然水体中。

除了海洋，全球淡水水体也是微塑料的汇聚之处。地表河流、湖泊、水库以及其他居民区水体中都有微塑料的踪个微塑料，这些微塑料可以通过呼吸进入人体。在土壤中，以上海周边农田为例，每千克表层土壤中的微塑料平均数量可以达到 78 个，而在深层土壤中每千克平均仍然有 62个……

在认识到微塑料阴魂不散的分布情况，以及它无孔不入百毒不侵的劣性后，你可能会问：微塑料会对生物体健康造成多大伤害？它在食物链中是怎么传递与积累的？它对生态系统会有什么影响？

微塑料对生物体的危害之一，来源于它表面吸附的污染物。光照、高温、氧化、物理侵蚀，以及化学降解，都会让塑料当中的高分子聚合物分子链发生断裂，使得塑料分裂成为更小的颗粒。这一过程不断发生，直至成为纳米尺度的塑料颗粒。这些微小颗粒具有更大的相对表面积，容易吸附其他的物质，尤其是各种污染物质。根据调研，微塑料中特别容易富集憎水性污染物。这些吸附的污染物质，如双酚 A、壬基酚、苯乙烯、有毒重金属离子、邻苯二甲酸盐、多氯联苯、多环芳香烃等，会随着环境条件的变化再度释放。微塑料进入生物体之后，外界物理化学条件发生变化，其吸附的污染物质可能释放出来，影响生物体健康。

微塑料进入生物体的途径也是五花八门，可谓"条条大路通罗马"：微塑料通过鳃、呼吸道、消化道与皮肤等器官进入生物体。具体的摄入路径包括上皮细胞摄入，肺内衬液中的扩散转位和活性细胞摄入，胃肠道淋巴结中细胞摄入，以及树突细胞吞噬……。进入体内后，微塑料会进入神经下方的静脉和淋巴管，分散进入二级组织。

微塑料已被证实会影响生物体健康。微塑料摄入使得海鸟的血钙水平、体重、翅膀长度以及头部和牙龈的长度均下降，肾功能也受到了不良影响；尿酸、胆固醇的浓度升高。对不同生物组织的毒理性实验表明，微塑料会导致身体炎症反应，提高氧化应激水平，产生神经毒性和基因毒性，最终影响生物体的正常代谢。微塑料对海洋动物会造成致死、摄食率降低、体重减轻、代谢率下降、捕食效率低、受精率下降、幼体畸变率高等负面影响。

除了直接影响生物体健康，微塑料还会通过食物链在生态系统中富集积累，贻害无穷。目前实验室中已经发现39种会摄入微塑料的浮游动物，微塑料对浮游动物的生长、发育、繁殖和寿命都会产生负面影响。无脊椎动物、幼棘皮动物都能够摄取微塑料，并在消化道内累积。某些鱼类以浮游动物为食，在这些鱼类胃中不出意外地发现了微塑料。目前全世界累计发现120多种被微塑料污染的有价值物种，包括贝类、头足类、鱼类和甲壳类等海产品。

海产品中的微塑料，随着食物链会进一步富集累积，直至抵达人类。在贝壳类海产品消费量较大的国家，消费者平均每年摄入的微塑料颗粒可达11,000个；在较少消费贝壳类海产品的国家，摄入量也能达到1,800个；仅考虑虾的消费，人均年摄入量也有175个微塑料颗粒。现在，甚至在人类粪便中都发现了微塑料的存在。根据科学家推测，粒径大于150微米的颗粒不会被身体吸收，而小于150微米的微塑料可以通过消化道进入淋巴系统和循环系统，让身体发生系统性暴露；小于20微米的颗粒能进入器官，而粒径在0.1～10微米范围内的微塑料甚至穿过细胞膜、血脑屏障甚至胎盘，完成从亲代到子代的转移。

想到自己出发前大快朵颐的蛤蜊当中可能有大量的微塑料，米小妮就感觉胃部一阵翻江倒海，她只能等汽车开过这片焚烧塑料的污染区，然后把车窗打开透透气，吹吹风，让自己好受一些。

微塑料的产生和来源

微塑料从天上到地下，无处不在。它们来自人类在日常生活中对塑料的广泛使用。对塑料产品的过度依赖和不当使用，成为微塑料在生态环境中难以消灭的根本原因。人类的活动就是微塑料的来源。

生活垃圾中就包括大量的微塑料。这些微塑料的来源包括塑料在自然和人为作用下的破碎，也包括个人清洁和洗漱用品中添加的微塑料颗粒。这些添加的微塑料可以去除死去的角质层，增强去污能力。除此之外，洗衣机产生的超细纤维碎屑也是微塑料的重要来源。不同来源的微塑料，不断汇集到城市污水当中，声势越发浩大，让城市污水中微塑料含量不断走高。城市生活污水的微塑料，外加工业活动的排放，这些微塑料随着污水最终又浩浩荡荡到达海洋。预计到2025年，海洋环境中积累的塑料废物将达到2.5亿吨。

瓶装水中也发现了微塑料的身影。研究人员对全球9个国家19个地点获取的259份瓶装水样品进行检测，发现有93%的瓶装水中检测出微塑料。平均来讲，每升瓶装水含有10.4个微塑料，而且其中95%的微塑料其直径在6.5－100微米之间。

大气中也发现了微塑料的身影，其主要成分是纺织衣物的合成纤维。运动类衣物中包括大量的超细塑料纤维，这些纤维的碎片会在清洗和干燥时会释放到大气中。在工业生产过程中，切碎和磨削合成材料的加工环节也会产生超细塑料颗粒。这些微塑料颗粒随风飘扬，来一场说走就走的旅行，奔向诗和远方。

土壤也无法免受微塑料的影响。市政污泥，残留的农用地膜，大气微塑料的沉降，灌溉水源进入，地表径流，有机肥料都会将微塑料带入土壤。另外，地膜的使用也是土壤微塑料的来源。我国农用地膜使用量占全球使用量的90%，在2016年就达到150万吨。地膜因厚度小而容易碎片化、老化，而且回收困难，成为微塑料污染的一大来源。地膜破碎分解形成的微塑料，通过植物和动物的摄入后最终会进入食物链。

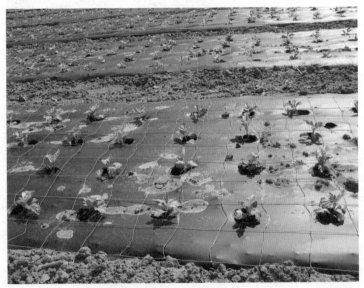

图2-10　地膜可以提高土壤温度保持土壤水分，提高生长效率，还能够减少杂草生长，对农业生产非常重要。但是也成为土壤微塑料污染的重要来源

微塑料现在已经无处不在，甚至漂洋过海到达人迹罕至的南极洲。在南极洲的乔治王岛，当地土壤中生活着南极弹尾虫（Cryptopygusantarcticus），一种毫米大小且对土壤和植物氮循环起到重要作用的微型生物。人们在这种微型生物体内发现了微塑料的踪迹。这意味着微塑料已经侵入了最偏远陆地的土壤生态系统中，替人类完成着对未知疆域的探险。

听到熊教授说瓶装水中也有微塑料，米小妮看了看手中的矿泉水瓶，觉得一阵恶心。"爸，按照你意思，微塑料无处不在，我们吃的食物，包括刚才吃的蛤蜊，还有喝的水，甚至呼吸的空气中都有微塑料？"米小妮想到这样一个被微塑料包围的世界，就觉得不寒而栗。

"从某种意义上来讲，是的。"熊教授感觉有些无奈："毕竟我们的生活就是被微塑料包围的。我们处于一个塑料的时代。"

米小妮又想起垃圾堆和考古的例子，或许很多年后，人们可以根据垃圾堆中的塑料，来了解这个时代，了解现在的生活状况，了解现在的风土人情，还原这个社会，甚至还可以了解到有个内心丰富的姑娘叫米小妮。米小妮想到这里，觉得这个话题又可以写一部穿越小说，但想到这里她停住了，毕竟孟老师不喜欢自己写的穿越小说。

熊教授又继续说："微塑料问题的解决，其实挺难的，因为塑料已经渗透进入我们生活的方方面面。这点和空气污染的治理类似。"

微塑料问题的改善措施

微塑料是一个新兴且亟待解决的环境健康问题。令人欣慰的是，人们逐渐认识到微塑料的危害，各国也正逐渐增加相关领域的监管力度，力求改善这个全球性的污染问题。

最有效的防治措施是源头管控，多个国家已经将此落实到行业规定和法律中。例如，美国于2015年末发布"无微珠水域法案"，2017年起境内禁止生产添加有塑料微珠的清洁类化妆品。意大利从2019年起禁止使用含有非降解塑料成分的棉签，2020年起禁止销售添加微塑料的个人洗漱和清洁用品。这是一个好的开始，人类终于开始针对塑料污染问题采取具体行动了。但是化妆品中的微塑料颗粒，仅占所有塑料废物的0.1%~1.5%。我们生产生活当中无处不在的塑料制品才是真正的问题所在。

真正解决微塑料和塑料污染问题，需要减少或禁止不必要的塑料制品使用，加快建设塑料垃圾回收体系。非洲肯尼亚于2017年起实施"禁塑令"，禁止使用、制造、进口商业和家庭用途的塑料袋。英国于2018年计划规定在2042年前禁止使用所有可避免的塑料制品。欧盟于2018年初发布的限塑方案中规定至2030年实现所有塑料包装的回收。目前已经有290多家知名企业签署联合国环境署发起的"新塑料经济全球承诺书"，在2025年前采用可重复使用的包装，并确保所有的塑料包装都可安全回收。在减少塑料使用的大背景下，市场上出现了塑料的各种替代品，例如液体木材，即溶塑料等等。尽管这些替代品暂时因为成本原因无法大规模使用，但是让我们看到了解决废弃塑料问题的曙光。

结语——重"塑"未来

人类在现代发展过程中，环境和自身如何相处如何协调，这是一个值得思考的话题。微塑料问题只是这个话题的一个缩影。科学和技术与时间一样永远是向前走的，不断会有新的材料、新的产品出现。这些新的材料和产品，都有可能对环境、健康带来意想不到的危害和影响。在使用的初期，由于知识和经验上的局限，人们无法充分认识到使用的后果和危害。在享受新材料新产品带来便利的同时，如何有效地应对层出不穷的环境和健康的挑战？这恐怕是微塑料问题带给人们的思考。

塑料只是一个代表，它代表着现代科技、现代生活给人类带来便捷舒适的同时，也给自然环境和人类自身健康带来的负面效应。这些问题如此迅速和大规模的涌现，人们还来不及做出反应，这些负面效应就已经迫在眉睫。弗朗西斯·福山在他的著作《论人类政治的起源》中就谈论到，人类社会政治制度永远落后于人类社会的现实。类似的，新技术和新材料在不断使用，但我们对于这些新技术和新材料的健康危害的认识和采取的措施却是滞后的。如何在这种认知不充分的不利条件下进行决策，保护人类健康，把新技术和新材料的负面影响降到最低？

我们是否应该采取谨慎的态度？——对所有的新材料和新产品，都假设它们是有环境和健康的负面影响，直到有证据证明它们无害？这种方法确实保护了公共健康。抛开其可能的高成本不谈，这种方法本身就存在着某种意义上的悖论，如果不广泛使用某种材料和产品，人们怎么知道其潜在的健康影响？

或是采取事后补救的态度？——假设所有新材料和新产品都是无害的，直到有证据证明它们有环境和健康的负面影响，那么我们该如何有效收集信息改变决策？谁又应该为这个试错过程中的公共健康损害买单？

抑或是采取某种综合的态度？——针对不同材料和不同产品采取不同程度的谨慎态度？那么如何决定谨慎的程度？如何决定哪些产品该采取怎样的谨慎程度？

以上这些问题，或许永远都没有正确的答案。人类就是这样曲折蛇形地向前、向上发展的，不断地创新、纠正、矫枉过正，并重复这个"螺旋式上升"的过程。人类或许贪婪、或许短视、或许自大、或许无知，但这颗星球上也只有我们这样的生物拥有这份勇气，敢于试图塑造、并一遍遍重塑自身的未来。从最古老的地球视角，这也是人类的奇妙冒险，也是人类赋予自身的赞歌。

或许许多事物就像塑料一样具有两面性，在带来好处的同时也蕴含着风险。就像语文孟老师课堂上经常讲的："塞翁失马，焉知非福。"反过来讲，一个事物带来风险和坏处的同时，也会带来好处。比如，虽然米小妮在作文上屡屡受挫，当一个小说家的梦想更是遥遥无期，但是她却偶然发现了自己歌唱的天赋。又比如，她和母亲的关系虽然比较疏远，和父亲的关系更多限于上面这种学术上的"尬聊"，但是她感觉自己比同龄人更加自主和独立，洋子和茜茜有问题和苦恼都会来找她倾诉。

生活不会像想象中的那么好，但绝对不会是担忧中的那么糟。

8. 当卫生间不再臭气熏天——人居环境中的厕所与个人卫生

熊教授的车刚到乡间小屋前停稳，米小妮就从车座上跑下来，急匆匆地找厕所，一路上憋坏了。熊教授拎起箱子去前台办理入住手续，递上了身份证。

"您好，欢迎入住我们'乡村枫叶世界'。"前台的小姑娘热情地对熊教授打招呼。"明天我们有枫叶一日游，您要报团参加吗？"

"可以、可以，平时没时间带女儿出游，这次带她出来好好放松一下。你们这里还有其他什么游玩项目吗？"熊教授说到这里有些歉意。

"我们这里还有滑草，类似于滑雪，各种难度都有，还有教练免费包学会。"前台姑娘热情拿出一份宣传单介绍。

"类似滑雪啊，那算了，太危险。"熊教授连忙摆手："那就明天的枫叶一日游吧。"然后熊教授准备去掏手机付钱。

"啊——爸——"突然传来米小妮的尖叫。

"小妮！"熊教授来不及拿身份证，朝着米小妮尖叫的方向跑去。

米小妮正好从厕所里面冲出来，迎面看见熊教授，一把抱住父亲的胳膊，埋头开始干呕。

熊教授望着正在干呕的女儿，有些紧张地盯着厕所里面问道："怎么了小妮，谁在里面，有谁欺负你吗？"

小妮微微抬起头，透过散乱的头发，望着父亲："爸，厕所实在太恶心了，我看见了地上的，地上的……"

熊教授睁大了眼睛，小心地问道："地上的啥？"

"地上的蛆！"米小妮说完这词，"哇"的一声就开始呕吐。因为厕所实在恶心，路途的颠簸外加有些晕车，加上一路吸入焚烧塑料的废气，还有临行之前吃得太饱，米小妮胃中一阵翻滚，把之前吃的一大碗蛤蜊，全部都吐了出来，吐了一地。

熊教授心疼地看着呕吐的女儿，又望了望旁边散发着气味的厕所，思绪回到了从前。

厕所革命：一场从无到有的变革

　　80 年代的北京城，住在胡同的居民一般没有独立的卫生间，往往是一条胡同里的二十来人共用一处公共厕所。公厕最核心的特点就是一个臭！里面的蹲坑没有隔板，人们面对面或并排如厕，遇到熟人也不嫌尴尬，往往是袒腹相谈，呼吸间便臭味相投，素未相识的人也有幸成为"厕友"。农村的厕所情况比城市还要恶劣，大多数农村家庭使用的都是传统型旱厕，"一个土坑两块儿砖，三尺土墙为四边"，"茅坑连猪圈，苍蝇嗡嗡转"。

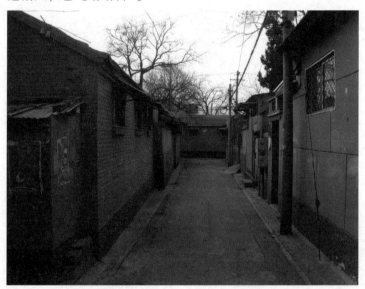

　　图 2 – 11　北京的老胡同，是普通百姓生活的场所。这些老胡同在改造之前都是没有独立卫生间的，胡同居民公用厕所，如厕条件可想而知。图片摄于四根柏胡同，位于北京市西城区。

这种旱厕的缺点之一就是积粪处理不当：有些村民习惯把粪池的粪便直接浇洒到农田里，这种未经处理的粪便本身带有很多寄生菌，会污染农作物，而且还会因为粪便酸性较大烧坏庄稼；露天旱厕里积攒的粪便不仅会产生恶臭而且很容易滋生细菌和蝇虫，到了夏天粪堆就成了蚊蝇的聚集处，很可能一只刚刚享受完"粪便大餐"的苍蝇下一秒就降落在人们饭桌上歇脚。

另一大问题就是旱厕的密封性和防渗透措施不到位，粪便污水在长时间积累过程中容易渗漏到地下，人们在日常生活中，使用被污染的地下水，存在极大的安全风险。事实上，一罐粪便中就含有200万亿个轮状病毒，200亿个志贺氏菌和10万个寄生虫卵。80%以上的传染病是由厕所粪便污染和饮水不卫生引起的，这些问题导致人感染上各种肠道疾病、霍乱、痢疾甚至脊髓灰质炎（俗称小儿麻痹）。

联合国儿童基金会提出"厕所革命"这一概念，旨在促进发展中国家对厕所设施的改革，以便改善这些国家人民的健康和环境状况。同时，厕所的改革也意味着人类精神文明的进步，世界厕所组织发起人杰克先生认为："厕所是人类文明的尺度。"厕所虽小，却是全世界通用的嗅觉语言和视觉语言，是文明沟通中最短的直线，体现了文明进化的历程。因此，从人类健康和文明两方面考虑，厕所革命是一场势在必行的人类文明运动。

不光是在中国的城市，其他发展中国家也面临严重的厕所问题。在印度，每年有大约14万年龄不足5岁的儿童死于腹泻，全国大约40%的儿童发育缓慢。在开展"清洁印度"之前，印度约有7.32亿人口没有厕所可用，是全球无厕所可用人口最多的国家，也是全世界"露天排便"人数最多的国家；在印度，每公顷就有 200 人"露天排便"。

电影《厕所英雄》与此有关：印度封建家庭因为宗教文化的缘故拒绝在家中搭建厕所，女性在白天的时候只能通过少进食、少饮水来减少如厕需求，等到晚上天黑的时候女人们集体到野外如厕，而这往往增加了她们受到强奸的风险。米拉·德维（Meera·Devi）是印度一位三个孩子的妈妈，因为不想让自己的女儿遭受村里其他妇女不得不承受的疾病和屈辱，她早在 2007 年的时候就从银行贷款，在家中建一个蹲厕。这是她所在卡奇普拉村（Kachhpura）的第一个私人厕所，这个村子与泰姬陵就隔着一条河。不可否认的是，女性是"无厕所环境"最大的受害者：50% 以上强奸案发生在女性露天如厕的过程中，许多女学生因为学校没有女卫生间不得不辍学。德维清醒地认识到必须用自己的力量保护女儿，让她健康成长并得到正常的教育。如今她 23 岁的女儿正在阿格拉一所大学攻读社会学硕士学位。德维说，她已经说服 200 多户邻居在自家修建厕所，"人们会来我家，就是为了参观我家的厕所，大部分都是女人和女孩。"

如今，德维成为厕所革命的宣传和倡导者。截至 2018 年底，德维和印度各地约 45 万社区志愿者一起参与了草根运动。他们的活动获得了政府高层的大力支持。2014 年莫迪总理上任之初提出的"清洁印度"计划，在 5 年时间内实现了突破性的进展：截至 2019 年 10 月 2 日，即甘地诞辰 150 周年纪念日，印度在五年间建造了超过 1.1 亿间厕所，为 6 亿多人提供了如厕之地；同时，政府越来越重视女性和儿童在厕所方面的特殊需求，在新德里贫民窟试建了女性和儿童的专用厕所，大大减少了女性在野外如厕遭到强奸的事件和儿童传染病感染病例的数量。

"爸，你说这个厕所怎么连冲水都没有啊。进去我都看见"黄金"满地。"米小妮一边擦着嘴，一边抱怨着厕所。

熊教授心疼地拍着女儿的背，同时在心中回应女儿的问题：毕竟在人类历史上，没有冲水的旱厕绝对是主角，这种旱厕还解决了农田肥料的问题。冲水式厕所的发明极大地改善了城市卫生，成为影响人类健康的重要变量。随着时代的进步和发展，厕所的改进还在继续发生……

厕所革命：一次技术改革的飞跃

厕所革命就是对基本的民生进行改善。对于发展相对落后的国家和地区来说，厕所的出现对当地居民的生活质量有极大的改善作用，人们愿意接受这种更加舒适方便的生活方式。然而面对21世纪资源匮乏的现状，许多技术专家表示，我们需要用真正革命性的手段解决现有厕所系统带来的资源浪费和污染问题，否则人类在不久的将来必然面对资源的枯竭。

那么，如今的厕所系统到底存在怎样的问题呢？首先是水资源的浪费。抽水马桶的发明堪称人类最伟大的发明之一。这个设计起源于大名鼎鼎的英格兰女王伊丽莎白一世。女王对当时居住的里士满宫情有独钟，唯独对如厕环境极不满意。当时英国普遍的卫生环境很差，人们要么在街道上解决内急问题，要么在家中准备便桶，秽物积攒足了就倒到临街或河流中。一个叫约翰·哈灵顿的贵族针对这个问题研制出了实用型马桶，并随着时代的进步演变成了如今的冲水马桶。冲水马桶的最大问题就是需要用流水冲掉粪尿，因此产生了大量的厕所污水。生活产生的废水分为三种，"黑水"是粪，"黄水"是尿，"灰水"是其他生活废水，如洗澡、洗衣等产生的废水。现在的城市给排水管道是三种污水混合排放，但厕所污水和其他污水有很大的差别，处理起来耗费的成本也无可比性。把所有废水混到一起送到污水处理厂去处理，导致处理起来的成本翻了好几倍。但是对于缺乏资源管理意识的民众来说，无论是采访普通百姓家庭，还是学校、卫生所，大家普遍的选择都是水冲式马桶，因为这样污秽一冲就走，不留痕迹不留气味，"眼不见心为净"是普遍的心态。冲水马桶使自己的厕所干净了，污染的却是整个水资源。而且，农村因为没有污水管网系统，需要室外的大池子储存排泄物，一旦用了冲水马桶就意味着水的耗用没完没了，池子怎么建也不够大，早晚会溢出来污染四周环境。其次是资源利用问题。据测算：人每天排出的粪便中含有氮18.6克、含磷1.74克，这些随意排出的粪便将污染10吨清洁水体，放到庄稼地里却是上等的肥料。研究人员曾对115名参与者的粪便做过统计，参与者每天平均排便123.6克；假设这是全球的人均水平，那么全人类每天会产生96万吨粪便，而粪便里50%以上的成分是水，剩余能用作燃料的干物质大约24万吨。倘若对这些粪便不加以处理和利用，人类每天将失去多少可循环资源？地球的剩余资源又能支撑人类如此挥霍多久呢？

"爸，我还是想上厕所。里面太黑了，你进去给我拿手机照个亮。"米小妮用餐巾纸擦了擦嘴，又向厕所走去，熊教授跟着进去用手机照亮了，然后把眼睛看向其他地方。米小妮内心挣扎了很久，蹲下了，然后手还是害怕地牵扯父亲的裤腿。

"爸，你给我说说话吧，我还是有点怕。"米小妮确实不适应这个又黑又臭的厕所："爸，你说这个厕所也应该改改了，至少得弄个冲水厕所吧"

米小妮的提议确实是如今的热门话题。如何设计一款适合发展中国家使用的厕所，而且能够方便实用，减少用水，阻止病菌传播，成为公共卫生的一个重点问题。众多科研团队和创业公司给出了他们自己的解决方案。熊教授给米小妮说了盖茨基金会的一个项目，来分散女儿注意力。

高科技加持抽水马桶

通过技术革命改造现有的冲水马桶系统。冲水马桶一直是一项让人"爱恨交织"的发明，在 400 多年的使用过程中，早就有人提出"冲水马桶是万恶之源"，因为它消耗了大量的生活用水。因此，比尔及梅琳达·盖茨基金会（简称"盖茨基金会"）于 2011 年启动了"全球厕所创新大赛"（reinvent the toilet challenge，RRTC），致力于厕所领域的技术研发。比尔·盖茨表示："发达国家的厕所、污水管网、污水处理厂等加在一起，运行成本更高，且如果不维护则无法使用，因此不适用某些贫穷国家。只有研发出既便宜，使用成本又低的厕所，才能让 24 亿人用上厕所。"受到盖茨基金会的支持，全世界多个国家积极加入厕所技术创新的行列。目前已经设计出的创新方案主要分为三个方面：第一是粪尿源头处理系统，第二是能源循环利用系统，第三是除臭。来自瑞士联邦水产科学与技术研究所（Eawag）和设计公司 EOOS 的一个团队专为贫民窟设计了一款"蓝色分流厕所"。对于城市的贫民窟，修建像发达国家一样先进成熟排水系统是耗资巨大、几乎不可能的事，而且许多贫民窟是建立在无基础设施建设的临建区域。因此设计这种资源循环利用且相对独立的厕所体系至关重要。蓝色分流厕所将未稀释的尿液、粪便和受污染的冲水分离，采用水冷壁创新的水循环技术，将厕所废水处理后继续用于冲便，形成独立的水循环系统。这种厕所的关键之处在于使用尿液分离马桶，使尿液、粪便与污水互不干扰，在源头就被彼此分隔开。如奥地利设计公司 EOOS 发明的一款名为"Save!"的尿液分离马桶，它在马桶前端设计了一个"尿袋"，尿液只需要依靠表面张力就渗入马桶眼前端独立的出口，从而不与冲厕水混合。污水处理采用瑞士联邦水科学与技术研究所（Eawag）开发的重力驱动膜技术，生物膜主要用来过滤水资源，但是膜上积攒的沉积物经常会堵塞生物膜，而重力则可以提供压力来通过生物膜过滤水。这项技术的应用一方面降低了废水处理成本，减少了清洁生物膜的成本；另一方面也有利于缓解水资源的紧张。在粪便处理方面，美国西雅图北部的杰尼基全能处理站可以从粪便中提取可以饮用水，并利用剩余残渣燃烧供能。回收站的核心是蒸馏系统，污水和粪便被放入回收站内部的锅炉里进行煮沸，蒸馏出的水蒸气首先应用于发电，之后经过冷凝和渗透就成了安全洁净的饮用水；蒸馏剩余的污泥作为锅炉燃烧的原料可以继续供应锅炉燃烧，以便系统的循环运转。在这样一个可循环回收系统中，不但废物被处理掉了，而且产出了额外的水资源和电能，这是该全能处理站的最大亮点。就连比尔·盖茨在处理站的水龙头接了一杯回收水，喝了之后也说："这杯'粪水'的味道和瓶装水一样好。"

"停，停！爸，爸，你别讲了，还嫌我吐得不够啊！你别说比尔·盖茨喝厕所回收水的故事了。"米小妮急忙打断父亲的谈话，接着又干呕了几下。

"爸，说点感觉好的，温馨的东西，缓解下气氛。"米小妮求父亲讲一些其他的话题。

熊教授想了想："好吧，那我说说气氛温馨的厕所改造案例吧。"熊教授继续着这个有味道的话题——

厕所革命：一次服务转型的蜕变

从上面的众多科技创新中我们可以发现，随着科技进步，厕所方面的创新设计如同雨后春笋般出现。但目前的技术改革还只是停留在设计方面，几乎没有大批量的投入市场。原因在于新产品在大批量生产之前得到的利润回报很少，又很少有投资商愿意在产品前期冒风险投资。盖茨基金会的帮助让陷入瓶颈期的厕所技术革命有所缓解，但仍然需要更多人意识到厕所革命的重要性，并加入改革的行列中来。

改革的第三步就要考虑厕所从功能型到服务型的转变，为人们带来全新的用厕体验。这一层面主要面向城市的公共厕所。目前我国的公共厕所基础设施得到了很大的完善，不但数量有了明显地增多，而且室内环境相对整洁，一些城市的公厕还与当地文化结合，形成了独特的文化风景。发达国家的公厕设施相对完善一些；在日本，厕所的功能不单单局限在生理需求，更是一个体现人文情怀与科技素养的空间。随便进入日本的一座公厕，你会观察到内部陈设几乎一尘不染，不仅不会有异味，还会飘来幽幽的香气，一些好的公厕里面配置了高级智能化洗手机器，温度和湿度都在人体舒适的范围；德国人把厕所叫作"安静的小地方"，这一点与我国民众普遍对厕所避之不及的心态不同，德国人愿意把厕所装点得整洁甚至温馨舒适，在里面放着空气清新剂或者点上香薰；英国的厕所文化更是浓重，许多厕所里面会铺上地毯，仔细一看，这些地毯上面不仅没有水迹非常干净，而且没有异味。和这些发达国家的厕所相比，我国的公厕还是反映出许多问题，国内公厕的普遍环境状况：垃圾桶倾倒频率低、卫生纸短缺、烘干机无法使用、墙面上乱涂乱画等，这些问题反映出公厕的部分管理工作不到位、设施建设不完善、公民素质低等诸多问题。而提高厕所的设施，既需要国家增加公共设施建设的投入，也需要国民不断提升对厕所的认识。

随着社会经济水平和文明化程度不断提高，人们的卫生和环保意识不断增强，对公厕问题的容忍度越来越低，公厕被动地要求从基础的功能型向智能化和人性化发展，成为人们社会生活中得以歇息的一方空间。公厕门口的普遍状况是男厕门口还很"冷清"，女厕门口却早已排起了长长的队伍，导致许多女性无法及时解决生理问题。针对公厕男女厕位数量需求不同的问题，目前有一种"潮汐厕所"已经申请了国家专利，并在部分城市的公厕建设中得到了应用。这种厕所在男女厕中间设置了一面活动的墙壁，在用厕高峰期的时候工作人员可以将活动的墙推向男厕一方，使更多的厕位留给女士使用，大大缓解了女性在用厕高峰排队的问题。同时这种"共享厕所"拥有智能化上锁和解锁功能，实现了按需分配，解决了共享厕所隐私保护和共享厕所双开门迷路的问题。另一方面，随着人们外出次数逐渐增加，家长带异性儿童如厕尴尬现象越发引起人们的重视。第三卫生间作为一种新型模式被引入我国，在我国部分城市试点得到了大众的好评，在公园、儿童医院、少儿图书馆、影院等公共场所，父母不再为带孩子"方便"而苦恼。第三卫生间的主要硬件设施是儿童马桶、成人马桶、保护隐私的帘子和儿童洗手池、呼叫器。大人和异性儿童在这样的厕所内既能保证孩子的如厕安全也不会引起他人不便。此外，公厕内为残障人士设计无障碍厕所存在实用性低的问题：内部空间小，轮椅无法进入；安全抓杆很粗，不适合抓握；安全抓杆布局不合理，导致轮椅使用者无法接近坐便器……

现在公厕改造时按照《城市公共厕所设计标准》所规定的具体标准和规定进行改造，建造了方便特殊群体使用的卫生间、盲道、扶手等装置。事实上，公厕的人性化、服务型升级，能够极大地提升民众的用厕体验，对人们个人卫生意识、公共设施的保护意识，乃至对整个社会认可度都有很大程度的提高，即从大众心理健康角度促进社会的公共卫生建设。同时，作为人流量高的公共场所，保证公厕内环境清洁也可减少细菌、寄生虫等病原体的滋生，避免了大范围传播疾病的风险与隐患。

"好了好了，爸，你别说了，你留着这些有味道的话题上课给你的学生们讲好了。如果你觉得不够生动，还可以带他们来这里实际调研。爸，再给我照下亮我就出来了。"米小妮打断了父亲的谈话。

熊教授停了下来。但是他心中还在思考厕所和公共卫生的关系。因为厕所确实是公共卫生重要的一环——

厕所：公共卫生体系的重要一环

英国历史经济学家理查德·琼斯（Richard Jones）曾说过："一个国家的人民不能正确处理好人和屎的关系往往是

帝国衰败的先兆，人们要重审自己和粪便的关系，不然按照历史规律，我们的发展曲线会急剧下滑。"

厕所是一个国家公共卫生体系中重要的环节，是保障国民健康指数的上游因素。正所谓"上医治未病"，厕所改革从上游阻断人和粪尿中病原体的接触，从而大大降低人们患病风险，是公共卫生中重要的预防环节。厕所问题处理好了，便降低了女性因为野外如厕遭到侵害的风险，减少了每年因为河水污染而患病死亡的儿童数量，人们的生殖、肠道健康能够得到改善，环境受到排泄物污染的程度能够降低，使得政府在污染治理和医疗救治方面节省开支，从而有更多的资金投入公共卫生建设。相反，处理不好，民众就无时无刻不生存在一个被自己的排泄物"包围"的环境中，而且越是贫穷国家人民就越要承担公共卫生体系缺失带来的严重后果。

如今，各种新型厕所设计绕过昂贵的污水处理系统，以更加便利且实用的方式解决发展中国家的厕所问题。不断优化的厕所环境改善了人们的如厕体验，增强了人们的用厕和卫生意识，越来越多的人自发地意识到厕所在日常生活中的重要性，并且接纳厕所的存在，这将有利于厕所革命在发展中国家的深入开展。

"爸，我好了，咱们出去吧，你给我举着手机照明这么久，也辛苦了。"米小妮起身，轻轻推了推父亲，示意他出去。

熊教授把脸转过来，收下手机，往外走。但就当他准备把手机放回裤兜的时候，"噗"的一声，一个没注意，手机掉到了粪坑里面。手机的手电筒功能还没有关掉，还可以清楚地看到手机是在粪坑里，在一堆排泄物的上方。

"爸，你的手机……手机掉到……掉进粪坑了。"米小妮指着粪坑慌张地对父亲说，另一只手捂住鼻子。

熊教授也有些惊慌失措，他又是探出头看了看，又捏着鼻子伸伸手，没法下定决心的样子。但是想到没有手机实在不方便，而且他的公共卫生书稿还在手机里面，而且没有备份。熊教授狠了狠心，蹲下身去，伸出了手……

米小妮在一旁看着，然后又忍不住开始干呕起来。

突然，熊教授的手机响了，不知道谁打来了电话。熊教授的手机开的是震动，然后伴随着手机的震动和摇晃，手机就逐渐陷往粪坑的深处，手机手电筒的光亮，也逐渐暗淡下去……

"爸，你的手机，手机，彻底，彻底到粪坑里面，里面去了。"米小妮回过神来。

熊教授带着米小妮回到了前台。

前台的小姑娘热情地叫住了熊教授："先生，这是您的身份证，请收好。"

"谢谢。"熊教授有些垂头丧气地接过身份证。

"先生，明天您报名的枫叶一日游项目，一共是308块。请问微信还是支付宝支付？"前台小姑娘提醒熊教授，刚才他还没有付款。

"哎，等等，怎么没有滑草呢？"米小妮问前台小姑娘。

前台小姑娘看了看熊教授，熊教授马上解释道："滑草太危险，咱们这次别去。"

米小妮打算反对，这时候前台小姑娘插话了："先生，要把枫叶一日游替换成滑草吗？两个人一共600块。请问微信还是支付宝支付？"

"谢谢姐姐，不，不用了，我爸的手机，掉到，掉到你们厕所的粪坑里面……里面去了。我们可能哪里都去不了了。"米小妮指了指厕所的方向。

第三部分
公共卫生与个人

9. 君子慎所食——饮食习惯与个体健康

周一回到学校，中午吃完午饭回到教室，米小妮向她的两位好朋友倾诉起了周末去乡村赏枫叶的遭遇。

"哈哈哈哈！"洋子、茜茜听了米小妮的描述之后都笑得前仰后合："小妮，你们这周末去了一趟乡村，快赶上'人在囧途'了。"

"是啊，我爸后来一直就很怨念。"米小妮有些无奈地说。

两位好朋友已经笑得有些岔气了："你爸这是怎么了，他是怨恨自己手没有抓紧手机，还是埋怨你叫他进去照亮？"

"哎，他后来晚上一直说，'谁这么不识趣，这个时候给我打电话，没看到我在捞手机吗'。"

"哈哈！你爸太有意思了。他如果手机不开震动，手机也不会伴随着震动陷入坑底啊。哈哈！"洋子和茜茜笑得更欢了："后来你们怎么办的？"

米小妮有些无奈:"能怎么办,没有手机,我和我爸一晚上大眼瞪小眼,只能第二天灰溜溜地回家。枫叶基本没有看到,垂钓、滑草,一个项目都没有玩,第二天一大早打道回府。"米小妮脸上写满了无奈。

"哈哈哈哈!"洋子接着开玩笑:"你应该庆幸,掉下去的是手机,而不是你爸的车钥匙。要不你们现在还在那里大眼瞪小眼。"

"或者你爸真就只有亲自去拿钥匙了,然后开着有特别味道的车回来,哈哈!"茜茜补充道。

教室里面充满了三个女生的笑声。

"什么这么好笑,没看到中午都要休息吗。"一个男生的声音在后面冷冰冰地说。洋子和茜茜刹那间都不说话了,洋子拉着茜茜的衣服角,有点花痴地看着这个男生。这是同班同学李源。李源姓李,但原名也非李源。只是米小妮和班上的女生都觉得他长得特别像"加油男孩"当中的王源,所以大家都用李源来称呼他。李源生活在单亲家庭,父母在他很小时就离婚了。在这样的家庭中长大,李源养成了沉默寡言的性格。但毫无疑问,这种冷酷的性格,再加上俊朗的外表,颀长的身材,李源从入学起就成了班上一些女生暗恋的对象,包括米小妮。

"而且讲的内容这么低俗恶心。"李源轻蔑地说,然后走过洋子和茜茜,回到自己的座位上坐下,掏出一本杂志阅读起来。洋子和茜茜觉得有点扫兴,收敛了笑容,各自回到了座位上。米小妮扭过头看了看后方不远处的李源,李源在看一本杂志,从封面女郎健美的模样,应该是一本时尚杂志。李源的穿搭就是从时尚杂志上学来的。虽然高中规定在学校需穿校服,但是李源的其他装扮,包括发型、眼镜、鞋都散发出与其他同学不一样的气质。米小妮的同桌王火灿也来到李源的旁边，和李源一起对着杂志指指点点。

其实，单纯从外貌的角度来看，米小妮对自己挺有信心的：刚上高中，米小妮的身高就快速地接近1.7米。这点毫无疑问，米小妮遗传父母的身高，从出生起就比同一批的婴儿长一点，这种赢在起跑线上的优势逐渐累积，米小妮从幼儿园开始排队就站在女生队伍的最后，从来没有机会"深入基层"。米小妮觉得全班女生只有自己的高挑身材能够配得上李源。她的目光会不由自主地汇集到李源身上，甚至装作不经意间走过李源的时候，也会用眼角瞟一眼他在看些啥。

这次，米小妮看清楚了，李源翻开的那页印着一位身材苗条的小姐姐，王火灿和李源正对着这个小姐姐指指点点说着啥。

"猥琐！"米小妮对着王火灿的身影狠狠地咒骂了一句，毕竟在一个看脸的时代，王火灿同学遭受了米小妮所有的白眼，然后目光又回到李源和他的杂志上。杂志上小姐姐的照片明显经过修图和滤镜，显得苗条有曲线，散发着青春的活力。这张照片一下子触及了米小妮内心深处的焦虑：她觉得自己太胖了。尽管处于青春期生长发育迅速，米小妮的身体在迅速地"抽条"，但是米小妮还是觉得自己身材偏胖。看着杂志、海报以及手机视频中那些身材苗条的姐姐们，虽然明明知道经过修图和滤镜的修饰，米小妮仍然羡慕不已，希望自己能和她们看齐。青春期少女心中爱美的天性，早已点燃，无法熄灭。每天晚上写作业的时候，米小妮都会不由自主地捏着自己肚子上的脂肪发愁。

然后一个念头突然从心中燃起——"减肥！"

从这天晚上开始，米小妮在学校晚自习前就拒绝吃晚饭，最多啃一根黄瓜或者吃几串烧烤，虽然明显感觉有些饿，但想到自己之后变瘦变美的样子，米小妮心中充满了期待和喜悦。在家也坚持这样的食谱，最多加一杯酸奶。熊教授因为晚饭之后就回房间忙碌或者干脆去实验室，也没有注意女儿饮食的变化。直到有一天，从书房匆匆出来的熊教授路过餐桌，突然像发现新大陆一样："米小妮，你……怎么不好好吃晚饭？"

米小妮用眼角瞥了一下工作狂的老爸，青春期的叛逆被激发了，从喉咙里面挤出几个字："要你管。"

熊教授从科研的世界中回过神来，关心地说："你在长身体，这么不吃饭会营养不良啊。"

这次换来的是米小妮的沉默，米小妮连眼角都没有动一下。

熊教授看了看女儿，心疼地说："饮食习惯会影响身体的营养状况，对健康产生甚至不可逆的影响。"

换来的还是米小妮的沉默。

熊教授无奈地站在餐桌旁，只能继续："小妮，如果你听说你的一位朋友突然失明，你觉得会是什么原因造成的？"

"受了车祸、外伤吧？"

"好，如果我明确告知你他失明的原因是营养不良。"

米小妮问："营养不良也会影响眼睛吗？"

熊教授点点头："小妮，我猜你还想问：他怎么会营养不良呢？他穷得吃不起饭了？的确，营养不良在我们的印象中，总是容易和贫困、消瘦这些词联系在一起。但实际上，一个正常体重、食物充足的人，也有可能营养不良；营养不良会对身体健康造成一系列严重的后果。我给你讲四个故事，将告诉你饮食和健康之间的密切关系。"

四个不同的故事，四个相似烦恼

17 岁的凯尔文（化名）是来自英国的高中生。像他这个年纪的英国高中生，本应该在准备即将到来的大学生活，并同时发展自己的兴趣爱好：业余时间在球场上挥洒汗水，或者和朋友三五成群组织一个乐队。凯尔文也有自己的"爱好"：他从小学毕业后，就只吃薯条、品客薯片和白面包，偶尔还会吃一片火腿或香肠。在 14 岁时，他因长期感到疲劳和不适去看了全科医生，被诊断为维生素 B_{12} 缺乏。凯尔文并没有因此改变他的饮食习惯，最后在 17 岁的时候因为视力严重衰退住进了医院。

托尼·希勒里（Tony Hillery）是纽约一个非营利机构的成员。纽约有许多黑人小孩因为家庭情况和经济条件限制，每天只能吃上快餐和深加工的食物。在新冠肺炎疫情期间，这些小孩获取食物更加困难。希勒里每天都非常焦虑，盘算着怎么和他的组织四处募捐，与当地的餐馆合作，好给这些小孩提供新鲜的饭菜。

55 岁的考科斯，居住在美国亚拉巴马州（Alabama）的伯明翰市。考科斯平时生活习惯不好，平时快餐薯片不离口。几年前，他发现自己收缩压和舒张压分别是 145 和 87 毫米汞柱，按照美国最新的临床指南，考科斯患有高血压。考科斯为他的血压苦恼，直到有一天，他通过偶然的机会了解到阿拉巴马大学伯明翰分校（University of Alabama at Birmingham）的研究人员在招募被试参与低盐饮食降低血压的人群实验。抱着试一试的心态和考虑到参与试验的报酬，考科斯参加了这个实验。在为期四周的时间内，考科斯食用了研究人员提供的低盐饮食。

20 出头的"呆小萌要护肤"（网名，以下简称"呆小萌"），是某直播平台的当红主播。籍贯和居住地址不详，只能从口音判断是来自中国北方的女孩。呆小萌每天的工作就是在直播平台上带货，推销各种网红产品。呆小萌每天傍晚直播到深夜，凌晨还要和赞助商沟通，确认第二天需要带货的品牌。直播平台竞争激烈，呆小萌每天睡觉饮食都没个准，有时候晚上就一碗泡面，压力大的时候就去外卖平台上点几杯奶茶"犒劳"自己。呆小萌也时常在直播时候对"粉丝"们抱怨，长期作息饮食不规律，让她皮肤弹性越来越差。爱美的呆小萌只能打上更厚的粉底，并且把手机应用中的滤镜再调大一些。

虽然这四个人的背景各异，但是他们面对的烦恼多少和这部分的主题相关，那就是饮食。

熊教授说到这里，把手机掏出来，打开某视频网站。网站上，这个叫"呆小萌"的网红姐姐，有着她所羡慕的"2米大长腿"和"A4 纸腰"。

"哟，爸，我看你整天这么忙，怎么你还看直播啊。"米小妮觉得有些好玩。毕竟她第一次知道老古董的父亲也关注直播。

"哎，疫情期间上课都是网上上课。所以我也得学会直播。"熊教授回答道。

米小妮看着手机直播平台上这个比自己年龄大一些的网红姐姐，米小妮放下了手中啃了一半的黄瓜，开始专注地听了起来。"至少，我可以听听小姐姐怎么吃东西保持身材的。"米小妮心想。

熊教授看到女儿转过身来，知道自己的故事开始赢得关注，拉了一张凳子坐在米小妮身旁，开始慢慢铺开故事——

饱受营养不良困扰的贫困儿童

从上面凯尔文的案例出发，我们讨论的第一个话题，营养不良（malnutrition）。营养不良讨论的范围包括：营养摄入的过多或过少，必要营养素的不平衡，营养利用受损。生活中，人们常常认为肥胖是因为"吃得太多"引起。其实，和上面的例子一样，这里的"多"与其说是营养太多，不如说是能量太多。高热量的垃圾食品虽然含有大量的能量，但是缺少很多营养。事实上，肥胖或超重和营养缺失问题一起被称作是"营养不良的双重负担"，是一枚硬币的两面。上面例子中的凯尔文，虽然摄入了很多高热量的食物，但还是营养不足，最后造成了严重的健康后果。

偏食，无论是受到客观条件限制，还是因为主观原因，都容易造成营养不良。最典型的例子就是维生素的缺乏。人体需要从饮食中获取多种维生素来维持正常的代谢活动，但某些食物可能缺乏某些特定的维生素。因此，偏食可能导致某些维生素的缺乏。很少吃蔬菜、鱼类、动物肝脏的人可能会缺乏维生素 A，从而患上夜盲症；素食主义者可能缺乏维生素 B_{12}，从而患恶性贫血等疾病。

凯尔文就是患上了因为维生素 B 族的缺乏而导致的营养性弱视。如果在视力受损的 2 – 3 个月内给予合适的饮食和维生素控制，这类疾病往往是可逆的；但若长期患病，则恢复情况会较差。如果凯尔文 14 岁确诊为维生素 B_{12} 缺乏之后，能够改变他的饮食习惯，或许 17 岁时候也不至于发展成为视力严重退化。维生素 B_{12} 又叫钴胺素，这种维生素在自然界中只能由微生物合成。蔬菜和水果（植物组织）中不

含有维生素 B_{12}，但动物组织含有维生素 B_{12}，这些维生素的最初来源也是微生物。人类通过咀嚼和消化，摄取动物组织中的维生素 B_{12}。维生素 B_{12} 作为几种酶的辅因子，参与人体氨基酸代谢和核苷酸代谢。维生素 B_{12} 缺乏可造成造血、胃肠道和神经系统病变。凯尔文就是因为严重的维生素 B_{12} 缺乏而最终导致视力严重退化。

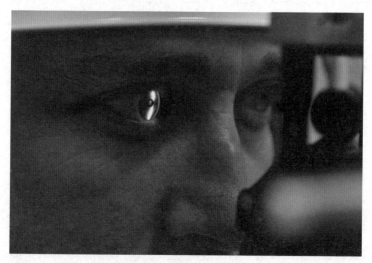

图 3-1　维生素 B_{12} 缺乏症会引发极为罕见的神经系统并发症，表现为色觉减弱，双侧视力无痛丧失。

当然，更多的儿童面临热量摄入不足和营养不良的困扰。据世界卫生组织估计，在 2018 年，约有 21.9%（1.49亿）5 岁以下儿童受到发育不良的影响，而有 7.3%（4900万）5 岁以下儿童受到消瘦的影响。5 岁以下儿童死亡中，约 45% 与营养不良有关。这些主要发生在低收入和中等收入国家。营养不良的高风险人群包括妇女、婴儿、儿童、青少年。穷人比富人更加容易受到营养不良的影响。

贫困是营养不良的一个重要原因。反过来，营养不良会损害健康，降低劳动生产率和收入水平，将贫困向下一代传递，从而造成一个恶性循环。在母亲孕期或者幼年期遭遇营养不良的儿童，还会因为一些表观遗传学的机制，让他们在成年后更容易患上糖尿病等其他慢性疾病。例如，二战后期纳粹占领的荷兰，由于战争的原因造成了饥荒。在这一时期出生的婴儿，成年之后患代谢系统疾病（例如糖尿病和肥胖）的比例较高。这是由于胎儿在母体内发育时恰好经历了营养不良，胎儿的机体就认为现在面临饥荒，食物匮乏，所以通过一定的基因表达和表观遗传学的机制，开始疯狂吸收营养。哪怕在出生之后，饥荒结束了也不改变。这些婴儿成年之后就容易患上肥胖、糖尿病等代谢系统疾病。

民众因为营养不良更易患病，这增大了个人和国家的医疗开支，同时又导致下一代产生更严重的营养不良问题。这就是营养不良和贫困问题在代与代之间的转移。父母一辈的低收入，会通过营养不良和健康不佳的方式，影响到他们的后代，他们的后代也会面临营养不良和贫困。

这就是某种意义上的"龙生龙，凤生凤"，阶级固化通过健康的方式来实现。

"营养不良……也就是说不好好吃饭，真会眼睛出问题？"米小妮放下了手中的黄瓜和薯条。这些营养和健康的新知识让她有些措手不及，她瞪着明亮的双眼看着父亲。她又想到父亲说的，母亲孕期的营养不良，甚至会通过一些叫……表观遗传学……的方式遗传给下一代。她想到这里，不由自主又抓住父亲的袖子：

"爸，我妈当时怀我的时候是不是营养不良啊，让我的基因认为外界环境处于饥荒当中。所以才生出我这个大胖墩……"米小妮瘪了瘪嘴，无奈用另一只手揉了揉肚子。

熊教授被逗乐了，他看着米小妮因为青春期抽条的身体，把凳子拉得进了一些，看着米小妮的眼睛。呵，这双水汪汪明亮的大眼睛，特别像她妈妈。熊教授拍了拍米小妮的肩膀，又开始了科普："营养不良确实会影响健康；而母亲孕期的营养不良，会影响后代的健康。胎儿日后罹患肥胖、代谢系统疾病、抑郁的概率会显著升高。但你妈妈怀孕的时候，饮食很健康。"

熊教授停了停，继续说："我们家是幸运的。但是小妮，你知道，这个世界上不是每个家庭都能负担得起新鲜的食物"——

挣扎在食品沙漠中的城市居民

与极度贫困的人群不同，居住在城市中的居民更容易遭受"食品沙漠（food desert）"现象的困扰。食品沙漠指的是难以获得有营养的新鲜食品或负担起食品价格昂贵的地区：生活在食品沙漠的人们距离供应新鲜食品的大型超市距离较远，这对没有车的人来说是一个很大麻烦；而且，新鲜食品的价格往往非常高昂，与之相比，一些垃圾食品价格更低。食品沙漠中往往居住着没有车的低收入居民，他们不是大型连锁超市的目标人群。连锁超市集团也没有商业动机在这些低收入者聚居地新建超市。所以，食物沙漠缺少新鲜食物的供应，如肉类、水果和蔬菜等；他们可获得的食物往往是经过加工不容易腐败的食品。这些加工过的食品并不是为了营养丰富，而是为了用高盐或高糖来满足人们的食欲，填饱肚子而已，因此导致人们吃了过多没有营养价值的食物。长期食用这些深加工过的食物，会导致营养不良，最终导致肥胖和代谢系统疾病。

在美国的佛蒙特州（Vermont），某些县市的超市离居民区非常遥远，平均要驱车10英里才能到达。如果无车一族居住在这些县市，那么只能挣扎在食品沙漠中，靠没有营养的高盐高糖食物为生。类似的食品沙漠，在美国的中西部区域、阿巴拉契亚山脉地区，乃至沙特阿拉伯等其他海湾国家都非常常见，这些地区的超市离居民区都非常遥远，仅靠步行难以到达。在这个意义上讲，我们的健康，不是由我们自己决定的，而是由城市的规划师决定的。城市规划，也承担着公共卫生干预的角色，好的城市规划可以促进居民健康，反之亦然。

希勒里所服务的非营利组织，正在同纽约市的食品沙漠现状做斗争。因为食品沙漠问题，纽约市的一些黑人小孩只能依靠加工过的食物生活；而在新冠肺炎疫情的打击之下，这些黑人小孩的境况更是雪上加霜。希勒里和其他志愿者希望通过募集的形式筹集更多资金，来改善黑人小孩的境况，促进"食品方面的公正"。

除了食品沙漠，快节奏的城市生活限制了部分人的饮食选择。时间有时候也成为人们饮食选择的一个限制因素。人们为了节约时间、图方便，更倾向于选择快餐、冷冻食品作为自己的食物。食品供应商为了自己的利益，而不是人们的健康需求，来提供食品。选择快餐的人其实也是将时间放在了健康的前面。在巨大的生存压力面前，做出选择的方式是时间优先，而不是健康优先。

最后，熊教授带着一点国际主义的情怀对米小妮说道："总之，在发达国家，因为各种各样的原因，许多贫困人群

和米小妮一起学习公共卫生

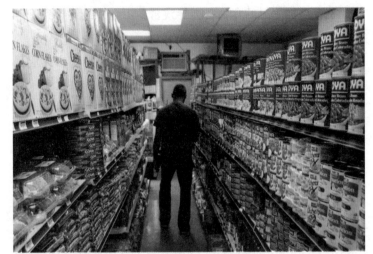

图3-2 "食品沙漠"其实和真正的沙漠无关，仅是一种比喻。身在食品沙漠中的人获取新鲜食品很困难，就像沙漠中的人获取水一样困难。因为城市规划等原因，食品沙漠中的居民距离最近超市较远，获取新鲜食品困难，从而只能选择加工过的不易腐败食品。长期食用这些食品会造成一系列健康问题。

无法获取到新鲜食物，他们面临一系列慢性的健康问题。其中有一部分人因食用垃圾食品而变得肥胖。"是的，小的时候，熊教授就被教育要有国际主义情怀，他也无法忘记世界上还有三分之二的人处于水深火热当中。他相信，时代变化了，生活在水深火热中的具体表现也发生变化了；就像技术变革了，资本剥削的方式也发生变化一样。过去贫困会导致消瘦；现在，贫困会导致肥胖。

米小妮显然还没有她父亲这种国际主义的视野和情怀。她满不在乎地说："这都是地球另一端美国人的事情，和我有什么关系？他们要开车去超市买东西，咱们去买点啥都很方便啊。"

熊教授看着垃圾筐里米小妮昨天吃掉还没有扔掉的烤串

的竹签，然后说道："每个国家的国情不同。不健康的饮食在咱们中国有另外一种表现形式。"——

重口味的中国人

我们再看看地球另一端的中国。

中国是全球盐摄入量最高的国家之一。在我国某些地区及家庭中，存在高盐饮食的习俗。在生活中，我们也能常常听到"味道太淡了，盐放得不够"的声音。据《中国居民营养与慢性病状况报告（2015）》调查显示，2012年中国18岁及以上居民人均每日烹调盐摄入量为10.5克，而世界卫生组织推荐成年人每天食盐摄入量的最大值是5克，中国营养学会建议则是6克。中国人摄入的盐远远超过推荐值。

除了烹饪，生活中我们摄入盐的途径还包括其他含盐食品等。在国家、社会的大力宣传下，许多人都对高盐饮食健康风险有了一定的认识，并且会控制自己的烹饪用盐。然而来自加工食品的这些"隐形的盐"往往会被人们所忽视。许多腌制食品、卤制食品深受人们的喜爱，不少人都有吃零食的习惯，这些加工食品往往含有大量的盐。某种常见薯片一袋净含量40克，如果你在早上和下午各吃了一包薯片，那么相当于摄入了1.28克的盐，达到每日建议盐摄入量（按5克计算）的26%。某种品牌的一碗方便面含有3.92克的盐，吃一碗方便面就能达到每日建议盐摄入量的78%。小辣棒一包50克，每份含有相当于3.24克的盐，达到每日建议盐摄入量的65%……

我们在追求"重口味"的同时，高血压、心血管等疾病的风险也在朝着人们走来。普通食用盐的成分是氯化钠，高盐饮食产生危害原因主要是摄入了过多的钠。摄入过量的钠

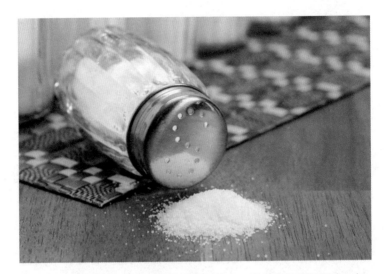

图 3-3　长期的高盐饮食会增加高血压、心脏病等疾病的风险。每日推荐摄入食盐不超过 5 克。如今随着人们对高盐饮食的危害了解增加，烹饪时候加入的食盐减少。但是生活中很多加工过的食品含有食盐，这点往往被人们所忽略。

会增加患高血压、中风和肾病的风险。这是因为过量的钠会导致血液渗透压升高，当肾脏排出过量的钠时，水潴留就引起血压的升高。《柳叶刀》的一项研究指出，高盐摄入是许多国家和地区居民死亡的首要饮食风险因子之一，2017 年在全球范围内造成了 300 万人死亡。

　　高盐饮食的健康危害严重；而相对应地，降低盐摄入则会明显改善健康。2018 年，美国心脏协会（American Heart Association）发表了一份咨询报告宣称，如果美国人将钠摄入量降至每天 1.5 克，总体血压可能会下降 25.6%，预计可节省 262 亿美元的医疗开支。如果这一目标得以实现，单单在美国，今后十年内心血管疾病的死亡人数将减少 50 万到 120 万人。而且低盐饮食对血压的改善效果，基本上是立竿见影的；在降低盐分摄入之后的几周之内，人体的血压就会下降。由此看来，低盐饮食是最有效的"降压药"。

本文开头提到的考科斯大叔，其高血压症状可能是他长期食用过量薯片所导致的。薯片中含有大量的盐，过量摄入盐导致高血压的发生。他参与阿拉巴马大学伯明翰分校所开展的测试，就是想研究低盐饮食是否可以降低人们的血压。

"薯条里面有盐？辣条里面还有盐？以后还能不能愉快地吃宵夜了……"米小妮听完有些失望。她以为只要不额外吃盐，盐的摄入就不会超标。听完父亲的讲解，她才知道原来生活中的这些常见食物都含有盐。大量食用这些食物，盐摄入同样会超标。

熊教授接着说道："盐摄入量和钠摄入量的换算关系是2.5g 盐摄入 = 1g 钠摄入。作为一个高中生，你可以根据食物包装袋上的成本表，算算你一天摄入了多少盐份。当然，过少的钠摄入也会增加患疾病的风险，不过，这不是咱们现在需要担心的问题。因为你现在吃薯条吃烤串，需要考虑的是盐摄入过多和饮食不规律的问题。"

熊教授从垃圾堆里拿起米小妮昨天吃的烤串竹签，在米小妮面前晃了晃，上面还沾着点烤鱿鱼的味道。

撸串、社交圈和饮食健康

人们大体能分清哪些食物是健康的，哪些是不健康的。但是在生活中，我们对不健康的饮食往往难以抗拒。这其中又有什么因素在起着作用呢？这是本部分将要讨论的问题。

和前面提到的呆小萌类似，许多年轻人钟情"夜文化"，手机直播或者看直播到半夜，然后三五成群去"撸串"，

"吃宵夜"，这已经成为一种文化现象。但是进食时间会对身体健康产生深刻的影响。营养学的研究表明，如果能在每日恒定的 10 小时窗口期内进食，那么身体的代谢指标会得到极大改善。如果早晨 8 点进食早餐，那么就需要在 10 小时内——直到傍晚 6 点之前——进食午餐和晚餐，而且之后的 14 小时之内让身体休息。在这种进食法的辅助下，体重会降低，胆固醇水平和血压会下降，血压和胰岛素水平更加稳定，最终是糖尿病、中风和心血管疾病发病风险下降。

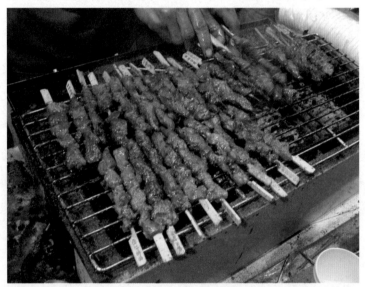

图 3-4　晚上和朋友们三五成群去路边摊吃宵夜，已经成为当今年轻人的流行文化。如果每日进食窗口能够在 10 小时之内，身体的代谢指标会得到极大改善。吃宵夜会拉长进食窗口期，对身体健康产生影响。

不良饮食习惯导致的健康问题往往不会在短时间内迅速表现出来，或是在短时间内影响不够明显，难以引起人们注意。而且即使造成了健康问题，这些慢性疾病的原因往往也是多方面的，难以完全归因至饮食上来。因此，人们虽然了解不健康饮食习惯的潜在风险，却对这个风险因素重视程度不够，或心怀侥幸。而危害较大的风险往往才更能受到人们的重视，从而影响到人们的选择。例如，在饭后立即进行剧烈运动能在短时间给人带来强烈的不适感，而每天夜宵吃一碗方便面却不会影响到近期的正常生活。饮食习惯给人带来的影响是隐性和长期的。所以，对于呆小萌这样的人群，需要更加注意自己的心血管健康，警惕糖尿病等代谢系统疾病悄悄找上门来。

此外，不良的饮食习惯可以通过社交圈传播，让肥胖等代谢疾病通过社交网络不断蔓延。权威研究显示，如果你的朋友最近变得肥胖，那么你也变得肥胖的概率会增加57%；如果你的兄弟姐妹最近变肥胖了，那么你变肥胖的概率会增加40%；如果你配偶变肥胖，那么你也变肥胖的概率会增加37%。这也很好理解：一个人的饮食习惯、食物选择等等会影响朋友、兄弟姐妹和配偶。如果你周围的人在吃零食，不知不觉中，这个习惯也传染到了你身上，你也会有想吃东西的冲动；你本来不想吃宵夜，更不想吃高盐高糖的食物，但经不起女朋友/男朋友的请求和一再诱惑，也加入了她/他的行列。这就是不良饮食在社交圈中传播的机理。在这种潜移默化之中，肥胖随着不良饮食习惯在社交圈中慢慢蔓延开来。当然，这并不是说肥胖就是传染病我们要唯恐避之不及；从另一个方面讲，好的饮食习惯也是可以在社交网络中不断传播的。如果你的女朋友/男朋友再邀请你吃宵夜或者享受高盐高糖的食物，你可以让你的另一半也加入健康饮食的行列中，并且通过社交网络，影响更多的人。

我们的饮食习惯还会受到大众文化的影响。打开手机，

和米小妮一起学习公共卫生

微博上常见的网红小吃店、奶茶店打卡，广告中的各种美食宣传……生活中，食物除了满足饱腹需求外，也承载了一定的文化。而在现在社会，饮食文化也得到了新的发展，比如请对方喝奶茶成为非常多的年轻人习惯的社交方式。吃辣条成为网络流行用语，让许多未曾接触辣条的人们开始吃辣条……食品商家也把握住了这个浪潮。除了街上越来越密集的小吃摊、奶茶店外，在网络上的各种广告、富有吸引力的故事等等，都在提醒着你：来吃点东西，调节调节生活。商家可以通过广告宣传，通过互联网文化的方式，将有利于其利益的饮食习惯传播给消费者，无论其是有利于健康还是不利于健康。除此之外，为了降低成本，食品本身的质量就可能存在风险，如果这样健康就难以得到保障。奶茶中可能使用氢化油，其中的反式脂肪酸等物质会对人的心血管系统产生重要危害。人们可能在烹饪时注意自己使用的油、注意自己的食材，但是在主食外的方面，却往往会忽视食品健康问题。

一些更细微的饮食习惯，可能不会被人们所注意到。快食、烫食、过度饱食等习惯，如果没有人特意提起，往往不会被人们所关注。一项来自日本的调查研究指出，进食过快与患代谢综合征有显著的正相关性，它会直接促进动脉粥样硬化向心血管疾病的方向发展，还会增加患二型糖尿病的风险；烫食习惯与食管癌的发病率具有显著的正相关；过度饱食容易引发一系列的胃肠道疾病。

不良的饮食习惯和生活习惯伴随出现。年轻人"熬夜"现象似乎变得越来越普遍。这和当下社会压力增大有关，并且在互联网的联系下形成了一种文化现象——没什么事情也习惯性找点事情打发时间，直到自己觉得足够晚了、足够困了才会想到睡觉。但是，这些年轻人在熬夜打发时间的时候，何尝想到熬夜会增加猝死的危险。熬夜的时候，因为睡眠不足和昼夜节律紊乱，肠道内菌群失调，导致氧自由基在肠道内堆积。这些氧自由基会引起氧化应激水平升高，以及细胞损伤，这是导致猝死的关键因素。

在当今的社会背景下，许多人可能会认为饮食习惯和自己的工作、事业相比是一件小事，从而不在意自己的饮食。就像开头所讲的那位叫凯尔文的男孩，即使在医生给出建议之后，仍然没有调整自己的饮食习惯。生活中，可能有各种各样的事情，各种各样的理由，被我们放在饮食、健康的前面考虑。在忙碌的大环境中，我们也许要反思一下，什么事情才是真正更为重要的。

听到这里，米小妮明白了，父亲是在讲故事告诉自己要好好吃饭，注意青春期身体发育，不要像凯尔文一样。虽然心中有些不快，不喜欢老爸又拿出这种居高临下的教育方式，但想到今天是老爸主动来找她聊天，她觉得有些开心。

"爸，其他几个人后来怎么样了？他们问题都解决了吗？"

熊教授点了点头，开始了他的总结陈词——

人如其食和君子慎所食

英语当中有句谚语，叫作"You are what you eat"，翻译为"人如其食"非常恰当。一个人吃了什么东西，这个人就会变成什么样。饮食是和健康密切相关的。《礼记》当中说"君子慎独"。这里我们明白了饮食和健康之间的密切关系，我们可以说"君子慎所食"，我们要学会吃，注意饮食对自身健康产生的影响。

回到最开始的四个故事。

凯尔文因为视力严重衰退住院治疗。经过医生检查，凯尔文的视力已经到了永久性失明的边缘，可能难以逆转。医生的诊断显示，凯尔文的失明和他长期不良饮食习惯有紧密关系。

希勒里的非营利机构在新冠肺炎疫情期间坚持公益。他们的行为做出了表率，更多的人参与进来。纽约当地一家叫作"君子"的中餐馆也开始了送餐服务，给身处食品沙漠中的黑人小孩送上新鲜的食物。

考科斯在参与了为期四周的低盐干预测试之后，他的收缩压和舒张压分别下降了 23 和 9 毫米汞柱，成功扭转了他的高血压症状。虽然研究人员叮嘱他如果他恢复到高盐饮食，血压随时可能反弹，但是考科斯看到了通过饮食改变自己多年高血压症状的希望。

听到凯尔文的视力受到永久的伤害，甚至无法逆转。米小妮的内心有些触动，有些难过，她默默地推开了桌上的薯条。

熊教授看了看米小妮放在肚子上的手，轻轻把这只手拉起来，放到餐桌上："小妮，我知道你在意身材，可你身体很健康，甚至有些偏瘦。"

米小妮嘟着嘴，抬头看了一眼父亲，眼光又回到手机上呆小萌那婀娜的身材："不，我太胖了，大肥猪。"

"哎，你不能和这些网红攀比啊。"熊教授拿起了手机，指着呆小萌的封面说："小妮，你要明白，你的审美标准是谁定的。现在有太多的媒体、商家，他们通过过分瘦削的女性模特，在大部分女性心中制造焦虑，让大部分女性对自己的身材产生焦虑。你知道吗，小妮，有研究表明，这些女性模特比健康体重偏瘦大概 20%。"

百分之二十？米小妮在心中算了算，那就是说要偏轻至少 20 斤左右。20 斤？妈呀，这可是米小妮想都不敢想的减肥目标。

熊教授拿起手机，点开了呆小萌的链接，呆小萌开始直播带货了。呆小萌在直播平台上的粉丝接近了一百万，每次直播都有超过 1 万人观看。呆小萌现在最喜欢推荐的产品是各种低盐低糖的食品。

"各位粉丝们，下面我要隆重推荐一款网红产品，低卡路里，低糖低盐，可以有效降低患高血压和代谢系统疾病的风险。当然，如果你每天熬夜，吃再多这款产品也没有用。话不多说，后台客服上链接。"

米小妮看着直播间里面的这位姐姐，她这才发现这位姐姐的真实模样和封面差别有些明显：因为坐着，2 米大长腿有没有不知道，至少"A4 纸腰"是肯定假的。而且……而且，米小妮放弃了，因为这位姐姐的美颜滤镜开得太重了，米小妮也无法分辨太多的面部细节。

"小妮，你想以后就活在美颜滤镜中吗？"父亲问米小妮。

"小妮，你之前说过，不想被老师和同学评判，活在他们的期待中。但你为什么要接受媒体和商家的审美评判呢？美，不是这些外人给予的，而是自己内心的感觉。"

米小妮起身从桌子旁找来一袋低盐坚果，收起了薯条："爸，你说得挺好的。其实，我也不希望活在你的期待中。而且，我也挺希望得到你的重视。"

10. 生命在于运动——身体活动与个体健康

第二天，熊教授来到办公室，他想起女儿昨天晚上的话。他明白自己其实很少走进女儿的内心。也许自己太专注于工作，也许自己经常居高临下地对女儿指手画脚，总之，他发现自己其实不怎么了解女儿。他不知道女儿为什么这么想去旅游，为什么突然在减肥。这可能也不怪熊教授，这个快节奏的时代，让所有人在忙忙碌碌中忘记了初心和身边的人；而且在现有教育模式之下，对于学生成绩表现过分关怀，而忽视对于学生个体的关注。其结果就是，老师，包括家长，都忽视了学生本人。当然，这个也不是教育系统的问题，是整个社会都是如此。大家都围着考核指标转，而忽视了一个个的人。熊教授需要为了晋升职称转，他的妻子需要为了项目转，他的女儿需要为了分数转，大家都忙忙碌碌的。

熊教授在办公室内想了很多，他决定首先需要做的，是放下姿态，学会和女儿平视说话。尤其之后自己和妻子彻底分开，他更需要和女儿进行更有效地沟通。

当熊教授在办公室内为如何与女儿有效沟通苦思冥想的时候，米小妮在声乐教室里面开心地大笑："哈哈哈哈!"

原来刚才刘晓原跟米小妮坦诚，自己的理想是走声乐特长，然后当一名歌手。

"哈哈，圆脸哥，你去当歌手？哈哈……不过也挺不错的，你的体型很适合……你知道适宜去哪里演出吗?"米小妮一脸坏笑。

"金色大厅，第二个帕瓦罗蒂?"刘晓原特别的自信。

"圆脸哥，你可以去高老庄唱美声，哈哈!"米小妮丝毫不给刘晓原面子。

刘晓原圆胖胖的脸上青一阵紫一阵，半晌才憋出话来："小妮，别笑话，我又不是想出名，我就是单纯地喜欢唱歌。"

米小妮捂住嘴，但仍然在咯咯地笑："圆脸哥，我走了，去教室放个书包然后去上体育课。"米小妮早早结束了声乐训练，离开了教室。背后，仍然传来刘晓原练习的声音。米小妮停了停，感觉自己确实刚才嘴太贱了。但是一旦她脑海中浮现起刘晓原大腹便便走上台，开始唱歌的样子，她就情不自禁想笑。

回到教室，放了书包，发现全班同学都去操场了，米小妮一个人在教室。好奇心驱使她来到李源的课桌前，因为她想看看李源到底在看些什么。她偷偷摸摸地翻出李源的那本"时尚杂志"，发现封面上赫然印着"大众健身"，而印有小姐姐的那页标题竟然是"如何减少后腰疼痛"。李源怎么会关注后腰疼痛？米小妮有点疑惑……。

体育课结束之后，米小妮装作漫不经意地问同桌王火灿："哎，王同学，那天你和李源在后面聊些什么东西啊。"

王火灿一边埋头做着数学题，一边也心不在焉地回答："没啥，就是讨论健身呗。"王火灿双眼高度近视，但做作业不戴眼镜，眼睛得离书本很近，近到似乎伸出舌头可以舔到作业本。按照洋子的描述，王火灿的学霸成绩，就是他用鼻子一行一行嗅出来的。

"我说王火柴，你和李源那天在后面看杂志我都看到了，印着这么大个女模特，一看就不是什么正经杂志。说，要不我告诉老师。"米小妮一把夺过王火灿的笔，让王火灿面对自己。

"小妮姐，那不是什么不正经杂志，就是一本健身杂志。"王火灿有些无奈地解释："我和李源，还有班上好些男生，都有下腰疼痛。哎，小妮，你可别乱想，我们晚上可不是'操劳过度'。"王火灿急忙解释道。在这个荷尔蒙横飞的高中年级，很多话题都可以牵扯到性。

"哼"米小妮觉得有些好笑："我根本就没有朝这方面想。你自己思想复杂吧。不过你和李源有下腰疼痛?"

王火灿脸上写满生无可恋的表情："是啊，你看现在学习任务这么繁重，每天埋头写很多作业，坐这么久，而且我和李源都长得高，哪能不腰疼。"

李源也腰疼? 米小妮装作满不在乎地回答："你啊，王同学，你要是把腰挺直写作业，然后多运动，绝对就没这事儿了。"说罢，米小妮用手拍了拍王火灿往外凸起的后背。

"小妮姐，我当时去参加体育社团就是想改善后腰疼的问题。"——

"坐家"小王的烦恼

王火灿同学是米小妮的同桌，是一位学霸级的学生，小王同学原本健康状况一直不错，连感冒都很少。但是最近考试周，小王同学除了应付繁重的各门功课复习之外，还经历了身心的双重煎熬——一边连续熬夜大脑持续高速旋转，另一边腰间还出现了隐痛，甚至逐渐发展到了影响活动范围的地步。最后他被校医院诊断为"腰椎间盘突出"，并被建议减少坐姿的时间。自认平时健康"佛系"的小王同学怎么也没想到，这种"老年病"会发生在自己身上。

原先无论是上课、写作业、复习、还是在家，小王同学无一例外都坐着。小王同学也不止一次自嘲是"坐家"。

"坐家"小王尝试改变自己的生活方式。为了减少坐姿时间，小王同学也尝试用站立工作台或者可升降和可调整角度的各类书桌、支架来迫使自己减少久坐的时间，但是问题并没有太大好转。

小王同学的遭遇，只是现代人"久坐"问题的缩影。现代社会的人们基本上个个都是"久坐族"。人们也慢慢了解到，自己习以为常舒服的坐姿，是被归结成为体质下降和多种疾病风险上升的诱因之一。但问题的根本不在于"坐"，而在于"久坐"。因为久坐，人们的体育运动时间减少，这造成了一系列健康问题，包括腰椎间盘突出。但站着工作也不是降低健康风险的办法。降低健康风险的办法不是静静地站着，而是多换姿势，多活动。《2019上海白领健康指数报告》说，超半数白领日常不锻炼或只偶尔锻炼。

说实话，听到王火灿说到腰疼的问题，米小妮有些意外，因为在她的印象中，下腰疼痛是父亲那一辈年纪人的专利。米小妮记得小时候父亲经常让她给他捏捏肩膀，捶捶后背，尤其是腰部。这是她小时候零花钱主要的来源。不过后来长大了，尤其是进入青春期之后，米小妮给父亲捶腰的次数几乎没有了。

"小妮姐，我给你讲，光站着写作业没法改善下腰疼痛。消除久坐的健康危害，我现在琢磨出来了，最好的办法并不是静静地站着，而是多运动，多变换姿势。真的，腰出了问题才知道生命在于运动。"王火灿一边给自己捶着腰，一边甚至有些语重心长地告诉小妮。

生命在于运动

小王同学也第一次真正开始正视自己的健康问题，开始思考缺乏体育运动和久坐对身体的伤害。以前他仗着自己的身体底子好，以为健康是一个可以无限透支而不用储蓄的账户。腰椎间盘突出的问题给他敲响了警钟，通过查阅资料，他逐渐意识到体育运动的重要性，开始明白久坐和缺乏体育锻炼是许多疾病诱发的因素。

体育运动改善人体健康水平的机理是多方面的：体育运动可以改善身体脂蛋白的构成，增加高密度脂蛋白（"好的"脂蛋白）含量和降低低密度脂蛋白（"坏的"脂蛋白）含量；改善糖代谢和对胰岛素的敏感度；降低血压；减少全身系统性的炎症反应；降低血液凝结；改善冠状动脉的血流；增强心肺功能；改善自主神经的功能；增强内皮功能等等。

以上的改变和健康之间存在着密切的关系。上面提到的内皮功能的紊乱和多种慢性疾病状态（包括冠心病、中风、2型糖尿病、高血压、高胆固醇血症和肥胖症）有关。而内皮对运动产生适应性反应，其功能可得到极大的改善，这对于许多疾病状态的改善是有帮助的。体育运动也可以改善糖代谢和降低2型糖尿病风险，体育运动会导致糖原合酶和己糖激酶活性的增加，增加 GLUT – 4 蛋白和 mRNA 表达，其结果是肌肉毛细血管密度增加，机体向肌肉输送葡萄糖的能力增加。

体育运动带来的这些积极变化，在短期可以改善抑郁、焦虑和失眠；在长期来看，可以降低体重，降低心血管疾病、2型糖尿病和其他代谢系统疾病风险，预防癌症或者改善癌症的预后，维持或改善肌肉力量和骨量并预防骨折，改善日常生活的运动能力并预防摔倒，最终延长寿命。

反之，缺乏体育锻炼的危害是明显的。相比最爱活动的人而言（最不爱久坐的人群），久坐的癌症患者死亡风险会大幅增加达82%。而身体活动的缺乏，已经被认为是全球第四大死亡因素，每年可能造成约190万人死亡。实际上，更全面的研究结论主要认为，缺乏活动可能与各类慢性非传染性疾病（即"慢性病"，包括心脏病、中风、糖尿病以及乳腺癌和结肠癌等）的流行都有较强相关关系。慢性病已被认为是目前全世界主要的健康负担。按照世界卫生组织2011年的统计，非传染性疾病每年会造成近3,500万人死亡，其中近900万为60岁以下的人，并且90%发生在发展中国家。如果不采取相关措施，到2015年，死亡人数将增至每年4,120万人。

缺乏体育运动的人组织器官机能会下降。在全球范围内，缺乏身体活动带来的直接社会医疗费用为540亿美元，其中57%由公共部门承担；而另有140亿美元损失则归因于生产力下降。在成为当代全球普遍存在的生活方式问题后，缺乏体育运动的危害已不仅仅局限于个人健康的层面，对整个社会也造成了巨大的负面影响。

总而言之，久坐、缺乏体育锻炼，为患上慢性病悄悄地打开了方便的大门。"生命在于运动"，不是一句空话。

米小妮在旁边听着，她当然知道运动的好处。父亲经常告诉她"饭后走一走，活到九十九。"但米小妮总认为运动是中年人甚至老年人的事情，从来没有想到缺乏运动造成的危害竟然可以蔓延到青少年，而且是自己的同桌和暗恋对象身上。

"哟，王学霸，你懂得不少嘛，缺乏运动造成的危害讲得一套一套的。来给我讲讲怎么养成运动的习惯。"米小妮调侃地说道。

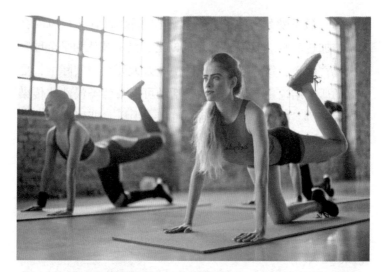

图 3 – 5　体育运动能够带来一系列健康益处。成年人需要每周参与 150 – 300 分钟的中等强度体育运动，或者 75 – 150 分钟的高强度体育运动。而且体育运动最好分散进行。

　　"哎哟，我的姐姐，你就别拿我开涮了。我中考的那一阵疼得坐立难安，这些都是我当时为了缓解腰疼自学的。这就是现实版的'久病成医'啊。"

　　米小妮投来一丝同情的神情。

让我们动起来！

　　中考结束升入高中，小王同学接受好朋友们的建议，参加了学校的"跑步协会"。跑步协会，顾名思义就是一群爱好运动爱好跑步的人组成的社团，其宗旨就是采用集体活动的形式，改变会员平常久坐不动的生活习惯。小王所在学校的跑步协会，经常在学校操场开展活动，跑步时候还会呼喊口号，阵势十足。

　　提升运动水平的方法有很多。首先，有各种方式可以直接干预，鼓励人们多做运动。体育运动给人们带来的健康收益，在不同的年龄段人群中有所区别。在各年龄段中特别给予关注的是青少年。许多研究都证明，在青春期积极开展体育活动，这样的生活方式对健康有益处，包括改善心肺功能、提高肌肉力量，增强骨骼强度，并对减重有积极影响。同时越来越多的证据表明，身体活动对认知发展和社交能力也有积极影响，许多好处甚至可以持续到成年。为实现这些益处，世卫组织建议青少年每天进行一个小时或更多的适度或剧烈的身体活动，并在 2003 年发布了有关运动的通用指导意见。2011 年，世卫组织与国际奥委会达成共识，希望合作推广健康的生活方式，在世界范围内帮助人们降低患心血管疾病、癌症和糖尿病等非传染疾病的风险。在国内，初中升高中的"中考"也从 21 世纪开始逐渐加入体育考试，而且体育考试所占的比重在逐年增加。这也是用教育政策的手段直接干预青少年的体育运动行为。小王同学参加的跑步社团，也是通过同学们自发组织的方式来增加体育运动的参与。

除了用直接干预的方式，还可以创造一个适宜运动的环境，达到鼓励大众进行体育运动的效果。进行体育运动的重要障碍是缺乏散步、玩耍或锻炼的安全场所。小王同学对这点尤其有体会，他来自中国北方一个二线城市，城市中车水马龙，人来人往；快车道早已是机动车的天下，而慢车道成为各种电动自行车风驰电掣的天下，而人行道又被路边摊、停车等牢牢占据。这几年城市的空气也不是特别好。小王同学在老家的时候真是想锻炼也找不到地方，这给自己宅在家中找到了一个完美的理由。

科学研究已经发现，人行道、街道布局、街景多样性、公共空间位置、公交设施、社会治安等诸多城市环境都会影响人们的运动行为。有远见的城市规划者已经开始用改变城市布局或者住宅环境的方式，来鼓励人们多做运动。在美国纽约州的杨科斯市（Yonkers）这里的居民肥胖率高达20%，且仅有20%的居民达到了每周运动150分钟的标准。当地的公共卫生部门和非政府组织合作，对城市现有的步行道进行重新规划和整理，建立了标志、路标和地图，最终新建了一条长达1英里（1.6公里）的室外步行道。这条步行道为周边近6,000名当地居民提供了更方便的锻炼场所。小王同学所在的城市，最近政府也投资兴建了一个体育公园，配备了健身器材、步行道、公共厕所和绿化带。小王同学的父母，喜欢在饭后牵着家中的小狗，去体育公园遛弯，不知不觉之间运动量也多了起来。

"不错嘛，我这声乐还没有练出来，你马上就要成田径运动健将了。"米小妮接着调侃王火灿："不过，话又说回来，我晚上有时候路过操场怎么没有见过你？"

王火灿脸上有些尴尬。原来，每个人都有惰性——

为什么人们不想动？

随着学期的进行，小王同学参加跑步协会的最初热情逐渐消退。他参加集体跑步的频率在降低，尽管社长在微信群中多次"艾特"他，让他按时参加跑步，小王同学总会以课程繁忙和作业太多为由推脱。小王同学放眼自己周围，发现大部分的同学也不参加体育运动。相比于体育场上的挥汗如雨，这些同学更愿意待在教室里面，抑或是在自习室里面安静地看书做一个美男子/美女子。周围同学的作为，让小王同学在半期考试之后更加怠惰了。

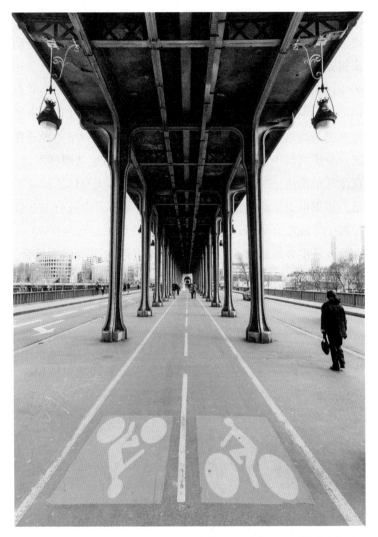

图 3 – 6　通过兴建专供行人和自行车使用的道路，可以鼓励人们多参与体育运动。类似通过改变城市规划和居住环境来鼓励人们多运动的方式还有很多。

　　小王同学周围的情况不是个例。2019 年的《柳叶刀 –

儿童与青少年健康》杂志上刊登了一项基于 160 万名 11 至 17 岁学生数据的研究，这项研究认为现在迫切需要采取行动来提高 11 至 17 岁少年的身体活动水平。研究发现，全球 80% 以上在校青少年没有达到目前建议的每天至少一小时身体活动标准。而且相较于男孩 78% 的未达标率，女孩的未达标率更是高达 85%，而且男孩女孩之间的未达标率差异还在进一步扩大。不只是青少年人群，成年人的运动同样不足。在全球范围内，2016 年超过四分之一的成年人身体活动量不足。根据世卫组织的建议，成年人应在每周至少进行 150 分钟的中等强度有氧运动，或者在整个星期中进行至少 75 分钟的高强度有氧运动，或等效的中等强度和剧烈运动组合。2001 年到 2016 年期间，成年人参与体育运动的情况基本没有变化，而且在高收入的西方国家，缺乏体育锻炼的普遍程度还增加了 5 个百分点。

而且缺乏体育运动、久坐、嗜好高盐高糖的垃圾食品、熬夜缺乏睡眠等等——这些不良的生活习惯其实相辅相成，互相联系。通常待在家中的宅一族，会喜欢熬夜、点一些外卖的快餐食品填饱肚子。这些高盐高糖的食品，对于心血管疾病的发生同样具有促进作用。而另一方面，长期参与体育运动，会促成良好饮食习惯的养成。德国的一项调查就发现，参加体育运动多的青少年消费了更多对健康有益的食物，如蔬菜和水果等等。由此可以看出，多种不良的生活习惯彼此之间相互联系、相互促进，这也是慢性病防治的一个难点所在。从科学研究上讲，我们很难知道它们单独导致慢性病的风险因素是什么；在实践中，这也加大了干预影响行为的难度。

上述的种种缘由使得干预体育运动的措施通常收效甚

微。虽然很多国家设立了体育运动的监测系统，制定了促进体育运动的国家战略，但是国民的体育运动参与水平并没有提高。相关的措施常包括：改进城市规化促进基础设施建设，在基层制定社区的干预方案，以及开展公共教育等。尽管全球有 80% 的国家制定了各类体育活动的相关政策和计划，但是这类政策仅在 56% 的国家中有所成效。

这些旨在鼓励运动的干预措施都是基于这样的认识：久坐和运动不足会损害健康，而坚持锻炼能够带来各种健康效应。但是，健康仅仅是鼓励人们参与体育锻炼的因素之一，并不是所有的因素。这些基于健康的干预措施并不是总是奏效，而这涉及背后的心理学问题：所谓"江山易改，本性难移"，要改变一个人的行为实在是太难了。小王同学没有形成体育锻炼的习惯，让他突然参加跑步协会，当然会有三天打鱼，两天晒网的怠惰情绪；这点对于其他人来说也适用。现在行为科学领域提出一个"助推（nudge）"的概念，即是通过一系列正向强化的方式来鼓励人们多运动。例如鼓励人们在微信朋友圈分享自己的步数，并设立每天步数的目标等，都是提升人们运动参与率的助推手段。

在了解到通过助推理论提高体育运动参与率之后，小王同学也在微信中开通了微信步数，还特意关注了几个好朋友每日的运动量。微信步数每日的排名机制，也无意间鼓励了小王同学每天多运动，尝试在排行榜上取得好成绩。

与此同时，熊教授和同事也聊到了下腰疼痛，不过话题开始的方式和米小妮他们略有区别。

在办公室里，同事问熊教授："哎，我说，你和你老婆那事到底怎么样了？"

熊教授有些无奈地回复："还能怎样……哎，你说，怎么女人的心思就这么难以捉摸？"

同事听后逗乐了，停止敲键盘，转过头来扶了扶眼镜："老哥，我能用公式算出宇宙演化的规律，但是却无法捉摸我家那位心中在想些啥。"

熊教授听到这句话，感觉就像酒逢知己，身子转了过去："是啊，你说不仅老婆的心思无法揣摩，连女儿的心思也捉摸不定。'女人心，海底针'。"言毕，熊教授无奈地摇了摇头。要是在酒馆里，熊教授一定给自己斟满酒，然后痛饮一杯。在办公室里，他就只能以茶代酒了。

同事一听逗乐了："嗨，老哥，要我说，你这就是对女儿缺乏用心观察。青春期的小姑娘，其实挺好理解的。听听她们每天说些啥，和你嘀咕些啥；或者看看她们每天在忙些啥。"

熊教授仔细回忆，疑惑地回复："她能忙啥？忙功课啊。"

"不是，除了功课以外的。"

"哦，她最近突然开始减肥了。每天晚上吃两根黄瓜，被我昨天给说了一顿。"熊教授回复道。

同事一听一拍大腿，像发现新大陆一样："你女儿绝对是有喜欢的人了。一个女孩开始注意自己的外表，那她一定是有喜欢的人了。"

熊教授这才猛然意识到对女儿的关心和思考确实不够。女儿都16岁了，马上就要成年了。熊教授回想自己高中的时候，再想想现在的孩子，一定比自己那时候早熟，确实不能再把她当小孩了，应该用成年人的方式来对待她。

"所以啊，老哥……"同事站起来，正要说话："哎哟

"怎么了?" 熊教授急忙上前扶住同事。

"闪着腰了。" 同事用手顶着腰痛苦地回答。

熊教授扶着同事坐下,一边说:"所以学校要在我们老师中间推广多运动,不然没等到退休,我们的身体却先退休了。咱们还要为祖国健康工作50年呢!"

同事揉着腰,显然还没有缓过劲来:"推广多运动难啊,坚持运动更难啊。"——

因材而 "动"

其实推广运动比想象的复杂。运动时间和强度进行干预,需要更为个性化的方案,除了年龄划分之外,也需要将方案受众具体到不同身体条件的人群或是社区群体上。其中一个主要原因是,不同人群可利用的身体活动时间可能有所差异,而各自适合的运动类型和强度也不可直接等同。

比如孕妇可以进行什么样的运动?传统印象中可能会出现的是她们身体微微后仰,用手抚着肚子慢慢挪动散步的样子。游泳、撸铁,甚至倒立、登山这些看似过于剧烈、风险过高的活动,一位以运动达人标签著称的女星在孕期可是一项都没落下。孕妈妈们的运动照(至少从舒缓的瑜伽动作开始)已经越来越多地出现在各种运动社区的打卡平台上了。

针对孕妇运动干预的研究确实有乐观的结果。科学家们招募了妊娠前三个月的71名健康孕妇,随机分组后开始安排锻炼,每周进行三次、有监督的50分钟适度运动。包括慢跑、快走、骑着固定自行车或参加健美操课程等较舒缓的练习。课程一直持续到每个妇女分娩。分娩一个月后,母亲和孩子都回到实验室,由一位儿科理疗师完成了对婴儿反射和运动技能的标准检查，测试他们对各种姿势的控制能力和其他反应以及移动能力。孕期锻炼的母亲生下的婴儿，在几乎所有测试中的表现都更好，而且这一差异在女婴中尤为显著。母亲在怀孕时进行慢跑或跳舞产下的婴儿，在抓地力和控制滚动能力方面都略领先于其他婴儿。研究人员认为，也许婴儿在母亲锻炼时通过胎盘获得更多的血液、氧气和营养，从而影响到他们的大脑和神经系统的发展。或者婴儿的身体也可能感觉到了母体劳累，并释放出生长激素，加速了他们自己运动皮层的发展。

弱势群体以及活动受限的患病人群参与体育活动仍然有好处。以关节炎患者为例。与一般人群相比，关节炎患者不参与休闲体育活动的比率要高得多。长期不活动可能导致其他衍生的问题，如疲劳、关节灵活性和肌肉力量下降、失去独立性、耐力和整体体能差，以及患抑郁症。缺少活动也增加了并发症发生的风险，如冠心病、糖尿病和骨质疏松症等等。反之，一些随机对照试验表明，参加了适当的陆基或水生锻炼项目的关节炎患者，在身体和心理状态方面可以得到显著改善，而不会加重他们的疾病。根据这些证据，外科医生根据体育活动和健康报告得出结论，关节炎和风湿性关节炎患者可以通过定期参加中度有氧运动，改善疼痛和关节功能。一项美国的研究，让176名患有关节炎的成年人参与身体活动，发现患者的抑郁症水平显著下降，自我效能增加。参与者从预检到后测试，手臂、手和手指功能都有了很大的改善；每周两次或以上的体育活动对人的情绪有改善作用。关节炎基金会已经制定了2个身体活动计划，为参与者提供了一些改善身体现有状态的方法。不幸的是，这些计划没有得到广泛的应用，仅覆盖不到1%的关节炎患者。针对体育活动方案参与率低的问题，专家们提出了对原因的各种猜想。关节炎基金会进行的定性研究发现，人们对其项目缺乏认识，对运动价值也有误解。一些人表示，他们希望参加主流健康体育活动项目，而不是那些像基金会的项目那样，将他们贴上关节炎标签。另一个障碍是缺乏报销途径，因为这些计划并不被视为治疗。其他潜在的障碍也包括自我效能低下、缺乏对运动益处的认识、缺乏锻炼设施的便利性、上课时间不方便、缺乏其他重要人士的支持以及时间不足等等。

此外，一些研究人员意识到，更个性化的活动计划也能够帮助普通上班族向世卫组织所建议的运动量水平靠近。丹麦的一个实践测试了智能体育锻炼的概念：根据个人的工作强度、健康状况和身体能力，为其量身定制训练指标。训练指标包括有氧训练、以颈部和肩部肌肉为目标的力量训练、核心稳定性训练和平衡训练。智能体育锻炼已经在不同类型的工作人群中进行了测试，其效果各不相同。肌肉骨骼疼痛的改善主要在办公室工作人员、牙医、工业实验室技术人员、清洁工和战斗机飞行员中得到体现。在办公室工作人员、医疗保健人员和建筑工人中，则有较明显的心脏代谢系统的改善。不过，运动的作用似乎只是适度和短期的，这主要是坚持体育运动是比较困难的。在丹麦进行的 9 次实验中，坚持体育运动的平均比例仅为 61%。而缺乏相关政策和场所是鼓励体育运动的重要障碍。这也说明，有方便使用的运动设施对于促进这些群体保持体育活动的频率和强度同样重要。研究人员有关这一思路的探索还涉及更多复杂的心理奖励机制，这一思路的实践，已经为缓解城市高压力人群缺乏运动的情况做出了可行的尝试。

如何针对有不同的身体条件和自由时间的群体，更好地丰富他们日常的体育活动，降低缺乏运动对其造成的健康风险，仍然有待进一步探索。除前面小节中的案例之外，在对不同人群的身体情况进行调研时，还有一些有意思的研究发现。很多生活方式间接与健康因素有所关联。其中一个典型例子是关于宠物饲养——养狗可能对主人的心血管健康有好处。这一结论来自对捷克布尔诺（Brno，Czech Republic）1,769名随机挑选的居民进行的研究。研究人员根据美国心脏协会的七项健康指标，对心脏健康进行了评分（血压、胆固醇、血糖、体力活动、饮食、身高体重指数和吸烟）。结果发现，养宠物的主人得分都高于那些没有养宠物的人。研究人员具体分析认为，狗主人比其他人的优势可能在于，他们展现出了相较其他居民而言更充足的身体活动、更好的饮食和良好的血糖水平。其他因素比如幸福感，减少孤独感，降低抑郁率也可能发挥一定作用——这也算是附加在生活方式中的运动加成了。

在教室里，米小妮和王火灿的谈话还在继续。

"王学霸，你这久坐不行，坚持运动也办不到，那你现在怎么应付你这个——老腰？"

"小妮姐，所以我要向李源哥学习呢，他在这方面执行力很强，他用倒计时器提醒自己定期起身活动，也参加了假期线上体育打卡的小组，还鼓励我坚持锻炼。"王学霸指了指教室后排的李源，对米小妮说："未来的某天，我相信自己会像李源哥一样，逐渐形成运动习惯。'生命在于运动'！"说罢，王学霸握拳在胸前挥舞，做出信心满满的样子。

"李源他还挺有毅力的嘛"米小妮轻声地赞叹。

"可不是吗，小妮姐，他父母离异，他父母都不怎么管他，全靠自己。"王火灿有些同情地说，然后又拿起笔，埋

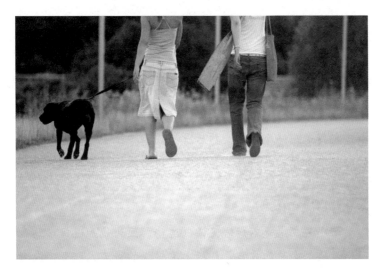

图3-7　不同人群改善运动的策略需要有所不同，做到"因材而动"，制定个性化的运动方案。例如，对于养狗的群体，遛狗可以显著增加他们的运动量。

头开始写作业。

米小妮转过头去，温柔又同情地看着教室后排的李源。

11. 谁来养活未来100亿人——气候变化与个体健康

"小妮，最近好好吃饭吗？"熊教授看到放学回来的女儿，关切地问道。

"有呢。"米小妮回答。自从上次熊教授给女儿晓之以理地讲述了营养不良和饮食不规律的后果之后，米小妮吃饭明显有改变。但是，这并不都是熊教授的功劳，主要因为米小妮通过王火灿的口，知道李源"不喜欢火柴棍一样身材的女孩"。

不过，熊教授显然认为这是自己的教导起到了作用，满意地点了点头："小妮，今天在学校吃了啥呢？"

米小妮想了想说："主要是蔬菜，一些米饭。"

"没有吃鱼和肉？小妮，你现在长身体，需要多摄入蛋白质。"

"爸，我最近被任命为一个环保社团的负责人，我要带头少吃肉。"米小妮回复到："本来我是不想参加的，但是每个班都得选出一个代表，然后就把我推举上去了。在兴趣组的时候参加了一些讲座，和你那天讲的澳大利亚森林大火那个题目有些关系。就是说，全球气候变暖，大家要少吃肉，来拯救地球气候。"

米小妮本来是不想给父亲说这些。因为她知道父亲总是习惯性地否定她的方案：包括上次提议的去澳大利亚，或者日本熊本县游玩的方案；或者是上次在乡村看枫叶，否定她提出坐观光车的方案。她的父亲总是对她和她提出的方案带有深深的质疑。

熊教授上次被同事一阵教育之后，也在努力和女儿沟通，发现女儿身上的闪光点，不是总否定和教育对方："听上去不错啊，你们这个社团有意思啊。"

米小妮的眼中闪出一丝惊喜："可不是吗，我想既然参加了就好好做呗，还去食堂门口举过宣传海报，呼吁同学们少吃肉。"

熊教授伸出大拇指："来，给我们未来的应对气候变化领袖点个赞。"熊教授被米小妮所在学校丰富的社团活动给吸引了。毕竟他上高中那会儿，都是围绕着高考这根指挥棒转，每天就在书山题海中遨游，连吃饭的时间都觉得浪费，还社团呐！想得美！虽然熊教授最后考上了大学，但是进了大学才发现，自己相对于发达地区，尤其是东部沿海大城市的孩子而言，知识面狭窄太多，见识不够。说实话，他从心底里羡慕米小妮他们这一辈的孩子。

米小妮以为熊教授会习惯性地否定，被老爸这么一夸，反而有点不知道说啥好了。

"来，小妮，你的讲座讲了啥，能给爸爸讲一讲吗？"

米小妮眼中闪过了一丝惊喜："哦，爸，那就是一个普通的讲座，讲了讲气候变化影响中亚地区农业灌溉的故事。你等等，爸，我掏出笔记本，来给你说说那天讲座的内容。"——

天山下的沃土

亚历山大·戈尔巴图克是哈萨克斯坦的一位普通农民。他居住在阿拉木图（Almaty）以北约40公里的地方，有150公顷的玉米地。当地官员最近一直在进行农业节水的宣传。亚历山大平时灌溉用水都从旁边的土渠中获得，不用交钱，想用多少就用多少。想到节水措施的花费和时间成本，亚历山大也就没有理会当地官员的宣传。

亚历山大所在的阿拉木图，曾经是哈萨克斯坦的首都。阿拉木图位于天山山脉的西北侧，是超过200万人的地方。虽然是全球离海洋最为遥远的地方，但是阿拉木图生机勃勃。这里分布着多种野生苹果，被认为是现代苹果祖先的故乡。"阿拉木图"在哈萨克语中的意思即是苹果。

让阿拉木图保持生机的秘密就在于不远处天山山脉上的冰川。天山山脉上为数众多的皑皑冰川在当地农业发展中起到了极其重要的作用。冰川是数个世纪的雪在重力作用下压实形成的，这些冰川不是静止，它们是缓慢运动的冰河流。夏季时，冰川的融水从山地流下，宝贵的水流为遍布黄沙中的点点绿洲提供了维持生机的源泉。冰川为当地河流一年四季提供流量，持续不断地向干旱地区提供水源。但是，随着全球气温的逐年攀升，这些地处中亚的"水塔"正在逐渐消融。在春季时，本应在夏季融化的雪水就变为洪水倾泻而下，用于农业的水源早早枯竭，夏季农业灌溉用水没有了着落。这种灌溉上的间断给当地未来农业发展带来了不小的考验。

图尤克苏冰川（Tuyuksu glacier）长约 2.5 千米，位于阿拉木图以南仅 40 千米处的天山山麓，但是这里的海拔却比阿拉木图高出将近 2.6 千米。1957 年苏联时期的研究人员来到这里，他们在冰川边缘建立了科考站；但是如今，科研人员却要从这个科考站出发，手脚并用向上爬行 1 个小时，才能到达冰川边缘。短短 60 年，冰川消退了接近 1 千米。冰川的长度不仅在变短，也在变得更薄。2018 年夏天，当研究人员再一次来到图尤克苏冰川的时候，发现它已经变薄了将近 1 米。冰川边缘正在疯狂融化，这些水汇聚成为溪流，并聚集到小阿拉木图河（Little Almaty River）当中，最终到达亚历山大的村庄，灌溉他家的玉米地。

现在图尤克苏冰川正在不断消退。尽管河流的径流量暂时没有受到影响，但是科研人员担忧 20 年后情况会有变化。如果冰川彻底消失，到时候亚历山大一家将用什么来灌溉他家的玉米地？

米小妮顿了顿，视线从笔记本上移开，看了看爸爸，发现父亲眼中有期待的眼神，似乎等着她讲后面的故事。她停了停，从书包里面掏出社团的宣传单，上面印着"素食有利健康，素食拯救地球"的标语。

熊教授一看这个标语笑了："这个标语挺有创意的嘛，

把拯救地球和个人健康结合在一起。"

米小妮急忙说："这个标语的前半句是我想出来的。上次你不是说了饮食和健康故事吗，我就把素食有利健康加进去了。本来我们社团的人只想出了后半句，但是我觉得，如果仅仅空谈保护地球，没人愿意听。但如果说素食有利于身材，有利于健康，估计同学们会参与。"

"真聪明！"熊教授由衷地赞叹。

"爸，我还没有说完刚才的故事。刚才这是在哈萨克斯坦发生的事情，邻近的我国新疆遭受着类似的挑战。"——

全球农业的灌溉危机

哈萨克斯坦的图尤克苏冰川的命运也在其他地方发生着。在天山山脉的另一端，是我国新疆维吾尔自治区的首府，有"优美的牧场"之称的乌鲁木齐，这个城市居住着大约 200 万人。乌鲁木齐乃至整个新疆，都依赖冰川融水作为水源。这些冰川无一例外，都在逐渐消退。其中著名的，是河源 1 号冰川。它是乌鲁木齐河源冰川中最大的一支，但是从 1950 年代开始有观测资料以来，河源 1 号冰川一直在消退中。

在乌鲁木齐以西将近 1000 千米的阿克苏河流域，因为天山冰川的加速融化，导致地表最大径流量增大，当地汛期提前，并造成土壤的次生盐碱化加剧。冰川融化加剧，虽然融水量的增大缓解了流域内水源短缺问题，但是雪崩、泥石流等灾害发生的可能性增加，影响了交通的畅通。新疆地区绝大部分河流为内流河，以高山冰川融水为水源，这些河流对当地的农业发展和生活用水意义重大。在未来的一段时间，随着当地人口的增加与水资源需求的增长，各流域有可能面临因冰川退缩引发的水资源危机。

除开南极洲和格陵兰岛，全球有大概 15 万条冰川。这些冰川和图尤克苏冰川、河源 1 号冰川的命运类似，都处于不断的消退当中，它们正在变得更短更薄。这带来了一系列环境和生态的后果，给所在地的农业生产带来了挑战。

在地球的另一端的美国，美国的科罗拉多河，给美国西南部的 7 个州，以及邻近的墨西哥提供了宝贵的水源。但是这一区域内的冰川、冻土、湖冰都处于全面的消退中。其中的阿里卡里冰川（Arikaree Glacier），在过去 15 年期间，平均每年消退 3%。区域内冰川的消退，导致科罗拉多河的水量在近年来不断减少，流域内的利益各方不得不坐下来，重新商议用水量分配的问题。

再放眼到南美洲，在南美的安第斯山脉，98% 的冰川处于消退中。秘鲁的冰川从 2000 年到 2016 年已经消退了大概三分之一。在整个安第斯山脉地区，平均每年冰川厚度减少大概 1 米左右。消退的冰川给当地的农业、饮用水、水力发电站带来了不少挑战。当地居民不仅要应对每年春季越来越严重的洪水，也要熬过洪水之后漫长的枯水期。情况最为严峻的当属巴塔哥尼亚冰原地区（Patagonia）的冰川。巴塔哥尼亚是南美洲南部，南纬 40 度线以南的广大地区。这片地区冰川的消退占了整个南美冰川消退的 83%。最开始，周边地区可能因为冰川消融而获得丰沛的水量，下游河流的径流量会明显增加。但是之后，径流量达到峰值后递减，导致农业水源在时间上的分配不均，为农业生产所需的持续灌溉带来挑战。

米小妮合上笔记本，抬头望着父亲，说："主要就是说农业灌溉用水减少，粮食生产可能减少。爸，你说是不是只

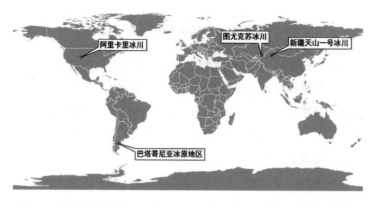

图 3-8 本部分提到的冰川位置示意图。它们都无一例外在持续衰退。

要解决灌溉用水就可以了？那我们多建立一些水库呗。"米小妮谈出自己的想法。

熊教授为女儿在思维上的进步感到高兴，循循善诱地提问："不错，小妮，懂得思考问题和提出疑问了。那我问你，气候变化除了影响灌溉用水，还有哪些方面会影响农业生产？"

米小妮努力想着，回忆着上次去郊区农村看枫叶的情景，不过那些农村已经主要开发为旅游区，也没见到种什么庄稼。又想起父亲上次谈到的澳大利亚因为气候变暖，森林大火不断的新闻，突然有了答案。

"爸，你想啊，如果气候变暖了，森林会着火，我想庄稼也会热得受不了。"

"没错，小妮。你说得真棒。而且，农业生产，广义来讲，还包括畜牧业、渔业、林业等等，这些行业都会受到气候变暖的影响，而且影响大多是负面的。"熊教授接过话茬，介绍除了冰川消融以外，气候变化带来的不利方面——

气候变化威胁下的农业生产

冰川的消融，仅仅是全球气候格局变化影响农业生产格局的一个缩影。在世界范围内，从反映气候的两个因素——气温和降水量来看，它们都在进行一场悄悄的"洗牌"：一些干旱地区变得更加干旱，一些多雨的流域出现频繁的洪涝灾害。而家喻户晓的异常天气现象厄尔尼诺、拉尼娜等不间断地对气候造成波动，仿佛预示着我们灾难不断的未来。面对这么多气候的"并发症"，我们对它们引发的影响又有多少程度的了解呢？

农业生产，并没有完全摆脱"靠天吃饭"的困境。各种自然因素仍然会深刻影响农业生产。上面提到的冰川融化影响农业灌溉用水只是一方面的例子。气候变化会造成一系列的变化，包括气温升高、降水模式改变、更加频繁的飓风等等，这些会通过一系列途径最终影响农业生产。

气候变化会对农业生产造成直接影响。以大家熟知的厄尔尼诺现象为例，在正常的情况下，赤道地区的东风会吹着太平洋表层温暖的海水向西移动，使西太平洋海平面上升，温度升高；而东太平洋海平面下降，下层冷海水上涌，导致其温度下降。由于上涌的冷海水富含各种营养物质，使浮游生物大量繁殖，成为鱼类的饵料。所以东太平洋即秘鲁西海岸的地区，成为重要的渔场。而在厄尔尼诺期间，热带地区降水和大气环流的正常规律被打乱，赤道暖流加强，同时越过赤道形成的西北风削弱了秘鲁寒流原有的冷水上泛现象，反倒使水温升高。因为上升流的减弱，营养盐类停止从海底向上的涌动，原来滋养鱼群的丰富浮游生物不复存在。其结果是秘鲁当地的渔业大幅减产，造成严重的经济损失。1972

－1973 年的厄尔尼诺事件导致秘鲁捕鱼业几乎完全崩溃；而2015 年的厄尔尼诺事件又让秘鲁政府宣布进入为期 60 天的全国紧急状态。

气候变化对农业的影响是全方位。会通过复杂的生态系统，逐渐体现到农业生产上。水稻是全球近一半人口的主食，提供了全人类热量摄入的 42%。而作为一种禾本科的风媒授粉植物，如果在花期遇到了过长时间的阴雨或者高温天气，水稻的风媒授粉的效率可能会受到严重影响，造成空穗、缺粒，减少作物的产量。此外，高温也会增加水稻的呼吸作用，减少产量。据测算，气温每升高 1 度，水稻的产量可能会下降多达 10%。水稻的生长需要灌溉用水，如果在生长过程中有 2 周没有降雨，对于靠雨水灌溉的水稻无疑会造成严重影响，导致 17% － 40% 的减产。此外，气候变化导致的海平面上升、洪水、土地盐碱化、病虫害等，都会威胁水稻的生产。据估计，到 2050 年，发展中国家的水稻产量会下降 15%。而且，气候变化对水稻生产的影响在地区上差异很大，尤其会影响亚洲地区。诸如孟加拉国、缅甸伊洛瓦底江三角洲地区、越南的红河湄公河三角洲地区，会由于洪水、海平面上升、土地盐碱化的影响，水稻生产前景堪忧。

气候变化对于农业生产的影响也是复杂的。二氧化碳是植物生长的碳源，也可以被称为是"气体肥料"。二氧化碳浓度升高客观上会促进植物的光合作用；而当平均温度升高时，因为植物完成一个世代的积温是大体不变的，所以其生长发育需要的时间缩短。因此，二氧化碳浓度升高和其导致的全球气温升高大体上会促进粮食作物生长速度加快。然而，由于作物的生长速度加快，其生育期也相对缩短，所以理论上也会导致农业减产。二氧化碳的所谓"增肥"实际作用可能非常有限。此外，二氧化碳导致的生物质的增加主要集中在根茎等不可食用的部分，而真正食用部分的增加实际上有限。

此外，气候变化同样以间接途径影响农业生产。它不直接对农业产物产生作用，而是通过其他的一些因素产生作用。自 2019 年年底以来，东非的一些国家相继遭受罕见的大规模蝗灾，这些蝗虫甚至飞跃红海，进入亚洲的巴基斯坦和印度等地区继续肆虐。此次蝗灾的发生与气候变化密切相关，主要是有以下的原因：沙漠蝗虫偏爱半干旱气候，但成年雌蝗喜在湿润沙土中产卵，因而较大量的降雨有利于沙漠蝗虫的生存和繁殖。在 2019 年的东非地区降水频繁，部分地区甚至出现洪涝灾害，这意味着更多数量的蝗虫得以孵化。最终，大批量的蝗虫在受灾地区的土地上肆虐，啃食种植的农作物，给当地的农业造成严重损失。总体而言，气候变化对于农业害虫的影响是明显可见的，气温的波动和总体升高的趋势，都有利于其世代时间的缩短，继而加大对农业生产的侵袭。此外，全球变暖已经成为严重的全球化问题。冰雪融化、海平面上升使得低海拔地区的土地可能被淹没，一些原有的农田或许因为盐渍化的加重而不再适宜耕种。因此，间接的影响途径也不容小觑。

气候变化、农业、人类和公共卫生

以推广高产粮食品种及化肥、农药、农业机械的使用，以加强灌溉为特征的绿色革命成功地提高了粮食的单位产量和总产量，让大部分人暂时地告别了饥荒的困扰，逃离了马尔萨斯的陷阱。人类的总数在 20 世纪初从 16 亿增长到了 60 亿，绿色革命功不可没。作为"绿色革命之父"的诺曼·布

图 3 – 9　气候变化在某些条件下会导致蝗虫短时间内大量繁殖，泛滥成灾，对农业生产造成严重威胁。

劳格，也在 1970 年获得诺贝尔和平奖。

　　但是诺曼·布劳格也忧心忡忡地说过："绿色革命在人类反饥饿和贫困的战争中取得了暂时性的成功，给予人们一个喘息的机会。如果得到充分实施，绿色革命将在未来的三十年中为维持生活提供足够的食物。但是，人类可怕的生殖力量也必须加以遏制。否则，绿色革命的成功将是转瞬即逝的。"

　　绿色革命的成功给人们一种饥荒已经远去的错觉。但正如布劳格在诺贝尔奖颁奖仪式上所言，绿色革命只是让人类在反抗饥饿的过程中稍微得到喘息而已，饥荒的阴霾从未真正散去。例如，1943 年在孟加拉地区（现分属于孟加拉国和印度）发生的大规模饥荒，导致了超过百万人的死亡。针对这一饥荒事件，学者阿马蒂亚·森（Amartya Sen）通过研究说明：农业减产导致饥荒，并非完全因为食物的供给总量不足，而是因为食物的分配不均。当公平分配由于制度或是种种社会因素受到阻遏时，结果类似于粮食总量的不足。在一些人群中粮食分配不足，导致营养不良，热量摄入低下，最终让一些个体死亡。所以，饥荒不仅仅是天灾，在某种程度上是"人祸"。此外，饥荒并不是一定会让一些个体完全饥饿致死，它可以通过营养不良的方式损害低收入群体的健康。气候变化引发的农业减产、饥荒会导致严重的公共卫生问题。

农业作为第一产业，在各个地域的经济发展中起到了基础性作用；缺少农业，就意味着缺乏了人类社会的许多基本物质给养。在人类的经济发展历史中，农业曾在大部分时期占据了举足轻重的地位。农业生产涉及社会的方方面面。对于农业产生的扰动，由于各种影响因素错综复杂地交织在一起，可能会对人类社会产生巨大的影响。农业生产由于气候变化和自然灾害，可能造成下层民众的普遍饥荒，进而威胁现存的社会秩序，造成社会失序乃至暴乱，最终影响到人类的生命健康。

总而言之，气候变化下的农业生产问题，是一个社会、国内政治、国际政治的问题；它始终关系到人们最敏感的神经，并最终会影响到人类的健康，尤其是社会边缘人群的健康。

熊教授指着米小妮设计的宣传单上的标语说道："'素食拯救地球'可能不准确，更准确的说法是'素食拯救人类自己'。"人类饮食结构变化会加剧气候变化对农业的挑战。随着欠发达地区人们生活条件的逐步改善，人们对于物质生活水平的要求同样水涨船高，表现为摄入更多比例的肉类食品。例如，中国在 1960 年代的人均肉类消费不足 4 公斤，

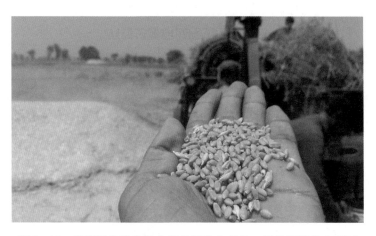

图 3 - 10 尽管绿色革命极大提升了粮食产量，但是饥荒从未真正离我们远去。人们饮食质量的改善，人口数量的增加，再加上气候变化的影响，都会加大粮食生产的压力。社会边缘人群和发展中国家居民遭受营养不良乃至饥荒的风险增加。

而到 2010 年超过了 60 公斤，增长了不止 15 倍；而中国的猪肉产量也增长了 30 多倍，达到 5500 万吨。"

米小妮抢着补充："而且，我们生物课教过基本的生态学原理，每生产一千克的肉类，消耗的能量近似于同等质量农作物的十倍。所以，在同等人口、相同质量食物需求的情况下，随着肉类消耗的增加，粮食生产的压力会进一步增大。"

"没错，小妮，随着非洲和拉丁美洲等发展中国家经济的发展，可以预想未来会有更多的人改变他们的饮食习惯，消费更多的肉类。而且你要记住，粮食在人群中的分配并非平均，有些人多，有些人少。富裕阶层的饮食结构改变，会给粮食生产施加更大的压力，加剧粮食分配的不平均，加重社会边缘人群的营养不良情况，损害他们的健康。"——

气候变化下的农业何去何从

在 21 世纪末，世界人口将突破 100 亿，达到创纪录的 109 亿；再加上届时人们生活质量的提高，粮食需求将比现在增长 80%。尽管可耕地的面积会因为气候变化的原因有所增长，但是城市扩张、土地荒漠化、土壤污染等因素，和气候变化一道，给农业生产增加了不确定性。

在气候变化的背景之下，现有的气候格局正在发生悄然的变化。在中国，现在的降水格局是南方降水多，北方降水少。而在气候变化的背景之下，我国南方降水会进一步增加，而北方和东北的降水会逐步减少，加剧降水时空分布的不均衡。此外，高温、干旱、强降水等极端天气频率会增加。因此，作物生长发育的速度以及可播种的范围将发生改变，一些地区的病虫害局势可能加重。对于自然界的这些考验，更加准确的气候评估有待实现。

我们把视野移至全球，拉尼娜、北大西洋涛动等破坏了原有气候规律，致使原有的种植规律不得已改变。因此，也许数十年或更久以后的人，会需要应对与今天不同的气候格局。加之现有的社会因素，如人类的废水排放、土壤污染及城市扩张等等，都可能使原来的气候问题复杂化，在未来发展为牵涉自然、经济乃至政治的综合命题。

随着这一领域的深入研究，我们发现尚有许多问题亟待解决，比如说：气候变化对农业影响的评估尚不能被精确地界定。这一方面受制于我们对未来气候变化和长期影响认识的缺乏，未来的降水模式变化、土地覆盖类型变化等影响农业生产的重要指标，我们尚难预测。另一方面也受制于研究手段的不完善，我们对于气候变化影响农作物的认识不足

——我们常常通过研究单变量实验得出结论，但现实是农作物的产量是各生态因子综合作用的结果，这使得建立相应模型时遇到重重困难。对于气候变化、农业生产中高度的非线性关系，现有手段尚不能对其规律展开详尽地描述。

在早期人类历史中，我们先是居无定所的食物采集者，后定居下来成为食物的生产者，从而丧失通过迁徙应对气候变化的能力。随着进入农业社会，我们的定居祖先不得不开始思考气候对于种植的影响。但他们没想到的是，在多少年以后的现代社会，我们凭自己的能力"改变"了气候，却依然烦恼气候对于农业生产的影响。我们终究还是地球上的生物，我们仍然不能免受气候变化的影响。

"那，爸爸，气候变化会让人类灭亡吗？我是说，假设气候变化让农业颗粒无收，人类会全部饿死吗？"米小妮有些焦虑地提问。

熊教授顿了顿，谨慎地回答道："我认为不会。小妮，咱们从更长的历史视角观察，气候变化曾一度造就了人类。人类在非洲的两个关键进化时期如同巧合般撞上了气候的转变。原来湿润的雨林变成了较为干燥的草原，原始人类不得不去适应多变的气候环境，以及因此变化的食谱。那些适应能力差的人类近亲被淘汰，而灵活应变的人类则幸存下来。除此之外，曾经称霸欧洲地区的我们的近亲——尼安德特人——也可能由于栖息地突然性地降温而遭受了巨大的生存压力而退出历史舞台。"

"尼安德特人？"米小妮没有听过这个名词。

"你们历史课本上学过元谋人、蓝田人啥的吧？"

米小妮点点头。

"和他们类似，尼安德特人是一群生活在旧石器时代的史前人类，他们在进化上是我们智人的近亲。尼安德特人比我们智人身躯更加高大强壮，脑容量甚至更加强大，曾广泛分布于现在的欧洲地区。但是尼安德特人在距今 2 万年的时候彻底灭亡了。其中一种说法是，当时气候变化导致了尼安德特人的消亡。气候变化帮助我们智人扫平了进化上的一个重要竞争对手。从这个角度来看，我们人类是气候变化的获益者。我们人类作为一个物种，不太可能因为气候变化而灭亡；但是气候变化导致的一系列生态、社会问题，例如农业减产，可能会严重损害我们当中一部分个体的生存。"

"换句话而言，发展中国家、穷人，可能遭受气候变化的影响更加严重。"熊教授最后补充道，然后又问米小妮："你的讲座讲完了吗？"

米小妮看看笔记本："唔，没有呢，还有一个有趣的结尾"——

尾　声

回到故事开始时的那位来自哈萨克斯坦的农民亚历山大，他最终听从了政府的意见，开始认真地考虑使用滴灌设施来减少用水，应对未来农业用水的减少。冰川融水的减少不一定就意味着农业灌溉用水缺乏，只要我们能够提前行动，应对气候变化给农业生产带来的挑战，就可以减少未来农业生产的脆弱性。

"所以得提前行动起来，这也是我们社团的目标和宗旨。"

"来，给我家小妮的社团点赞！"

家中第一次出现了小妮的拍手叫好声。

12. 烟草背后资本的力量——禁止吸烟与个体健康

自从上次王火灿给米小妮讲了李源坚持锻炼的故事，米小妮对这个男生的好感倍增。在她看来，这个平时话不多的男生有一种说不出的魅力。他成长在单亲家庭缺乏父母关爱的经历，让米小妮想到自己小时候长时间和祖辈生活在一起的年年岁岁，也心生出同病相怜的怜悯。

在米小妮默默注意李源的时候，李源也注意到前排这个高个的女生。和米小妮的默默注视不同，李源这天下了晚自习之后直接走到米小妮面前："小妮，咱们去操场上走走？"

米小妮当时惊讶得说不出话来，脸涨得通红，低着头不说话。茜茜原本和米小妮一起骑车回去，但看到旁边站着的李源大帅哥，脸上立刻浮现出一副"我懂了"的表情，然后比了一个大拇指，说了一句"good luck"，然后和二人挥手告别。

操场上，李源和米小妮就这样一圈一圈地走着，偶尔会迅速过去几个跑步的身影，他们当中可能就有王火灿。米小妮没有注意，她只享受着和李源一起的时光。走得差不多了，然后两人走到操场旁边的树荫下面，坐着仰望着城市上空的点点繁星。米小妮带着憧憬望着天空，静静地感受着李源在身边的气息，也等待着李源说点或者做点什么。

李源最开始也就是静静地呆坐着，尔后他把手伸进书包里面。米小妮的心都跳到了嗓子眼，这个男生会拿出什么东西呢？玫瑰花，还是钻戒？不对不对，我们年纪还太小，钻戒不可能，玫瑰花他可能也买不起，也没这情调。也许，也许就是一个包装精致的小礼物吧。米小妮期待着，等待着她人生中第一份来自除父亲以外异性的礼物，然后忍不住用眼角瞥向李源。

只见李源从书包里拿出一根像钢笔一样的东西。啊，他是要用钢笔在信笺上写下爱我的誓言吗？米小妮开始不由自主设想，李源这个闷骚男，会写下什么样甜蜜到齁的句子。

李源把这支"钢笔"驾轻就熟地塞进嘴中，吸了一口，然后开始吞云吐雾；这支钢笔的前段，也开始闪了红色的亮光，就像一只雪茄被点燃了一样。

米小妮有些懵："李源，你，你这是干吗啊？"

李源先是一愣，然后马上反应过来，指着这支"钢笔"说："哦，这个是电子烟，没危害，没事儿。"

米小妮还是带着难以置信的眼神，看李源吸完电子烟，然后把电子烟放进书包里。米小妮用鼻子嗅了嗅，有一股难以形容的味道，她从未在父亲身上闻到过。毕竟父亲不吸烟。

这个小插曲没有影响米小妮对于李源的好感，在接下来的几周，李源和米小妮在晚自习下课之后都会在操场上走几圈，两个人的交谈，也从最开始的几句问候，变成了无话不说。米小妮渐渐知道了李源的家庭情况和他开始抽烟的故事。

李源来自东南沿海省份，他从小就与烟草结识。他父亲是一个烟民，而且烟瘾很大，每天烟不离手。早晨，他会在起床后在阳台抽一根，送他上学和接他放学的车上，也会打开车窗不由自主抽一根。但他从来不让儿子碰他的烟，当李源问他父亲为什么那么喜欢抽烟的时候，他父亲只能摇着头说"不抽不行"。但当李源说他也想抽一根的时候，他父亲会极愤地说："不行，这是大人才能抽的东西，小孩子不能抽。"李源什么也不说了。但是当父亲不在的时候，李源也会从烟盒里拿出一根，叼在嘴里，装作大人的模样。玩累了，就把烟草的纸撕开来看看里面，里面塞得满满的全是干草，当时李源还小，对干草没什么兴趣。

他感兴趣的是门口的一个小铺子，家门口是长途汽车停靠的地方，每天一个小姐姐推着推车来，卖的是槟榔和手卷烟。槟榔是现场包的，一片藤叶，沾上石灰水，包上槟榔果和烟草，还能自选不同的调料。香烟是一根一根包好的，放在铁盒子里。这些东西都很便宜，三支烟只卖大约一圆人民币，槟榔更是一圆钱就可以买一包。小铺子的生意很好，不管是长途车的乘客，还是过路的路人，都会来买一点，嚼一嚼，然后吐出一摊红水在地上。当时的李源觉得卷槟榔很有趣，香烟真是一个雅俗共赏的休闲体验。

风靡全球——香烟的发展历史

其实李源看到的手卷烟，来自一项很古老的手艺。烟草文化在美洲也有上千年的历史。印第安人在两千年前，在文化或宗教活动中就开始咀嚼和抽烟。1531 年，欧洲首次在圣多明哥种植了烟草。到了 1600 年，烟草的使用已遍及欧洲，并已被用作货币标准，持续了一整个世纪。最开始引入的烟草，其实有很大一部分是作为药草引种的。法国宫廷中开始发挥关键作用的各种鼻烟疗法，得到了欧洲众多国家的效仿，烟草在欧洲一下打开了医疗市场。在 1665 年英国某次瘟疫的时候，在屋内抽烟竟然也被告知是一种用于驱散疾病的方式。

到了十八世纪，吸烟变得更加普遍，烟草业也得到了发展，但还没有达到普遍流行的水平。这是因为十九世纪前半叶，卷烟是很费时间的劳动，每分钟大概卷4支。这种情况直到烟卷机在十九世纪后半叶被发明出来以后才有了改变。第一台机器每分钟生产约200支，而今天的卷烟机每分钟则可以生产惊人的9000支烟。自动卷烟机最先被美国烟草公司（American Tobacco Company）看中并买下，它大大降低了生产成本，并实现了香烟的大规模工业生产。

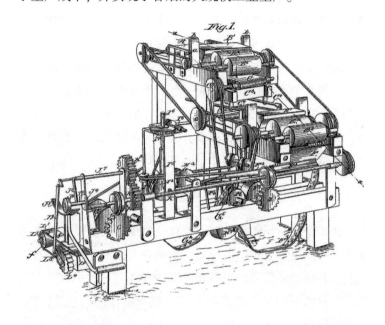

图3-11　詹姆斯·邦萨克（James Bonsack）于19世纪末制造了第一台卷香烟的机器，后来美国烟草公司在它位于北卡罗来纳州的德罕的工厂（Durham，North Carolina）中使用这一机器。在经过后人改进变得更加有效之后，自动卷烟机彻底改变了烟草业。图为詹姆斯·邦萨克1881年为机器申请专利时用到的图纸。

随着香烟大规模工业化生产而来的是人群吸烟率的快速增加。在美国，从1900年到1963年，美国成年人的年均香烟消费量，从 50 支激增到 4000 支。在 1907 年美国的香烟品牌就已经达到了一百个。1955 年时，有超过半数的美国成年男性吸烟。香烟公司投入大量预算到香烟广告之中。明星、运动员和模特甚至医生都成为香烟的代言人，他们让抽烟看起来优雅、健康，让它成为美国文化的一部分。上面提到的美国烟草公司，在最高峰的时候，生产了全美 90% 的香烟，更是利用各种激进的营销策略完成推销，并能够通过其力量和财富影响政党政策。

在遥远的东方，中国人原本更习惯抽旱烟和水烟，但面对在茶楼戏院里殷勤白送的外国推销员，最终也接过了装有卷烟的烟盒，并逐渐沉迷其中一发不可收拾。中国人对于香烟的消费量增速相当惊人，这疯狂的速度远远不是仅靠推销便能完成的：数次不平等条约的签订，给了各国烟草商在中国大陆建厂的机会；而烟草公司善于对种植烟草但劳动力低廉工农阶层进行剥削，保障了低成本和高产量，更促进了卷烟顺利融入中国销售体系。1902 年中国的卷烟消费一年在 12.5 亿支水平，到了 1916 年这个数字则翻乎近乎十倍。当时中国流行的香烟品牌，最著名的当属仙女牌、大前门、老刀牌、三炮台等。它们大多是英美烟草公司或者美国烟草公司的产品，这些香烟品牌在中国的推广伴随着帝国主义在我国势力的扩张。后来，南洋烟草公司打着爱国主义旗号也开始推广本土香烟，其推出的"白鹤牌香烟"，对外国烟草公司的品牌构成极大威胁，还远销东南亚地区。

在第二次世界大战期间，吸烟数量又急剧增加，这主要是由于烟草公司向盟军提供免费香烟作为"提振士气"的手腕。大洋彼岸的英国，13 家烟草公司也组成了帝国烟草公司（Imperial Tobacco Company）。美国烟草公司、帝国烟草公司这两个庞大的烟草公司在经过20世纪初的摩擦后达成共识，为了避免互相入侵市场形成竞争，组建了英美烟草公司（British – American Tobacco Company），作为一家全球性跨国公司开拓其他国家市场——例如中国。

到了20世纪末，各国的烟草业较20世纪初都有了显著的发展。刚才提到的英美烟草公司，它在1999年的时候，年产香烟8000亿支。如果将这些香烟首尾相接，可以从地球到达月球，还可以来回大概180次。而英美烟草公司还不是全球最大的烟草公司，在它之前的还有菲利普·莫里斯（Philip Morris）（就是生产万宝路香烟的公司）和中国烟草总公司。

在李源的记忆中，自从母亲离家而去之后，他父亲的吸烟情况更一发不可收拾。他家永远弥漫着刺鼻或隐隐的烟草气息，无论是在客厅、阳台或者私家车里。他曾经把这个气味就当作是父亲和自己童年的一个印记。他一直认同父亲所言，吸烟可以提神，缓解紧张。尤其是父亲最终也离开他，把他留给爷爷奶奶的那段时间，他发现父母不可靠，会离开他；而只有香烟是最可靠的朋友。香烟默默陪伴他，帮他熬过了一个个离开父母的日日夜夜。

随着李源长大，他早已无法离开香烟，这已经成为他生活的一部分……。在接受了学校教育之后，李源逐渐意识到吸烟的危害。过去让他怀念的父亲身上的淡淡烟草味道，是损害父亲健康的元凶。——

绵里藏针——香烟烟雾背后的健康威胁

香烟在很长一段时间里，仍然被认为有原始的积极疗效，因而受到人们的喜爱。"吸一根清新的香烟，给喉咙放

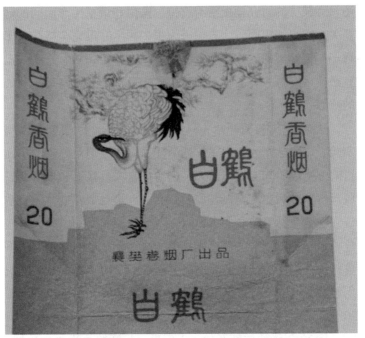

图3-12 面对国外烟草公司的竞争，南洋烟草公司打着爱国主义旗号开始推广本土香烟，包括"白鹤"牌香烟。后来英美烟草公司诬告白鹤的商标和它们的商标相似，南洋烟草公司被迫放弃白鹤商标。

个假！"这样充满活力和诱惑性的宣传语，正是来自20世纪前期的美国杂志广告。菲利普·莫里斯公司甚至对外宣称，有一些医生确实认为他们品牌的香烟可以对鼻炎和喉炎达到彻底治愈的效果。而低刺激的骆驼牌混合卷烟，则以其经典广告词"越来越多的医生选择抽骆驼牌香烟！"被人们所熟记。这些做广告代言的医生们也并非被动地被资本左右；相反，他们确实是自己喜欢吸烟，而且并不羞于谈及自己的这种生活方式，毕竟在那个时候。尽管19世纪的部分医生发现尼古丁对心脏和神经系统有影响，但是"吸烟有害健康"

还只有较少的研究证据给与支持。医生和烟草生产商间的同盟关系则更加牢固，一方面因为很多医生并没完全接受关于香烟有害健康的研究结果，吸烟者患这些疾病乍看起来并没有必然性；另一方面也是烟草公司积极供应充分满足了他们的嗜好。

从20世纪初期开始，科学界通过流行病学研究和动物实验、病理学研究等方式，逐渐开始关注吸烟对健康的负面影响。迄今所知的烟草给人带来的危害，包括诸如牙齿变黑脱落等口腔病症甚至口腔癌、肺癌，也给吸烟者整体免疫系统、心脑血管等造成恶劣影响，增加各种病变的风险。这些危害最终得以让医生们达成共识，这主要是对大量新增病例进行统计分析的结果，而这很大程度上归功于医学技术的应用和发展，以及更多罕见疾病（主要是肺癌）的确诊。到了20世纪中期，吸烟有害健康的科学证据已经非常充分。

从20年代的中期开始，人们进一步开始关注"二手烟"的危害。二手烟主要由吸烟者呼出的"主流"烟雾——吸烟过程中从烟口端冒出的烟雾，与"侧流"烟雾——从点燃的香烟和其他烟草产品排放到环境中的烟雾两部分组成，也被描述为被动吸烟或非自愿吸烟，或者环境中的烟草烟雾。

第一个关于二手烟和肺癌的主要研究报告出炉于1981年，是基于对日本9万余名不吸烟妇女的研究。当时的日本女性吸烟率很低，然而肺癌率确同样很高。这一研究综合了这些妇女的丈夫、工作场所和儿童时期接触烟草烟雾的信息之后，结果发现非吸烟妇女患肺癌风险随着丈夫吸烟量的增加而显著增加，并且与工作场所的二手烟暴露同样相关。五年后，美国外科医生关于吸烟与健康的报告，和美国国家研究委员会（National Research Council）的报告全面审查了非自愿（二手）暴露于烟草烟雾环境的情况，两者都得出了"非自愿吸烟会导致非吸烟者患病"的类似结论。从那以后的数十年间，二手烟的健康影响研究逐渐深入，研究对象从普通成人、儿童，到孕妇甚至胎儿，而每一次的结论都统一地指向消极方向。

至今发现接触二手烟对成人造成的不良健康影响包括慢性、急性呼吸道症状和其他呼吸系统疾病（成人哮喘、哮喘症状恶化、肺功能受损或减少）、癌症（肺癌、乳腺癌和鼻窦）还有心血管疾病（包括冠心病和中风）等等。而最早追溯至胎儿的研究发现，父亲吸烟可能对婴儿出生时的围生期健康产生影响，由二手烟引起的对胎儿健康影响包括胎儿生长效应（出生体重下降、生长迟缓或早产）、胎儿丢失（自然流产和围生期死亡率）和先天性畸形，长期暴露于二手烟也有患儿童脑癌、白血病和淋巴瘤等的风险。而另外的研究发现，母亲吸烟会导致胎儿的肺生长减少，肺功能水平降低，其不良影响在儿童时期持续存在，也增加了成人以后患慢性肺病的风险。产后母亲或父亲吸烟可能对发育中儿童也有严重的健康影响，包括婴儿猝死综合征（SIDS）、对神经心理发育和身体生长的不利影响。

进入 21 世纪，人们又开始关注"三手烟"。三手烟指在二手烟被清除之后仍然停留在物体表面的香烟燃烧残留物。李源闻到父亲身上"淡淡的烟草味道"可以说是某种意义上的三手烟。这些香烟燃烧的残留物结合力是如此顽强，它们会停留在羊毛、棉织品、化纤等衣服的表面，甚至在经过消毒剂洗涤之后，仍然有相当部分的三手烟残存下来。残留在物体表面的三手烟包含尼古丁，可以和空气中的亚硝酸反应，生成烟草特有的亚硝胺，这是烟草制品中发现的致癌物质。即使在吸烟的时候保持通风，仍然无法阻止三手烟沉积在物体表面。这些三手烟当中包含了多达 11 种致癌物，甚至还包括放射性元素钋 –210 的身影。

"既然知道吸烟的危害，为什么不戒烟？"米小妮和李源不知不觉间已经走到了米小妮家楼下，在分别前，米小妮问了李源这个问题。

"亲爱的小妮，这是电子烟，不是香烟，没有危害的。"李源从裤兜里掏出那支"钢笔"然后微笑地朝米小妮晃了晃。在路灯下，李源的笑容依然是那么阳光，然后李源上前给了米小妮一个拥抱："晚安，小妮。"

米小妮被李源这大胆直率的进攻给吓得手足无措，一方面是怕爸爸在窗户口瞥见或者邻居看见，另一方面是觉得李源身上电子烟的味道有些奇怪。米小妮赶紧推开了李源，低着头后退了几步，然后噔噔噔地往家跑，在往家跑的途中米小妮还不忘抬头望望家的窗户口，发现灯没亮，然后长舒一口气——"还好老爸不在家。"

米小妮跑到了单元口，正好迎面碰见了父亲下楼。米小妮吓得连忙往后退了几步，低声叫了声——"爸"，然后埋头哆嗦到墙边，手上忍不住捏着书包带，然后试探性地问道："爸，你，你怎么下来了？"

熊教授晃了晃脑袋，想了想说："我呀，我下楼扔垃圾。小妮，怎么回来这么晚啊？"

"我……我在学校和茜茜洋子讨论问题呢。"米小妮低声回答。

熊教授笑着问："讨论什么问题啊？"

米小妮哆哆嗦嗦地回答道："我们讨论……讨论……电

子烟的危害。"

熊教授觉得有趣："怎么讨论这个问题？"

"我们班有个叫李源的男生吸电子烟，于是我们几个同学就在讨论电子烟的危害。"米小妮始终不敢看父亲的眼睛。

"哦，这样啊，叫李源是吧……哎，愣着干啥，赶紧回家吧。"熊教授拍拍女儿的肩膀。

"爸，你……你不是要扔垃圾吗？"米小妮提醒到。

"哦，对啊，扔垃圾……哦，我下午早扔了。"熊教授解释道："来，我给你解释一下电子烟的危害。"——

新的花招——电子烟的危害

21 世纪开始，香烟对健康有害的宣传逐渐深入人心，劝说身边已成瘾的亲友戒烟和阻止后代染指香烟，成为令不少家庭亟待解决的课题。此时，电子烟以救世主的形象出现了。电子烟的广告第一次出现时，广告中那个吞云吐雾的人面对镜头是那么自如甚至有些自得，这对于被禁播广告数十年的传统香烟公司是喜出望外的。电子烟公司的宣传语中提到了如此多方面"更健康""更轻松"帮助戒烟的功效，对于广大烟民都有很大的吸引力。

正如这些电子烟不同颜色所展示的，电子烟比起传统香烟有了更大的营销优势——丰富而易得的神奇口味，这使得电子烟制造商可以通过加入各种香精和其他刺激物，模拟令人愉悦的食物（如糖果、薄荷等，至今已超过 1.5 万种），更容易被青少年接受。同时，电子烟公司宣称其产品通过物理雾化而不是化学燃烧，因此不产生一氧化碳、焦油、醛类和亚硝胺等有害物质，确实也给蠢蠢欲动的烟民们解除了心理负担。青少年中吸电子烟的潮流很快在全球扩散开来，一些社交媒体上的网红和明星们也竞相在自拍中，屡屡用酷炫的动作和电子烟合影。那些从儿时便在影视作品里看到的"解忧"又体现"气质"的行为，似乎终于可以被无害模仿而不受制止了。难道这一次人们真的找到既可以取悦自己，又不给自己和他人造成伤害的解脱替代品了吗？

事情可能远没有幻想的那么美好。电子烟中大多仍旧含有不同量的尼古丁和有毒排放物，同样令使用者和周围人员暴露在这些有害物质的环境之中一些新的研究显示，电子烟的使用也可能与肺部损伤有关。美国疾病控制与预防中心将近期国内爆发的肺部疾病描述为"电子烟或雾化相关肺损伤（EVALI）"，并于 2019 年 9 月启动了对 EVALI 的紧急调查，部分报告说明可能与四氢大麻酚有关。有五个国家也已经针对这一病症开始调查。科学家们认为，如同之前在对卷烟的危害研究一样，判断相关疾病致死的潜伏期为 25 年，而电子烟的发明至今还不到二十年。因而现在就电子烟或长期暴露于它们的影响给出一个明确的答案还为时过早。然而这种说法又被电子烟生产商们反向利用，成了一个类似无罪推定的争辩理由。

另一方面，除了毒性危害之外，从吸烟这一行为的角度来说，越来越多的证据表明，未成年人使用电子烟，在以后生活中开始吸烟的可能性至少翻了一番，这无疑对青少年的身心发展同样十分不利。电子烟许诺的戒烟效果同样存疑，将其作为戒烟辅助工具的有效性仍在争论中，世界卫生组织依然推荐政府使用尼古丁替代疗法和非尼古丁药物疗法帮助烟民戒烟。

中国已于 2019 年末宣布将电子烟同样纳入了控烟监管范围，并且所有电子烟产品已从电商平台下架。2020 年 7

月，国内第一张针对电子烟的罚单也已由深圳市有关部门开出，电子烟似乎也走上了卷烟被严控的老路，新生代的救世主光环正在渐渐被摘下，又或许电子烟只是多年前低焦油香烟的翻版？

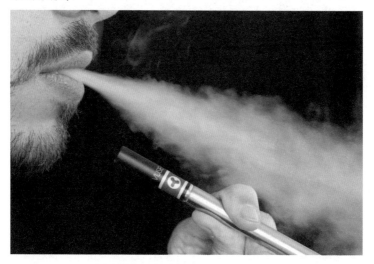

图 3 – 13　电子烟已然成为一种新的时尚，但是并没有科学证据证明电子烟是安全的；相反，电子烟仍存在诸多的健康风险。

果然还是验证了米小妮心中的怀疑，她闻到李源身上电子烟味道的时候，就感觉电子烟不是什么好东西。她觉得电子烟的味道虚假、苍白，就算是薄荷味也是如此不自然。熊教授刚才对电子烟的讲解更加深了米小妮对于电子烟的抵触。

"爸，那你说，既然吸烟有这么大的危害，甚至连替代品电子烟的危害都如此之大，为什么不禁烟呢？"米小妮不解地问，她不能眼看着香烟和电子烟损害李源的身体健康。

熊教授无奈地摇了摇头："这又是另外一个话题了。这是和公共卫生政策紧密相连的。"

米小妮不解地说："禁烟也属于公共卫生？而且是和政策结合？"

熊教授解释道："吸烟有害公众健康，当然是公共卫生问题；科学家们知道吸烟有害健康而民众的实际知晓率有限，需要把它转变为政策，例如政府禁止香烟销售等等。小妮，咱们之前讲印度鼠疫防控的时候就说过，公共卫生是和政府政策紧密相连的。没有政府政策的支持，公共卫生是无法实现的。"

米小妮点了点头，她把书包放在沙发上，然后拉着父亲的手说："那你也讲讲，为什么禁烟实际成果有限，到处都是烟民。"

熊教授这次不急着回书房工作了，他坐在米小妮的身边，侃侃地谈论起禁烟措施——

翻云覆雨——禁烟为何会失败？

为什么当今有那么多的控烟活动，WHO 也一直以颇高的频率出版世界吸烟形势的严峻报告，并给出了一系列的指导意见，但至今依然没有哪个国家真正地禁止吸烟，原因是多方面的。

首先，从财政的角度，对烟草行业实行"一刀切"的灭绝政策是不现实的。一方面，在许多国家，烟草都是国家每年的直接财政收入的重要部分：1960 年法国政府每分钟从烟草业收取 120 万法郎；1977 年，日本政府从烟草税中收取了130 亿美元；2010 年美国烟草税累计收入超过 320 亿美元。而近年中国烟草行业上缴财政总额在万亿人民币量级，约占财政收入的 10% 左右，远高于其他民营公司巨头和其他国有企业，如石化等。而对于某些地方政府，这个比例甚至达到一半。同时，烟草业也带来了大量的就业岗位，带动区域（特别是贫困地区）的经济发展。香烟市场的瞬间缩水可能引发民怨，对社会稳定造成影响。另一方面按香烟对健康影响的特性，烟民处于壮劳力阶段的时候（18～50岁），吸烟相对来说只带来税收，并不会给烟民的身体带来什么明显的医疗负担。又由于烟草负面影响的长潜伏期，决定了吸烟对人体的伤害性需要连续吸烟20～30年（大概60岁之后）才能体现出来。所以，烟草对国家财政的贡献是巨大的，现阶段是利大于弊。

但是，烟民早死10年会增大社会负担，还是会减少社会负担？正如英国讽刺剧《是，首相（Yes，Minister）》中引用的结论——很不幸，按照一种算法是会减少社会负担的。烟民吸烟不妨碍他们年轻时候为国家和社会创造财富，而让他们年老时候过早死去，不至于过多消耗国家和社会的养老金。据英国经济事务研究所（IEA）的报告，烟民的过早死亡为英国政府收益了大量结余。据其估算，每个烟民早死的社会收益，大概是91万人民币，这个收益是额外的收益，并不包含在烟草公司正常的纳税之中。当然，这作为一种偏激的调侃，毫无人道主义关怀。

其次，烟草公司的财大气粗，足以利用直接游说、资金资助、暗中贿赂收买等方式，扩大对于自己利益相关政策的制定与实施的影响。

控烟行动初期的失败，是因为一开始就受到烟草业强力压制。以美国为例，针对吸烟带来的健康危害，烟民和社会团体展开了一系列诉讼。从1954年到1973年，有越来越多的科学证据显示吸烟和健康危害甚至死亡相关，烟民发起针对烟草业的一系列诉讼，声称烟草公司在生产和推广香烟的时候存在过失，需要对其生产的产品负责。但是，烟草业的回应是，吸烟有害健康的科学研究是错误和有漏洞的，否认吸烟导致了吸烟者的健康风险。从1982年到1992年，这一阶段烟民开始控告烟草业未能尽到警告义务。在这段时间，吸烟有害健康的科学证据已经相当充分，烟草业很难完全否认相关的科学研究。他们也转变了应对的思路，转而宣称烟民应该知晓吸烟的危害，而且动用了自己手中资本的力量，向相关的法律诉讼案件投入海量的资金，尝试用巨量的诉讼费用来拖垮原告的烟民。其结果就是，在这两个阶段，尽管不断有针对烟草业的法律诉讼，但是基本上烟草业都胜诉了。

20世纪中期，当美国医学界逐渐重视烟草对人体健康危害，并开始得到媒体宣传和公益组织支持时，烟草行业感到自己面临危机，他们成立了烟草协会，开始在国会内充当游说者。香烟标签和广告法的修改，其实也经历了被烟草公司要求制定替代性法规，并将包含的癌症警示的字语删除的过程。在美国，烟草公司的另一种资助主要直接向党派进行，而一些消息也指出，从1990年到2017年，共和党收到的烟草资助超过5000万美元。而烟草公司也成功通过多次上诉，将法院关于发布禁烟广告的禁令从2006年推迟到了2017年。

世界范围内烟草业的反控烟行为和效果都类似。在德国这一现象格外严重，吸烟和健康研究项目是由个别烟草公司单独组织，并通过其贸易组织VdC联合进行的。1975年至1991年，从VdC获得可查资金支持的有60名科学家，包括世界卫生组织负责规范癌症病理学的委员会德国代表、联邦卫生局主席、肺病学协会主席等等高影响力的人物。俗话说

"拿人手短"，这些科学家在进行世界无烟日主题演讲、发表研究报告等的内容中，难免会对烟草业有所庇护。而与此对应的结果是，欧盟内部对公众舆论的调查中，德国成为对公共场所禁烟支持程度最低的国家。

发达国家的本土烟草公司是禁烟的主要阻力。与之相反，在东欧、中亚等发展中国家，来自发达国家的大型进口烟草公司是阻碍禁烟政策制定的主要阻力，是推动烟草销量的主要动力。一项研究揭露，属于前苏联地区的 15 个国家中，有 10 个国家在 1990 年代实现了国有烟草工业私有化，同时有跨国烟草公司进行了大量投资，并且已经证实私有化增加了香烟消费。英美烟草公司通过与高层接触和扰乱市场，干扰所在国家的烟草税收制度，减少进口产品的消费税和增值税，并使竞争对手（本土烟草企业等）处于不利地位。

受到反烟草人士的抗议，以及大众对"烟草有害"接受度上升的影响，烟草公司在 21 世纪后在政治中的影响逐渐不像 20 世纪那样范围大而直接了。不过烟草公司资助相关政治团体的努力依然存在。英国卫报 2014 年曾经报道，英国的经济事务研究所一直从英美烟草（BAT）、日本烟草国际、帝国烟草和菲利普莫里斯国际公司获得大量资金。而该研究所极力为烟草公司辩护，避免它们的产品受到更多监管。另一个被资助的机构是国际能源机构，他们在被采访到有关香烟包装问题时，采用了香烟公司建议的对其有利观点——没有证据表明普通的包装会影响吸烟人数，并会刺激香烟黑市。

这一系列的例子都证明，资本和商业的逻辑有时候会超过健康的逻辑。在产生利益冲突时，他们利用研究的不确定性，研究结果的延迟性，以及吸烟者的"自愿性"，来逃避诉讼和监管的责任。他们用各种手段对科学研究和科普制造障碍，再辅以虚假宣传扰乱公共卫生的治理，成为个人和大众实现健康目标的绊脚石。

不过随着更多的内幕被揭露、被媒体曝光，一些强制要求政府与烟草资本脱钩的规定也陆续出现。当时受到广为关注的一次事件，是 2016 年世卫组织《烟草控制框架公约》缔约方会议第七届会议中，秘书处明确要求政府认识到"公众健康利益和烟草业的固有冲突"，并必须"完全排除烟草业代表"。这次，"履约工作部国际协调领导小组"里的烟草专卖局代表们或许将永远被剔除。不过人们也都清楚，烟草业的影响并不会因此直接消失，庞大利益下的对抗不会这样轻易结束。

"所以，归根到底是经济利益问题?"米小妮若有所悟的说。

熊教授点点头。

"但是，这可关系到上亿人民身体健康的大问题啊。"米小妮不解地追问。在她的印象中，人的生命和健康才是最高价值，这也是她从内心中很尊敬父亲职业的原因。但是，现在熊教授的话让她感觉有些价值观崩塌。

"身体健康无疑是宝贵的。但是，这个世界运行的规则，很多时候是基于经济的，而不是基于健康的。"熊教授有些无奈地对女儿解释道。

米小妮眼神有些黯淡，她感觉刚才父亲的一番话有点改变她的世界观。不过她很快回过神来，想到自己才度过了受惊吓的一刹那，她又试探着问："爸，你刚才真是下去扔垃坂的？没看到其他什么吧？"

熊教授微笑着说："是啊，这还有假？快去写作业吧。"

米小妮将信将疑地拎起书包，走进自己的房间。目送女儿走进房间之后，熊教授才起身进入书房，开始晚上的工作。

13. 一位爱岗敬业的健康卫士——避孕套与个体健康

转眼高一上学期过去了，期末考试完毕，米小妮以为自己又可以重温初中结束之后那个愉快的假日，但是她错了，她现在有了一个现实的烦恼。

她带着满脑子的烦恼，背着书包往家走。到了家门口，米小妮犹豫了，她确实没有勇气走进这个家门。她琢磨了很久，掏出一张纸，坐在家门口，写了点什么，然后把纸条往门缝里面一塞，离开了。

下午，熊教授回到家："小妮，我回来了。我买了你爱吃的海鲜。"

没人回应。

"这姑娘，不可能这个点还没有回来啊，今天不是拿期末考试成绩吗，这姑娘该不会是没考好躲起来了吧！"熊教授喃喃自语。屋子里确实没人。

然后熊教授在门口发现了一张字条，是米小妮留下的。熊教授拿起来一看，倒吸一口凉气，差点跌倒在沙发上。字条上写着：

"爸，请原谅我不辞而别。我确实没脸见你了，因为我期末考试考砸了，而且我意外怀孕了。我没有保护好自己，是我的责任，我会去找私人小诊所解决好的，请您放心。等一切风平浪静以后，我会回来的。米小妮。"

熊教授看了字条急得像热锅上的蚂蚁："这个傻姑娘，

你做了傻事也别离家出走啊，更别去找私人小诊所，这可是有生命危险的啊。"熊教授着急得踱来踱去，他已经不在意怀孕这件事了，他需要赶快把米小妮找到，避免她一错再错，做出更离谱的事情。毕竟，他只有这一个女儿，女儿就是他的全部。

"不行，我得报警，赶紧把小妮给找到。"熊教授手里拿着字条思忖再三，掏出手机，准备报警。在他拨号码时，无意间，他瞥见这字条似乎还有什么，这次他发现字条下面还有一行话：

"爸，字条背面还有内容。"

熊教授觉得有些匪夷所思，然后迅速翻到字条背面，急不可耐地想看看到底是怎么回事，只见字条上写着：

"爸，除了期末考试考砸了以外，刚才字条的内容都是我编造的。如果你不生气了，请来洋子家把我接走吧。米小妮"

熊教授看完字条真是觉得又气又好笑："这个小混蛋，竟然在我面前玩起心理学游戏来了！"

晚上，客厅里，米小妮笑着对父亲说："爸，我就知道你作为大学教授，不会在意一次期末考试的成绩。但是我也担心嘛，毕竟和初中时候年级排名相比，这次成绩掉了一大截。所以，不得不出此下策。"

在确定父亲不生气之后，米小妮又试探着问："爸，你看到这个字条的时候，在想什么？"

熊教授还觉得又气又好笑："我呀，我在想你怎么这么蠢，怎么不懂得使用避孕手段保护好自己。"

米小妮扑哧一声笑了："爸，我还以为这些词，在咱家的谈话当中是禁忌呢。"

"怎么会是禁忌呢？人类正常的生殖繁衍啊。"

"不知道，总不敢在你这个老古董面前讨论这些禁忌话题。其实我们前段时间系统性地普及过性教育，相关知识、避孕手段，我们都了解过。我当然知道女性在这件事当中受到的伤害更大，你放心，我会很好地保护自己的。"

熊教授感觉有些新奇，他不知道女儿所在的高中开设过性教育相关的课程，或许之前家长的微信群中说过，但是他忽略了。不过那是以前，现在家长群的微信内容他都不会落下。

米小妮把她这学期学到的性教育内容、避孕手段、安全套的内容给父亲讲了讲。她最开始在老古董父亲面前有点羞于启齿，以为父亲会斥责这些"淫荡"的内容。但是发现父亲根本不抵触，而是微笑着听自己讲完。

米小妮最后还问："爸，你怎么和其他家长不同呢？茜茜的父亲就绝对不会和她聊这些话题。洋子的父亲也是躲躲闪闪的。"

熊教授回答说："我刚才说了，这些都是人类繁衍生息的正常内容，没有什么好避讳的。而且，历史的教训已经反复证明，如果我们对于避孕手段讳莫如深，受伤的永远是我们自己。来，小妮，我给你讲一个美国历史上反对使用避孕套的故事。"

"反对使用避孕套？"米小妮觉得有些新奇。

科姆斯托克运动

1878 年的一天，纽约市东 52 街上，雷斯戴尔女士（Madame Restell）的办公室被敲开了。来者是一个中年男人，他苦恼于有太多孩子，于是来寻求避孕的方法。雷斯戴尔女士是当时纽约市最成功的避孕、流产方法和用品的提供者。她卖给那个男人一盒安全套，但紧接着，她就被那名男子逮捕了——因为她违反了《科姆斯托克法》（Comstockery Law），而那名男子正是乔装打扮的科姆斯托克。

要了解《科姆斯托克法》，则先要了解安东尼·科姆斯托克（Anthony Comstock）。他原本是一名虔诚的公理会教友，服役之后在纽约臭名昭著的格摩拉（Gomorrah）地区从事底层工作——这里有站街的卖淫女，随处兜售的下流照片、小报和书籍，其中自然少不了安全套。科姆斯托克在服役期间就对战友酗酒的行径十分厌恶，这种反感在田德隆（Tenderloin）逐渐演化为一种对于公众道德的正义感，使他决定清除"罪恶而猖狂的一切"。科姆斯托克开始在大街小巷逮捕那些他认为有罪的人，比如举着雨伞追在妓女后面。

仅凭科姆斯托克还不能产生什么影响。在同样是公理会教友杰普萨（Morris Jessup）的帮助下，一群富有但极端保守的工业家聚集在一起，他们普遍认为纽约这种猖狂的卖淫活动十分罪恶，发誓要将美国"重新变得道德化"，这些人里包括日化用品产业巨人塞缪尔·高露洁（Samuel Colgate）和铜制品大资本家及金融家约翰·皮尔篷·摩根（John Pierpont Morgan）。这两位都是响当当的人物，前者是高露洁公司创始人的儿子，且冠名了高露洁大学；后者是摩根公司（国内常说的"小摩"）的创始人。

有了这些资本家的推动，再借着第42届"美国最腐败"国会的东风，科姆斯托克成功推行了自己的法律：《科姆斯托克法》。在法律的掩护下，任何教授避孕知识、售卖或者生产避孕物品，甚至仅仅只是讨论性问题的人，他都有权直接处置；谈论、售卖或者生产安全套的人都将面对入狱或者

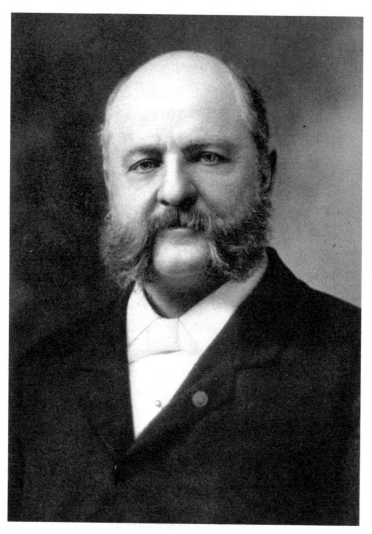

图 3 - 14 安东尼·科姆斯托克成立了"纽约制止罪恶协会"（New York Society for the Suppression of Vice）来制止不道德的行为，包括印刷品中的裸体和淫秽用语等。

最高 600 美元的罚款；他还会钓鱼执法（给妓女钱让她们在

自己面前裸体走过，制造借口来逮捕），或在法庭上极尽戏剧舞台表演才能，来给被告人定罪。从1873年一直到1915年去世，他利用这款法案逮捕了3,873人，其中超过2,900人被判定有罪。科姆斯托克显然认为自己强迫症般的、采取诸多肮脏手段的侵扰、逮捕是高尚而正义的行为。

逮捕雷斯戴尔女士就是他辉煌的时刻。雷斯戴尔女士提供安全套和堕胎用具，凭借这两点她赚了不少钱，这两门生意的广告和牵扯进去的官司让她广为人知。她似乎对于这次出庭非常恐惧，也可能是苦于同样声名在外的科姆斯托克的折磨（例如成为下流杂志的创作素材），她自杀了——在浴缸里割开了自己的喉咙。

"爸，这也太夸张了。提供避孕套，普及避孕知识这也犯罪！"米小妮瞪大了眼睛，她在盘算今天自己写的这张字条在那个时代会不会也构成犯罪。

"是啊，某些时候人们对于避孕手段的敌视竟然会到疯狂的地步。其实话说回来，避孕套的历史其实相当悠久，甚至可以追溯到古埃及时期。"

米小妮更是睁大了眼睛。"古埃及时期怎么制作避孕套？当时没有塑料没有乳胶，拿什么东西制作像气球一样的那玩意儿呢？"

避孕套——维护公共安全

在公元2000多年前，古埃及就出现了类似避孕套的佩戴物。现在一般意义上的避孕套起源于欧洲：在法国南部坎巴勒雷斯山洞中的壁画上发现有避孕套图案的壁画，另外在古罗马帝国时期，也发现了一些避孕套存在的证据。从草叶、布帛到动物肠道、鱼鳔，到橡胶、乳胶，经过千年来的发展，避孕套的材质不断改进，在给使用者提供更舒适的体验感的同时，也愈发保障了使用者的安全卫生。目前，市面上最流行的避孕套都是用乳胶制成。各种新型材质的避孕套也在不断研发，如已经面世的聚氨酯避孕套、女性用避孕套，尚在研制中的以石墨烯为材质的避孕套、水凝胶避孕套等。

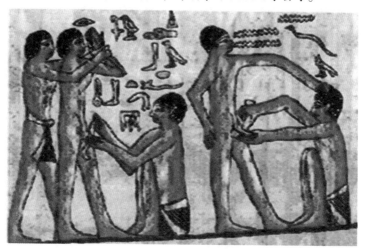

图 3 - 15　古埃及人使用具有不同颜色的亚麻套子制作类似避孕套的物体，用于保护私处，并且表明社会身份地位。

避孕套的主要用途体现在两个方面：避孕和防范性疾病的传播。

首先避孕方面，安全套可以说是最方便，同时很有保障的一种措施。避孕套产品通过物理隔绝阻止男性精液进入女性生殖器内，从而避免意外怀孕事件发生。安全不伤身体，成本低，使用方便易获取，不需要事后再处理；也可以改善性生活体验。相比起各种避孕手段有明显的优势：（1）体外排精或安全期避孕成功率很低，成功率仅为 70% 左右。（2）

口服避孕药是由激素抑制排卵或阻碍精子，成功率较高，但对人体有伤害。避孕药分短效和紧急两种，后者孕激素、雌激素等含量很高，前者较少。高量雌激素会导致肝脏损伤、静脉血栓，提高心血管事件的发生率；还会轻度增加乳腺癌风险；雌孕激素水平变化还是宫颈癌的诱因，服用避孕药导致宫颈外翻，可能增加接触致癌物质、罹患癌症的概率。

（3）结扎绝育和宫内节育器属于物理结扎，只需一次手术即可实现长期避孕，但同样缺点在于对人体的潜在损害较大。宫内节育器分激素和铜两种，前者可能导致上文提到的激素副作用；后者可能增加月经流血或抽筋，有 0.1% 的概率导致子宫穿孔，2% –10% 的概率滑脱失效，致使重新怀孕。

但避孕药和节育器成功率均可达到 90% 以上；安全套成功率相对低一点，但也可以达到 85% 以上。避孕套未成功大多是因为使用错误，如使用了过期的安全套，型号不合适，没有全过程使用或在新的性行为中换用新的避孕套等。使用后去除安全套时为避免精液溢出，需要捏住边缘；安全套只能用水基溶液润滑，使用搽脸油、凡士林等润滑会使安全套变脆易破裂。使用前最好检查质量，劣质发黏发脆的避孕套都不适合使用。

表 13 – 1　各种避孕方法避孕率比较

避孕方法	例数（例）	意外妊娠（例）	意外妊娠率（%）
宫内节孕环	1754	173	9.9
避孕套	562	89	15.8
自然避孕法	164	49	29.9
绝育	139	2	1.4
口服避孕药	86	4	4.7
其他	25	4	16.0

避孕最主要的就是防止意外怀孕，对个体的意义重在满足对性渴望的同时，控制原始生殖本能对生活的影响和冲击，无论是经济还是精神层面。这更像一个社会伦理问题，所以这一点不再展开详述。从宏观层面，避孕可以让打算怀孕的双方更有准备，控制人口数量，少生优生；减少手术或药物流产。人工流产本身就威胁女性健康，而各种不卫生、不规范的小诊所、通过屡见不鲜的"无痛人流"小广告宣传人流手术，这会继续放大这一健康风险。而使用避孕套就能避免许多类似的困境。

另外在控制疾病方面，许多性疾病可以直接通过性接触传播，如梅毒、淋病、艾滋病等。避孕套在进行性接触时候可以起到阻挡病菌的作用。病菌往往有一定的潜伏期，进行性行为的双方可能不知道对方携带有性病，许多感染者并不知道自己感染了，也难以确定对方是否染病；当然也不排除已知自己染病后仍随便滥情、甚至蓄意传播的行为。

正确使用安全套，可以有效切断传播途径，防止疾病传播。实验室研究表明，即使是最小的性疾病病原体，乳胶避孕套也能提供有效的屏障。尤其在经济较为落后的地区，对性疾病的认识非常不足，有些地区也容易产生卖淫产业，这些地区往往是性病传播的重灾区。比起普及医疗卫生，简单的避孕套显然更经济实惠。但同样要注意正确使用，需要完全覆盖性行为中接触的部分，隔离接触对方的分泌物，避免传染患病。

以斯堪的纳维亚半岛的瑞典国家为例，20世纪30年代开始瑞典对性逐渐开放，从60年代开始，学校更是加强安全套性教育。70年代欧洲爆发性病，政府行动迅速，确保所有地方都能得到安全套，而且是免费供应，对公众的信息传达也非常直接。结果瑞典染病率很低，到今天仍是如此。避孕套在维护公共安全的过程中有着重要作用。

科姆斯托克运动的衰落和余波

回到科姆斯托克运动。到了 20 世纪，科姆斯托克查抄了 64,836 篇关于安全套不道德的文章。但是越来越多的人开始尝试避孕，其中不乏意志坚定的领导者玛格丽特·桑格（Margaret Sanger）。

桑格夫人是美国的教育家，社会活动家，节育运动的领导人，她在美国社会推广了"节育（birth control）"这一生活理念；她倡导成立了"美国计划生育联合会（Planned Parenthood Federation of America）"。她认为太多的孩子进一步恶化了纽约红灯区原本就十分恶劣的生活环境；在长期的斗争中她也常面对逮捕威胁。她宣传节育的文章多次被科姆斯托克截获和审查。桑格夫人也在 1914 年因为散发宣传控制家庭规模的小册子被以违反《科姆斯托克法》被捕。

越来越多人认为科姆斯托克将更早期的道德标准错置在了自己生活的年代。有人评论科姆斯托克是一个以自我为中心的社会改革家，也是陈旧传统道德的维护者，认为任何形式的避孕都是另一种形式纵欲。其行为事实上破坏了当时蓬勃发展的避孕套产业。

然而有意思的是，虽然生产安全套的企业在此期间变得偷偷摸摸，但避孕套仍是广泛使用的。可能隔壁的邻居有一个房间就是小小的避孕套加工作坊，橡胶、动物肠衣、皮都可以成为避孕套的原材料，再加上避孕套的需求性和便携性，这些经济活动悄悄在科姆斯托克的监视下蔓延开。更为讽刺的是，那些极端保守的资本家也生产避孕产品。上面提

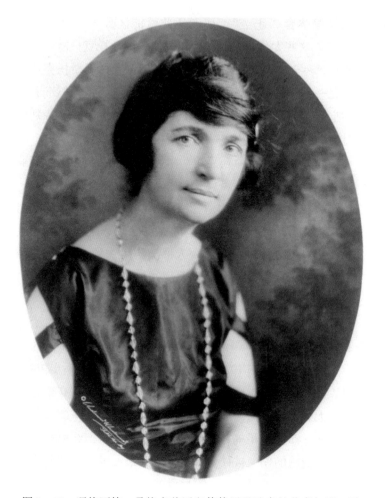

图 3 - 16 玛格丽特·桑格在美国宣传使用避孕套的节育知识，受到科姆斯托克等保守势力的抵制和阻挠。1916 年 6 月 29 日，桑格夫人在波特兰（Portland）散发节育小册子的时候被捕；在随后的审判中，她和其他成员被判有罪，并处以罚款。

到支持《科姆斯托克法》的塞缪尔·高露洁，其旗下的高露洁公司就出售凡士林并宣称可以安全避孕，仿佛凡士林的避孕就比避孕套"正经",或者凭此就能区分出妓女避孕的"低贱"。这些大公司没有被惩罚过,科姆斯托克只能对小人物施以严惩,而小市民们很难被有效遏制。科姆斯托克运动更像是一群掌握话语权的资本家按照自己伪善道德标准和对"贞洁"设想发起的一场社会改造运动,只是有一个特别积极且自我膨胀的台前人——科姆斯托克。

尽管如此,科姆斯托克运动阻碍了性观念、性用品产业的发展。避孕套生产商需要挖空心思与"避孕"撇清关系,强调医用功能来钻《科姆斯托克法》的漏洞。"仅在药房出售"、"一种仅为预防疾病而生的纯正乳胶产品"等"求生欲"满满有益健康的说辞,令人哭笑不得。到1937年为防控疾病,美国食品药品监督管理局开始规范避孕套的生产,这才改变了避孕套的非法地位。

人们对性的天性无法抑制,人们不能正大光明地讨论避孕和性有关的问题,带来的结果就是普遍对避孕和性的无知,这进一步导致了19世纪下半叶梅毒和淋病进一步传播,难以控制。低劣小作坊生产出的避孕套不能对疾病有很好的预防,无疑加重了梅毒和淋病的传播趋势。这或许是《科姆斯托克法》带来的最痛苦遗产之一。这种对道德约束的追求和对避孕措施的偏见被社会主流传承下来:以一战的美军为例,欧洲战场上美军是唯一不提供避孕套的部队。一些政府官员和卫生组织竭尽全力不让士兵们得到避孕套,并不断地宣传:如果士兵冒着染上性病的危险去找妓女,那么就是罪有应得的。结果有38万士兵患病(备军480万,投入战场200万),美国政府为此花费了5000多万美元。虽然补救了一些偏医药的预防措施(如事先涂抹产生灼痛的药膏,事后注射的杀菌剂等),但效果较差。

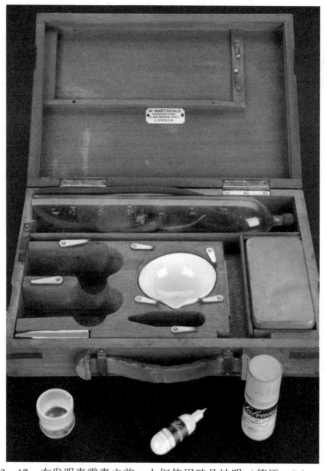

图 3 – 17　在发明青霉素之前，人们使用砷凡纳明（德语：Salvarsan；
中文名又称"606"）治疗梅毒，来应对 20 世纪初梅毒广泛流行的趋
势。砷凡纳明的治疗困难，注射痛苦，而且有恶心、呕吐的副作用。
由于其含有砷，所以砷凡纳明的副作用包括皮疹、肝脏损害，肢体损
伤，甚至生命危险。相比之下，用避孕套来控制性传播疾病真实有效
而且无副作用。图为德国 20 世纪初使用的用于治疗梅毒的砷凡纳明工
具箱。

更重要的是，这一段时间的压制让人只能选择遮掩性行为，且不能正确认识性问题，更不能直面对性的诉求；很长一段时间内这种避讳都很难改变。自杀的雷斯戴尔女士因为堕胎多次陷于法庭纠纷；因为提供性产品，她生前名声可能并不太好。避孕套问题让这位经历了 67 年风风雨雨的老太太心理崩溃，可见科姆斯托克当时手段之严酷。对性应采取包容的态度而非中世纪般的严酷压制，后者只能加重人们心中的不解、紧张和恐惧。女佣转述自杀前雷斯戴尔的焦虑不安："为什么他们要起诉我？我没有伤害任何人。"。

虽然在之后的一个多世纪，如科姆斯托克般极端的人物少见，但群体中多多少少关于性的封闭思想同样压抑着人们喘不过气；部分避孕套的广告只能在夜间播放。福克斯电视台给著名避孕套品牌特洛伊（Trojan）的回信上说"避孕用品广告必须强调健康相关用途"，我们的灵魂深处似乎还挣扎在科姆斯托克的年代。这才是如今社会需要注意的问题，也需要更长的时间去解开束缚。

虽然科姆斯托克运动结束了，20 世纪 40 年代末法案也被废止，避孕套作为一种避孕工具也逐渐被大众接受。但是避孕套上的污名，并未完全消除，这背后反映的是对性的刻意模糊和污名化。

国内避孕套的窘境

我国长期以来对性也讳莫如深，古时避孕套有"如意袋""风流袋"等名字，非常隐晦，也基本只传播在风月场所。这种很强的关联性带来"失德感"，或许是传统道德观念带来心理压力的主要原因。

在酒店、歌舞厅等场所的强制推广避孕套有一定阻力。避孕套作为预防艾滋病的最有效手段，被给予很高重视：从

2004 年，在深圳等地区，国家就开始鼓励酒店等服务场所提供避孕套；2006 年，依据《艾滋病防治条例》，住宿业、娱乐场所、车站以及医疗机构的性病门诊这 4 类公共场所必须摆放避孕套或售套机。经过多年推广，据成都市卫生执法监督支队的统计，2014 年避孕套的摆放率达到 91.5%，仅有少部分场所未推广避孕套。但即使提供避孕套，也存在质量低劣、销售设备年久失修等问题。

避孕套的普及，也会引来非议。保守的顾客看到酒店提供避孕套，就认为酒店是"卖淫窝点"。因为在这些人一贯的认知中，合法的性交流不需要避孕套，甚至投诉这种"不正当的暗示"。2012 年在深圳从事避孕套代理工作的吴先生表示，因为这个原因，深圳只有罗湖富临酒店、富丽华酒店等少数五星级酒店愿意在客房内部摆放避孕套。这种对避孕套的污名化从过去到现在依然深入人心，在十多年之前，公安部门会把酒店宾馆提供避孕套作为卖淫嫖娼的证据，直到 2008 年北京防艾委员会才明令停止这种执法标准。有的酒店认为避孕套在退房时需要额外询问，造成顾客尴尬，不利于酒店服务。

公共宣传上，避孕套也颇具阻力。国内鲜少避孕套的广告，少数张贴后也很快被投诉下撤。2019 年 8 月初，深圳后海地铁站出现大面积避孕套广告，这些广告设计精美，露骨内容少，但不少市民仍感"不适"，认为这是一种精神污染。与避孕套广告面临的尴尬处境相比，人工流产的广告却能堂而皇之地登堂入室。这是否是变相鼓励女性堕胎，而非安全的性行为？

20 世纪末我国工商管理局将"人工流产"划分到医学范畴，避孕套是与性生活有关的产品，这似乎成了避孕套额外被污名化的来源。2009 年，中国正式加入"世界避孕日"；2014 年，废止"避孕套广告禁令"，法律规定不再对避孕套商业宣传构成阻碍。但群众的心理习惯却难以转变，只把批判的关注力放在群众的"性心理"保守也似乎有失偏颇，广告面积过大，广告噱头在于"薄"在于性体验，对于性教育欠缺的我国是否合适？是否还应该照顾保守群体的感受？……所以，这与其说是对国人性教育欠缺，对性心理保守的批判，倒不如说是：我们该如何引导正确性观念的确立？

"小妮，所以你看，避孕套的普及，可以促进公共健康，减少性传播疾病的发生。但很遗憾的是，无论是国内还是国外，过去还是现在，都有很多人，因为观念的原因，反对正常避孕手段和相关知识的推广。如果因为观念的原因抵制避孕套等避孕手段，反而会让更多的普通群众暴露在性传播疾病风险中。让更多像你一样无知少女遭受堕胎的风险。"说罢，熊教授又摇了摇手中的那张字条。

"爸，以后不给你开这种玩笑了。我当时也是怕，没想到自己的成绩下滑了这么多。高中学习和初中还是完全不一样。我感觉自己还没有进入状态，我感觉自己还没有调整好然后稀里糊涂地就月考、半期、期末考。拿到成绩的一刹那，我自己都懵了。"米小妮低下了头。她初中的时候是个成绩优异的孩子，现在到了高中，声乐社、环保社团，还有和李源每天约会都占用了她学习时间，再加上高中学习的方法和初中不同。不过，米小妮是一个有韧性的姑娘。因为长期和爷爷奶奶在一起生活，刚来到城市读小学的时候，连普通话都讲不好，后来还是很快就调整好了。

熊教授语重心长地说："与其关心成绩，我更关心你个人的成长，你是否快乐，是否健康。这些都比成绩单上几个数字更让我揪心。所以，今天晚上我不关心你的期末成绩，而是和你探讨你的这个字条引出来的性教育问题。说实话，我刚看到这张字条的时候，是自责。我感觉自己不是一个好父亲，没有及时教给你足够的性知识让你保护好自己。所以，现在我得及时弥补，以免以后产生遗憾。"

米小妮听完之后羞愧难当，抓住父亲的手臂："爸，你是一个好爸爸，是个好爸爸。"

熊教授对女儿的性教育暂时告一个段落，但他知道，国内像女儿所在的高中这样在性教育上大胆尝试的学校其实不多。更多的学校在性教育上畏葸不前，犹豫不决。——

性教育与正确引导性认识

引导正确的性观念，很重要的一个环节是性教育。及时的性教育能帮助建立正确的性观念，坦然面对与性有关的问题：避免意外怀孕预防疾病，对自己和交往对象负责；形成"防性侵防性骚扰"意识，不给犯罪分子可乘之机；正确认识性与性别，尊重性少数群体等等。

但国内鲜有专门从事性教育的老师，也鲜有专门开设的课程。"垃圾桶里捡小孩"可能是每个中国孩子都听过的笑话。父母们不告诉孩子真实的性，可能因为担心孩子会由此进行尝试，发生意外，所以干脆不如来一句蒙骗敷衍方便有效。学校回避性教育很大程度上也是如此，如果学生因此冒进，产生的后果该由谁来负责？因此主管部门的态度大多是"不求有功但求无过"。虽然早在2008年，《中小学健康指导纲要》就将性教育纳入健康教育框架，希望与各门必修课程融合；但同时纲要也提到"学校可灵活安排健康教育教学课时"，例如体育课天气不合适的时候就可以安排健康教育。这种不定性灵活性给了学校安排自由的同时，也难于检验，更为学校提供了回避空间。

除了占用课时的形式，各类书籍也是学生自发学习了解的渠道。但这方面也有较大的压力。杭州一位家长称，在学校"读书漂流"的活动中，二年级的女儿分到了一本性教育读物；但是女儿频频念出"阴茎""阴道"等词汇，家长认为这太过直白难以接受。同样在国内"性避讳"的氛围下，我们似乎能理解家长的顾虑和尴尬，但将性知识遮盖起来就是唯一的解决方法吗？考虑到低年级对"阴茎""阴道"等词汇的理解力，家长可以和孩子一起阅读，指导孩子认识身体；既可化解尴尬，又能安抚家长"担心孩子长歪"的心理。

缺失性教育的结果就是性知识的普遍缺乏。据2009年北京大学人口研究所"中国青少年生殖健康可及性调查"调查数据，虽然大部分青少年都知道避孕套是一种有效避孕的措施，但在进行首次性行为时，有超过一半的青少年未采取任何避孕措施，而在发生最近一次性行为时，未避孕的比例仍高达21.4%；同时，也有超过一半的青少年并不知晓如何正确应对无保护性行为。这意味着，有很大比例的青少年面临着性传染疾病、意外怀孕和潜在的流产可能。而青少年对于性传播疾病及预防措施的了解更是少之又少。

结合国情借鉴国外的性教育，或许能改善国内的困境。瑞典早在1966年就开始通过电视进行性教育，鼓励家长参与其中，既能对孩子实施教育，也能打破家庭对于性的沉默，建立轻松和谐的讨论氛围。既然我们可以很坦然地向孩子讲解心脏、肺等器官，性器官同样也是每个人身体的一部分，需要学习和保护；而且现在信息接触途径非常多，可能在不知不觉间，孩子掌握的内容就超过了家长的认知。这时候更需要建立和谐的讨论氛围，引导孩子正确运用、理解性知识，而不是"掩耳盗铃"。

除了性教育之外，在处理社会关于性的矛盾上也要注意引导和尺度。普及性知识，推广安全措施，自上而下的情形虽然严肃，但借由政府之口说出这个问题，各方面会不会都坦然许多？2017年起，国家已将免费提供避孕药具纳入基本公共卫生服务项目。山东省高唐县在人群密集的地区设置避孕药具免费发放机，年满18周岁就可凭身份证免费获取。

回到深圳地铁站的广告，广告目的不是为了教育，而是为了兜售商品宣扬对性体验的提升；诚然广告可以让更多人意识到这是一种方便良好的选择，但仅仅推销避孕套不能起到维护公共健康的作用。注重接受能力循序渐进、加强对性信息的规范更值得注意。否则就会像印度古吉拉特邦的例子那样，当地的妇科医生表示，尽管避孕套的销售不错，但是节假日之后青少年意外怀孕率却不断走高。这说明避孕套的推广和性知识与性教育是不同的。

目前也有很多优秀的广告作品，人物形象活力清纯，广告涉性的情节尺度小。或者生动幽默，让人会心一笑、化解尴尬的同时，人们对性也能渐渐采取更开放的态度。拓宽宣传渠道，传统卖场、药店、成人用品商店和网络电商，根据每个渠道浏览群体进行不同的销售。线下广告更保守，线上广告可以适当开放尺度等。这为消费者提供了多元化的选择，也能缓解顾客的羞愧心理。

　　"为了庆祝期末结束，要不要去街上吃点啥?" 熊教授向女儿提议。

　　"爸，你上次不是说了，这样的生活方式不健康吗?" 米小妮问道。

　　"不，爸今天开心。走!" 熊教授大手一挥，这回来连工作都不干了，带着女儿出门了。米小妮偷偷笑了一声跟在后面，看来她那张字条上内容玩的心理学伎俩果然奏效了，熊教授看到成绩不但没有生气，现在还带她去吃宵夜。

第四部分
公共卫生与政府治理

14. 香肠引出的法案——美国药监局的简史

夜市上人来人往，摩肩接踵。白天略显冷清的街道，到了晚上竟然灯火通明，夜晚的到来并没有让这座城市陷入沉睡，而是让它越发清醒和更加活力。这点何尝不像当今的年轻人，白天昏昏欲睡，晚上睡前却精神百倍。或许越来越普遍的失眠现象并非个人作息原因，而是源自这个大环境。

米小妮挽着爸爸的手在街道上漫步。她已经很久没有见过如此热闹的街道了。一边卖烤鱿鱼的大妈在高声叫卖；旁边炸臭豆腐的大叔刚把豆腐放到煎锅里面，发出"呲"的一声；前面的小哥刚刚点燃炭火，上面烤羊肉串的香味已经飘过来；身边烤香肠机器里，香蕉大小的红衣香肠随着下方的辊辘在滚动。

熊教授和米小妮买了珍珠奶茶，就在奶茶店旁边坐着看着来往的人群聊天。熊教授首先打开了话匣："小妮，你们那个环保社团怎么样了？"

米小妮吸了一口奶茶，叹了一口气说："哎，社团人员流失挺多的，自从上次听了讲座之后，就没再组织什么像样的活动了。高三年级的哥哥姐姐们要高考，高二年级的同学们又有竞赛的任务，现在只能靠我们高一年级了。"

"爸，我觉得吧，这个社团要搞起来，得发动同学们参与，我在想是不是可以组织一个辩论活动，这样大家会有参与热情。"

父亲温柔地看着米小妮，微微点点头。米小妮在高中就展现出组织领导能力，可比他当年强多了。当年他可只是一个"小镇做题家"，连班干部都不愿意当的。他又接着问米小妮："你那个声乐社团怎么样了？"

米小妮更加无奈了："那个更没谱了。刚开学还有几次训练，后来啥都没有了。可能下学期有个艺术节，最多在那上面露个脸，表演个节目。仅此而已。"

米小妮用一种看破红尘的口吻对父亲说："爸，我觉得吧，这个社团其实就是学校用来装点门面的招牌：'啊，你看我们高中课余活动多么丰富……'其实，学校不太关心社团真正办成什么样。而且，高中生活现在仍然是以高考为主导，社团吧，参加即可，别太当真。我都想好了高二之后就退掉社团，全心全意来高考。"

父亲被米小妮的敏锐眼光给惊讶到了，他没想到现在的高中生就这么现实："你的同学们都这么想吗？"

米小妮接着说："大家都清楚啊，社团又不能代替高考。除非是想做机器人、发明创造啥的，可以走高考加分，但是那些太难了。"

熊教授看着这帮在高中就深陷"教育内卷"的孩子们，不由得心疼起来。他停了停，又想了另外一个话题："你和班上的李源怎么样了？"

"啊——"米小妮差点把嘴里的奶茶给吐出来："我们，没，没怎么样啊。他就是普通同学而已。"自从上次和李源在住家楼下拥抱，然后又迎面碰上父亲之后，米小妮一直心有余悸，只是和李源牵牵手约约会而已。"爸，你怎么知道李源啊？"

"喔，我听你提起过他一次。"熊教授也没有再追问。

两人沉默了一会儿时间，米小妮打破了沉默，她很神秘地指着旁边的烤肠摊位问父亲："爸，你知道那个香肠曾经有多脏吗？"

熊教授来了兴致："喔？你倒问起我来了。我不知道，你说说看。"

米小妮特别带劲地说："今天洋子给我发来一个网页，上面写了美国当年食品质量问题的故事，当年的香肠，可是让美国总统都恶心得扔出窗外的。"

"哦，哈哈，好啊，那你今天来给我讲一次公共卫生和食品监管吧。"

"爸，那你听好了。"——

一根被总统扔出窗外的香肠

香肠制作工厂会是什么样？你的头脑中可能闪现出窗明几净的生产车间，香喷喷的猪肉，垂涎欲滴的香肠。但是这不是美国作家厄普顿·辛克莱（Upton Sinclair Jr.）的所见所闻。他在 20 世纪初所著的小说《屠场》（*The Jungle*）中，有另外一番描写：

"整个坏掉的火腿，被旋风切割机切碎，和半吨其他肉混合到一起，火腿曾经有的气味就不会带来任何问题。不会有人关心做香肠的原料是什么东西；有从欧洲退回来的旧香肠，霉得发白，工厂会向里面加入硼砂和甘油，然后倒进加料斗，再生产一遍，用于国内市场。有的肉会掉在地上，掉进尘土和锯末之中，之后再被捡起来，工人就踩着这些尘土工作，向地上吐出数以亿计的结核杆菌。房间里会堆放大量的肉；从房顶漏下的雨水向肉堆的顶上浸到地下，还有上千的老鼠在上面奔跑。这些储存室里光线不好，但是一个人只要用手抚过肉堆，就能扫下成堆的老鼠屎……这些老鼠会因为罐头厂的毒面包死掉，但是老鼠、面包还有肉都会被一起送到进料口……里面有脏土、铁锈、烂钉子还有臭水。这些东西会成车成车地与新鲜肉混合起来，最后被送到公众的早餐桌上。"

小说中这段描写触目惊心，令人作呕。据说时任总统西奥多·罗斯福（Theodore Roosevelt Jr.）看到这些文字的描述时，更是急忙将手中吃了一半的香肠扔出窗外。

"爸，你看当时的美国食品质量和卫生问题是不是很严重呢？我今天和洋子看到都惊呆了，说以后再也别吃路边的烤肠了。"米小妮看着烤肠略带嫌弃地说。

熊教授被逗乐了："呵，有意思，我之前给你说过很多次路边摊不要吃，但是你就不听，现在你同学洋子的一句话，你就奉为圭臬。"看来，青少年之间的互相影响和学习，有时候是大于父母的教育和引导。

米小妮有点不满地说："谁让你总是高高在上，带着一副教育学生的口吻。"

熊教授开始意识到，自己以前对女儿的管教，总是下意识地带着对学生的上对下的教育，他以为女儿只是一个任由自己雕刻的雕塑，但没想到女儿早已有了自我意识和自己的思想，对待女儿，需要更有技巧和方式。他又问："你刚才讲的故事其实还没有结束，它其实引发了美国食品监管的革命，你想听更为完整的故事吗？"

米小妮有点惊讶："喔，爸，你知道这个故事啊。"

"呵，这可是公共卫生和政策结合的经典案例之一呢"——

食品药品监管局成立之前的日子

这根被总统扔出窗外的香肠，成为推动美国食品安全问题整改的重要契机。

当时美国严重的食品安全问题是具有一定时代背景的。19 世纪末，美国工业高速发展，并一跃成为世界第一工业大国，但尚未完善的法律体系与快速发展的工业之间高度不匹配，导致了各行各业中各种问题的产生，其中和民众生活息息相关的食品药品行业首当其冲，甚至蔓延到了军队当中。

食堂中污水横流，苍蝇围绕着腐烂的蔬菜飞舞，地上的速食品包装损坏、接触到空气的部分开始长出星星点点的霉斑，士兵们坐在餐桌前艰难地吞咽着早已无法分辨出味道的食物；军队医院中床位紧缺，生病的士兵一茬接着一茬，但低劣的药品根本无法满足医疗需求，到处充斥着病人难受的呻吟，士兵们脸上早已暗淡无光——这是罗斯福作为助理海军部长参加美西战争时的亲身体验。在战争期间他注意到，由于当时美国并没有一个明确的标准对食品、药品质量和安全进行衡量，许多劣质食品和药品被运送到军队中。这些难以下咽、过期腐烂的食品远远满足不了士兵们在战争中的消耗，身体健康状况越来越糟糕，同时劣质的药品也不能为士兵们提供最基本的医疗服务。士兵们糟糕的处境给罗斯福留下了不可磨灭的阴影，他迫切地希望作为国会议员的自己能够做一些力所能及的事情来改善士兵们的处境。

除了相关人员注意到美国当时的食品药品安全卫生问题，社会中的部分进步人士也在为普通民众发声，为保护民众权益而做出努力和斗争，其中最具影响力的便是哈维·韦利（Harvey W. Wiley）。

哈维·韦利拥有医学博士学位和社会科学学士学位，这使得他具有足够的能力通过科学研究方法关心具体的食品药品安全等社会问题。在 19 世纪糖在美国人的心目中占据着重要地位，他便首先进行了糖相关的实验研究，并凭借着自己深厚的文学素养和良好的口才进行了大力宣传，给人们留下了"纯净食品卫士"的形象。在此后，拥有着丰富经验和学识的韦利被任命为美国农业部化学署的领导，并逐渐开展了一系列和食品安全相关的实验。对他而言，民众享受合法权益的前提是确保衣食无忧，可当时的美国并没有任何一条法案规定食品药品质量的标准，这也导致当时社会中的食品造假现象十分严重，因此韦利认为建立一个最基本的食品药品质量标准刻不容缓。

时间回到 1902 年，返回美国后的罗斯福发现社会上已然有一批人开始呼吁政府重视食品药品安全问题，并期望能够建立衡量食品药品安全的法案，这与罗斯福的想法不谋而合。之后韦利等进步人士利用自己在国会内的人脉帮助罗斯福召开国会听证会，并成功获得了进行食品药品安全试验的第一笔资金。作为化学家的韦利利用部分资金对食品防腐剂进行了探究，高调进行"试毒班"实验，他发现大家都认为危害最小或者几乎没有危害的硼酸（当时防腐剂的主要成分）在剂量达到每天 3－4 克时会对人体产生较为严重的损伤。这一实验结果让韦利明白了，"如果允许所有的药品、杀虫剂和化学产品自由上市销售，然后等到出现严重问题后再去补救，后果将不堪设想"，因此他倡导"除非有保鲜的必要，食品中不能随意使用防腐剂"。然而韦利所倡导的这一理念和他的实验结果让许多的商业机构有了危机感，因此他们大肆抨击韦利，并宣称这一切只是进步人士在制造恐慌；而参议院内拥有食品相关产业的参议员则更是利用自己的权力多次反对相关法案的通过。

政治影响力的不足使食品药品安全法案的推进陷入了僵局，但幸运的是，不久之后"扒粪文学"的盛行又为相关法案的通过提供了契机。许多作家在杂志上发表系列文章以呼吁政府重视食品安全问题，其中反响最热烈的当属厄普森·辛克莱尔的小说《屠场》。该书对食品工厂中肉品的生产过程进行了描述，一经出版就引起了巨大的社会轰动，并让精英阶层明白食品药品问题也会对他们的切身利益造成严重的损害，因此精英阶层不再反对食品药品安全法案的通过。

1906 年，在民众的呼吁和精英阶层的让步下，《肉制品检查法》（Meat Inspection Act）和《纯净食品药品法案》（The Pure Food and Drug Act of 1906）相继问世：前者规定联邦肉品调查员需要对屠宰前的动物进行检查，并监督销毁不合格的牲畜，除此之外，调查员还可以随机对肉品加工厂进行抽检，检查肉制品的成分是否符合规定；后者则要求"盒子或瓶子里的产品不能被伪造或掺假"、"禁止对产品或产品成分进行任何虚假或者有误导性的声明"。尽管韦利的名字没有出现在《纯净食品药品法案》中，但大家都明白韦利在其中的贡献，后世也称之"韦利法案（Wiley Act）"。

而检查食品药品是否掺假和冒牌的责任则被赋予给韦利的团队，设置在美国农业部下属的化学局（Bureau of Chemistry）。尽管后来有政治上的反复和调整，但是韦利当年领导的化学局，最终成为美国食品药品监管局（Food and Drug Administration）。

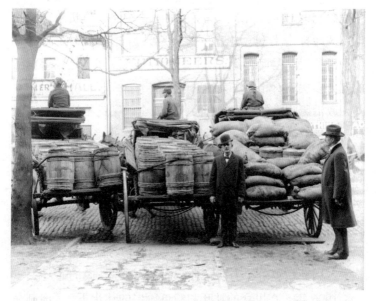

图 4 - 1　1906 年颁布《纯净食品药品法案》极大地保护了民众的食品安全。该法案规定凡是被法院判定为违法的商品必须在监督下进行销毁。这张照片摄于 1912 年，展示了在法警的监督下正在对发霉的葡萄干进行销毁。

尽管这些法案具有跨时代的意义，对于确保美国当时的食品药品安全，起到了正本清源的重要作用，但是这些法案仍有许多不足之处。例如，1933 年，美国食品药品监管局认为，《纯净食品药品法案》在新药研究和使用等方面并未做出明确的规定，希望能够对该法案进行修正，以加强新药的安全性试验。然而该议案却迟迟未能得到参议院的通过，直至"磺胺药"事件的爆发。1937 年，美国田纳西州马森吉尔制药公司（S. E. Massengill Company）的首席药剂师和化学家哈罗德·沃特金斯（Harold Watkins）用工业溶剂二甘醇代替酒精作为溶剂，配置成可口服的磺胺药剂，以便儿童服用。由于《纯净食品药品法案》并未要求新药在上市前需要进行临床试验，因此这些磺胺药剂未经试验便流入市场了。沃特金斯本意是为了让儿童治病更加便利，但未经临床试验的药剂所起的作用似乎超出了他的预想：上市不到一年，磺胺药剂就造成了 358 人肾衰竭、107 人中毒死亡，其中大部分都是儿童；而沃特金斯也因此在愧疚和悔恨中选择了自杀。

"磺胺药"惨剧的发生让美国联邦政府明白了新药上市前的安全性试验的重要性，因此参议院终于通过了之前的议案，将《纯净食品药品法案》修正为《食品、药品和化妆品法案》（Federal Food, Drug, and Cosmetic Act），该法案要求所有的新药上市之前都必须要通过安全性试验，已经上市的药品如需改变成分或剂量也需要通过美国食品药品监管局的审查，以此更好地保障民众的健康。

米小妮听完故事之后，若有所思地说："爸，我觉得对于药物就应该加强监管，没有问题政府才能放行。要是假药流向市场，那危害可是非常大的。"

熊教授点点头："不仅是假药，如果一个药设计得有缺陷，对人体健康也有危害，病人买了仍然是有巨大风险的。"

"药品设计会有缺陷？"米小妮追问。

"你想你有时候做数学题，当时觉得答案完美无缺，后来发现少用了一个公式，少考虑了一个条件之类的。药物的设计和研发更加困难和复杂，很多药物都是投向市场大规模使用之后才发现它们有缺陷的。这就会造成非常严重的公共卫生问题。"——

"海豹"宝宝的悲剧

1961 年 6 月，弗雷德里克·道夫（Frederick Dove）出生在联邦德国的汉堡市（Hamburg）（今德意志联邦共和国汉堡市）。他的出生并没有给他的父母带来喜悦，反而是疑惑。他们不明白为什么家里面的其他小孩都健康，而小弗雷德里克却胳膊短，手掌扭曲，而且没有拇指。小弗雷德里克在幼年的时候，光是臀部就接受了 5 次手术，以纠正臀部的先天畸形。

在大西洋的另一端美国，卡罗琳·法默（Carolyn Farmer）于 1962 年出生在明尼苏达州的圣保罗市（Saint Paul, Minnesota）。她是一个销售员和一个专栏摄影师的女儿。她出生的时候手臂短小，而且手指有缺失。这让她星期天在教堂的时候无法握手祈祷，也没法在学校跳广场舞时牵手。她也尝试和母亲讨论先天畸形的原因，但母亲总说不确定原因，并结束对话。直到她 17 岁的时候，在公交车上，一个陌生的男性一直盯着她。当卡罗琳觉得受到冒犯想起身离开的时候，那位陌生男士问她："你是受到沙利度胺影响的小孩吗？"

这位陌生人口中的沙利度胺（thalidomide），又名"反应停"，是一种有中枢系统抑制作用的药物，帮助孕妇缓解妊娠反应。但受药物影响的孕妇生出的婴儿大多畸形，他们大多没有手臂和腿，形似海豹，且死亡率达 50% 以上。即使拥有如此严重的不良危害，但沙利度胺在当时仍然获得许可在世界各地上市，在非洲、欧洲等 20 多个国家和地区被批准使用。截至 1963 年，世界各地由于服用该药物诞生的形似海豹的畸形婴儿超过了 12,000 多名。沙利度胺会严重干扰人和灵长类体内的转录活动，引起 SALL4 转录因子的降解。而 SALL4 转录因子对于身体末端躯干的形成非常关键。

为何拥有极大不良副作用的药物能够上市甚至流行在世界各地呢？故事需要从德国格兰泰公司和当时临床试验的缺失与审查制度的不完善说起。

1957 年，联邦德国著名制药公司格兰泰（ChemieGrünenthal）购买了沙利度胺的专利，并将其作为非处方药投放市场，主要治疗焦虑、紧张、睡眠障碍和孕期呕吐。由于大部分国家药品监管制度宽松，药品仅需几份不严谨的研究资料就可以上市销售，因此该药在此之前并未经过严格的安全试验；除此之外，虽然该公司并不具备顶尖的科学家和完善的医学实验室，但在之后的三年里，该公司凭借着几份实验室报告和优异的公关能力将沙利度胺推广到了全球 46 个国家，其销量甚至和阿司匹林一样高。

随着世界市场的扩大和深入，1960 年，理查森·梅雷尔公司（Richardson–Merrell）向美国食品药品监管局提出申请，希望沙利度胺能够在美国上市。当时一些有良知的官员曾反对沙利度胺的上市，其中最引人注目的是负责审批的弗朗西斯·凯尔希医生（Frances Oldham Kelsey），她发现该公司提交的申请报告中"临床数据不充分"、"个人证词多于科学数据""有许多伪科学的胡言乱语"，因此她要求梅森公司提供更详尽的数据，即使收到梅森公司的威胁，凯尔希医生也没有动摇。自此，药物的"阴暗面"逐渐显露——

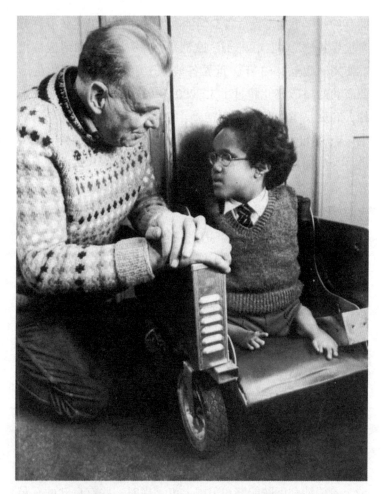

图4-2 特伦斯·威尔斯（Terrence Wiles）出生于1962年1月12日，是英国受到沙利度胺影响致残程度最严重的婴儿之一。威尔斯后来成为摄影师，并凭借电视剧《巨人的肩膀》（On Giant's Shoulders）和同名畅销书而享誉国际，并获得艾美奖（Emmy Award）。

其实早在3年前的1957年，当沙利度胺才推向市场的时候，第一个因为沙利度胺而发生海豹肢的婴儿在德国出生了，格兰泰公司也在 1958 年收到了第一份不良报告。而随着推广，不良报告的数目也逐渐增至 2,000 多份，这些报告明确显示沙利度胺不仅会使病人出现头晕、双手发抖等现象，还可能会导致一些周围神经的病变。但公司却选择隐藏这些不良报告，并打着"治疗怀孕早期妊娠反应"的旗号继续大量生产并出售，甚至以"实验"的名义给医生发放沙利度胺以作为宣传手段。

1961 年，《英国医学杂志》上的一篇报道，描述了沙利度胺引起的病人周围神经病变。凯尔希认为如果孕妇具有较为严重的神经系统损伤，那么可能会导致婴儿的先天畸形，因此美国食品药品监管局要求理查森·梅雷尔公司能够拿出证据证明沙利度胺不会对孕妇产生影响。但只具备公关能力的理查森·梅雷尔公司自然无法拿出有力的证据来证明。沙利度胺虽然一直未能在美国上市，但由于当时法案的漏洞，在病人同意的基础上，医生可以给病人开一些未经审批的药物，但不是违反法律的行为。因此有许多医生让自己的病人服用沙利度胺，最终导致美国境内 40 多名畸形婴儿的诞生，包括上面提到的卡罗琳·法默。

同年，德国《周日世界报》首次公开报道了沙利度胺导致"海豹肢"事件，揭露了不良后果的内幕。凯尔希坚持认为该药物应在批准使用前进行充分测试。在之后的动物实验研究中，研究人员发现动物在服用沙利度胺之后产下的幼崽确实会出现先天性的缺陷；但得知实验结果后，时任美国食品药品监管局局长的乔治·拉里克（George P. Larrick）却迟迟没有采取措施全面封禁沙利度胺，直至华盛顿邮报（The Washington Post）的记者莫顿·明兹（Morton Mintz）发表《食品药品监管局的女英雄阻止恶性药品进入市场》的报道。这篇报告引起了公众对于沙利度胺以及药品监管漏洞的极大关注，拉里克才宣布召回市场上的所有的沙利度胺。

躲过了一场潜在危机的美国决定改革药品制度，更加严格地监管药品上市与使用；美国政府在总结沙利度胺事件的经验教训后，于 1962 投票一致通过了《卡法尔 - 哈里斯修正案》（Kefauver Harris Amendment）。该法案授权美国食品药品监管局对 1938 年以来申请上市药物的有效性重新进行审查，并对新药研发和产品生产的每一个步骤进行监控，以科学实验的方法来验证药品，为民众的健康和药品的使用提供更好的监管。

"爸，这也太悲惨了。这些受害者太无辜了，从刚生下来就重度残疾，一辈子都要在轮椅上度过。而且这些公司也太冷酷了，明知道药物的副作用还装聋作哑。"米小妮对这些受害者充满了同情，也对背后的大公司不作为感到愤怒。

"是啊，小妮，这些公司和财团被利润蒙蔽了双眼。就像前几天你问我吸烟有害健康的故事：大家明明知道吸烟有害健康，但是又对烟草带来的滚滚利润不可能无动于衷，于是造就了烟草业的现状。而且，拿美国的数据来讲，越是经济衰退的时候，烟草业就会越繁荣，毕竟政府需要烟草业的税收。"熊教授有点带着嘲讽地说道。

米小妮逐渐看清了事实，公共卫生和公共健康固然重要，但是都比不上大资本眼中的利润。"天下熙熙皆为利来，天下攘攘皆为利往"真的不假。

"但是，小妮，也不用太愤世嫉俗。有些时候，问题没有那么简单，不要总是单纯地说'这都是只顾经济利益不管人民健康'。不是的，有些时候，人们的知识不够，无法提前知晓危害。"

熊教授也喝了一口奶茶:"那就从这杯奶茶开始说吧。你知道里面有多少反式脂肪酸吗?"——

反式脂肪酸的监管

在前面两个例子中,香肠生产场所的污秽让人作呕,沙利度胺造成的婴儿畸形让人触目惊心。这两个例子用极具视觉冲击力的方式展现了食品和药品在缺乏监管的时候,会如何对人体健康产生影响。但是还有一种情况,危险因素悄无声息地影响着人们的健康,甚至过程甜蜜无比,当人们猛然醒悟的时候早就为时已晚。真是汝之蜜糖,实则砒霜。反式脂肪酸就是这样的例子。

当你手捧一杯奶茶满足于顺滑浓郁的口感时,当你品尝下午茶沉醉于精致香甜的小糕点时,当你约会中剥开一枚味浓醇厚的巧克力时,你是否想过,它们实际上都潜藏着让你肥胖、影响着你心血管的"坏蛋"——反式脂肪。

一般来说,食品中主要含有两大类反式脂肪:天然产生和人工生产的。天然的反式脂肪在动物体内产生,并出现在动物制成的食物中,牛奶和肉制品中,通常含量都较低。而人工生产的反式脂肪是在液态植物油中添加氢气生产出来的,因此反式脂肪在配料表中还会被称为"部分氢化油",可以被大量添加和使用。

为何反式脂肪会出现在人们的日常生活中呢?它对人体究竟有什么样的危害?

通常来说,反式脂肪使用方便、生产成本较低、存储和重复使用时间长,并且它能够让食物口感和味道更加令人满意,因此在食品生产和制作过程中,反式脂肪会被大量使用。日常生活中经常吃的面包、蛋糕、冷冻披萨、人造黄油和其他油炸食品中，都含有大量的反式脂肪。长期食用和摄入反式脂肪，会提高人体内有害胆固醇（低密度脂蛋白）的含量，降低有益胆固醇（高密度脂蛋白）的含量，同时增加炎症、增加患血栓的风险——所有这些都会增加患心脏病、中风和糖尿病的概率。

早期人们对反式脂肪的危害知之甚少。但在其成为部分食品重要原材料伊始，美国就开始对反式脂肪的危害进行研究，开始逐步探究对人体健康的不利影响。同时，美国其他的研究机构也开展研究，搜集反式脂肪健康危害的证据。基于这些发现，在对美国反式脂肪摄入状况进行了具体调查，并开展广泛地讨论之后，美国食品药品监管局计划实施相关法规政策，对反式脂肪的使用进行限制。2001 年，美国行政管理和预算局（Office of Management and Budget）下属的信息和法规事务办公室（Office of Information and Regulatory Affairs）发布了一份文件，要求美国食品药品监管局对反式脂肪进行标注。美国食品药品监管局于 2003 年颁布新的增补法令，强制要求在传统食品以及膳食补充剂中注明反式脂肪含量，并最终于 2006 年实施。按照其规定，生产的食物需要在标签中标注所含反式脂肪的量，而消费者可以依据自己的判断决定是否购买。需要注意的是，由于当时关于反式脂肪危害的证据还没有累积到足以让食品药品监管局采取禁令的地步，所以食品药品监管局采纳了折中的办法，要求食品生产厂商在标签中加以标注，把选择权留给了消费者。在证据不充分的情况下，这不失为一种有效的预防措施。

在之后反式脂肪平均摄入量的评估中，人们发现反式脂肪的摄入比例并没有明显下降。随着证据的积累，同时根据美国疾病控制中心的估算，消除加工食品中所含的反式脂肪，每年能够拯救 3 万~7 万美国人的生命。完全取缔反式脂肪刻不容缓。于是在 2015 年，美国食品药品监管局认定反式脂肪已不再安全，计划在三年内进行去除，最终该禁令在 2018 年 6 月 18 日生效，成为美国食品改革进程中的又一重要里程碑。

反观美国食品药品监管局对反式脂肪进行管理的过程，仍然可以从中发现一些问题，即是说对于反式脂肪的管理和应对是滞后和被动的。实际上早在 20 世纪 90 年代，人们对于反式脂肪的研究已经开始并取得了一定的成果，并且在后续的研究中，反式脂肪的危害和人体摄入标准也在不断地被明确，但美国食品药品监管局采取行动颁布法令却与研究成果之间存在时间差，总是明显落后于科学研究成果。这表明了在目前的法令制定和修改制度下，科学研究成果与转化成某些具体条例之间存在着一定延迟，造成"亡羊补牢"的局面，因此面对当下种类繁多、花样百出的食品药品，如何能够实现更有效地监管，利用科学研究及时指导相关部门对食品药品进行监管，仍是需要在经验积累中不断探索的部分。

"爸，我以前以为奶茶里面只是含糖太高，没想到还有反式脂肪酸的问题。原来你知道奶茶对身体不好。你怎么今天没有阻止我喝奶茶，自己也喝上了？"米小妮看着手中喝了一大半的奶茶，有些懊悔地说，她在下定决心以后一定要少喝奶茶。

"我得避免用强势管教的策略。以后等你知识积累多了，你自然就会改变你的饮食习惯。"

米小妮听完，觉得父亲和过去有一些改变，她紧紧挽住了父亲的手臂。

熊教授边走边说："但是，小妮，对这个世界都别悲观，别太愤世嫉俗，我相信这个世界总是在向好的地方发展。就像我刚才讲的三个故事吧。他们还有个结尾。"——

食品药品安全的故事在继续……

回望美国食品药品监管局的发展历程，背后蕴含着无数人的努力和汗水，绝非一朝一夕能够实现。美国食品药品监管局凭借高信誉和专业水准获得了世界上诸多专家和广大民众的信赖，也使得全世界的药品商和食品商对其又爱又怕，其严格的检测标准已然成为美国民众健康的巨大保护伞。而且美国食品药品监管局的决策在国际上具有巨大影响，树立了食品药品质量标准的标杆。

但是在这个过程中我们也发现，立法监管食品药品虽然能够有效保护民众健康，但是这一过程具有被动性，只能采取亡羊补牢的方式，对现有的问题和漏洞进行回应。而且，由于官僚机构内部处理信息做出决策需要时间，立法监管具有一定的时间滞后性。这也提示我们，立法监管食品药品，虽然是有效保护人类健康的方式，但绝不是唯一的方式。

再回到这一部分的三个故事。虽然哈维·韦利为《纯净食品药品法案》的立法做出了卓越贡献，他在农业部领导的化学局成为该法案执法中坚力量。但是韦利始终没能幸免于政治斗争。他的政敌抓住一切机会攻击他，指责他团队成员的工资超过法律规定标准。尽管后来的塔夫脱总统（William Howard Taft）为韦利开罪，但是韦利仍然在 1912 年辞职。辞职之后的韦利一直供职于《好管家》杂志（Good Housekeeping Magazine），为改进食品安全大声疾呼，直到1930年去世。1927年，他之前在农业部领导的化学局被重组为食品药品杀虫剂监管局；并在3年后的1930年后更名为食品药品监管局。不知道韦利在生前是否有幸目睹他的政治遗产。

弗朗西斯·凯尔希，由于她在阻止沙利度胺进入美国这件事上的突出贡献，被时任总统肯尼迪（John F. Kennedy）授予杰出联邦公民总统奖（President's Award for Distinguished Federal Civilian Service），成为该奖项设立以来的第二位女性获奖者。凯尔希在美国食品药品监管局供职45年后，于2005年以90岁的高龄退休。2010年，美国食品药品监管局以她的名义设立奖项，奖励年度优秀的员工。

故事中提到的两位沙利度胺的受害者，弗雷德里克·道夫先后在德国、尼日利亚、荷兰、英国成长，又去苏丹支教4年。之后，道夫加入了英国广播公司，并有机会让更多的人知道沙利度胺对人类健康的危害。在业余时间，道夫喜欢打板球，曾经担任英国残疾人板球队的队长。

卡罗琳·法默在学校就长期受到嘲讽，之后也因为身体上的残疾而工作前景受到影响。她学会了在面试的时候把残疾的手臂藏在袖子中。她的母亲始终无法确认是否真正服用过沙利度胺。卡罗琳这辈子做了两件勇敢的事情，第一件是在她女儿夏天举办的婚礼上，她为自己买了一件无袖的裙子，第二件就是和其他的沙利度胺受害者联合起来，起诉格兰泰公司，以及理查森·梅雷尔公司的后继公司。

在2018年6月美国禁止反式脂肪酸之后，中国台湾地区也迅速跟进，在当年7月禁止了反式脂肪，新加坡也宣布在2021年6月禁止反式脂肪。

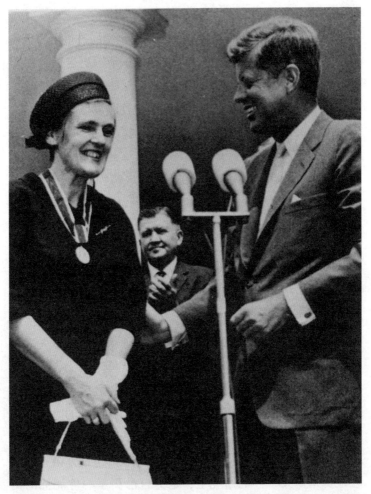

图4-3　弗朗西斯·凯尔希获得了由肯尼迪总统亲自颁发的杰出联邦公民总统奖。这个奖项表彰她在阻止沙利度胺进入美国市场上做出的重要贡献。

"这个世界是朝好的方向发展。"米小妮回味着父亲的这句话。确实如此，她和父亲的关系似乎也在朝好的方向发展，她也可以比较放松地与父亲聊生活和学习中的困惑，父亲也愿意倾听。米小妮愿意和父亲分享生活中的绝大部分事情，但除了一件事情。她迟疑了好久没有开口，但还是没有忍住。

"爸，你说世界在朝好的方向发展，你和我妈的关系也会朝好的方向发展吗？"米小妮停下回家的脚步，看着父亲。

熊教授先是一愣，然后有点尴尬地讲："那……当然……当然。"

"真的吗？"米小妮总觉得父亲刚才的话有些虚假和不自然。

熊教授满脸堆笑地拍着女儿的肩膀："那当然，我和你妈妈的关系在变好，我们还想寒假带你去旅游呢。"

米小妮被这突如其来的幸福冲昏了头脑，她尖叫起来："呀，真的吗？我们全家第一次去旅游。我要去澳大利亚，去日本看熊本熊！"

"国内旅游，国内旅游。"

"那我要去看圣洁的西藏，看布达拉宫！"

15. 雪域高原的重生——藏区的包虫病（棘球蚴病）攻坚战

虽然之前担心冬天去西藏是不是会很冷，后来下飞机之后发现拉萨的冬天实际上比米小妮所在的高中教室还要暖和：高中教室如果不开空调，那么冷得就如同冰窟窿；而拉萨，估计因为阳光明媚，感觉要暖和太多。

比冬天太阳更加温暖的是一家人其乐融融的氛围。去西藏的一路上一家人有说有笑，一家人的氛围仿佛回到了米小妮期待中的样子。熊教授还是不时地给大家讲述西藏的过去，包括西藏农奴制的悲惨岁月，以及西藏和平解放之后给当地带来的变化；而妈妈则在一边给米小妮洗葡萄和剥橙子，为应对高原反应做准备。

米小妮站在空旷的布达拉宫广场上，仰望着雄伟的布达拉宫，不由得佩服自己做了一个正确的决定，如果夏天来这里，估计游客会站满整个广场。米小妮看到布达拉宫广场角落的户外电视，上面正实时播报大气中的氧气含量。

"啊，这里的氧气只有海平面的61%。"米小妮有些惊讶。心理作用加上真实高原反应，让米小妮立刻感觉一阵头晕。从布达拉宫游玩下来之后，头晕转变为头痛，傍晚也不想吃东西。然后头痛甚至发展到前额开始跳动。没办法，晚上父母陪着米小妮进了医院急诊。

医生让米小妮服用了阿司匹林，并熟练地拿来了吸氧的设备让米小妮戴上。父母在旁边陪伴着，米小妮感慨有父母同时守在身边的感觉真好，她一只手牵着爸爸，一只手牵着妈妈，然后平静地呼吸着氧气。

她的不远处，是一个大肚子的老人，在等着挂号。"妈妈，那是一个孕妇吗？"米小妮摇晃着妈妈的手，让妈妈看那个大肚子老人。

大美看了看老人，发现那人的肚子外凸，感觉不像是怀孕，而且从年龄上看也不像。孕妇都有一些共同点，走路身子往后仰，肚子前倾，穿着孕妇的作装。总之，眼前这个老人不是孕妇。

"老公，老公，你看看那位老人，是患了什么病啊。"大美轻声呼唤着熊教授。

熊教授抬头仔细端详了一下："我也不知道。我不是医生，但我感觉是像什么肿瘤，或者血吸虫病。"

"那是包虫病，我认识的好多藏族朋友就患过这种病。"

旁边的一个因为高原反应来就医的汉族病友插话了。

"包虫病?"米小妮第一次听到这个名词,感觉有些新奇。

这个汉族病友边吸着氧,边讲述起他知道的包虫病患者的故事——

视线之外的"恶魔"

2016年春节,日喀则市,卫生站门外排起长龙,藏民们拿着号码牌默默等待着。14岁的白玛加布躺在病床上,B超机的探头带着硅油的黏滑感贴在腹部,他双手揉搓衣角,盯着医生。他还记得第一次患病是在一年级,彻夜的冷汗与疼痛让他不得不辍学,由于病症复发,他已经接受了两次手术,但在这个春季的筛查中,医生告诉他:包虫病又复发了。

包虫病,对大多数人来说,这是一个极其陌生的词语。但在专业医生的眼中,它是在大众视线之外的"恶魔"。世界卫生组织将它列为被世界忽视的17大疾病之一。它是由棘球蚴寄生而产生的疾病,又称棘球蚴病,在公元前4世纪就有相关记载,如今我国21个省、自治区均有病例,受威胁人口约6600万。它属于人畜共患病——人和动物之间可以相互感染,鼠疫、炭疽、狂犬病就是典型的同类疾病。人畜的肝、肺、脑、肾等重要器官以及骨骼都是棘球蚴的可寄生部位。

牛羊等牲畜在感染包虫病之后,会出现食欲下降、毛发粗糙、体形消瘦、甚至贫血、腹泻等症状,染病的牛羊脏器原则上必须被焚烧或掩埋等无害化处理。据相关研究估计,我国每年感染包虫病的牛羊数量约在5000万头以上,直接经济损失超过 30 亿元。而 2018 年我国牛羊出栏量为 35407.5 万头。这意味着从数量上比较，当年染病牛羊数大约是牛羊出栏总量的 1/7。包虫病对畜牧业的直接冲击可见一斑，而给牧区牧民带来的间接损失则难以估量。对牧民占比大的藏区来说，包虫病是牧业经济发展的巨大阻碍。

包虫病是慢性寄生虫病，人在患病之后，前期症状轻微，难以自我察觉。大多数病例在发现时已经是中晚期，手术根治率仅为 58%。包虫病会对人体多个脏器造成慢性消耗，导致久病患者丧失劳动力，而虫囊破裂后产生的感染等多种并发症会引发生命危险。尤其是被称为"虫癌"的泡型包虫病，其十年内致死率在 94% 以上。

目前包虫病的主要治疗方案是外科手术，即摘除病灶或者切除部分器官。2008－2018 年间，中国包虫病患者平均住院费用为 21201.85 元，与此同时 2018 年西藏地区人均可支配收入为 17286 元，也就意味着在不考虑任何生活支出的前提下，平均一次住院费相当于一位藏民 15 个月的总收入。在 2016 年西藏全区流行病学调查中，西藏地区包虫病患病率是全国平均水平的 6.92 倍。沉重的经济负担和高患病率导致包虫病成为藏民因病致贫、因病返贫的重要原因，是藏区脱贫攻坚的重大阻碍。包虫病已经跳出单纯的公共卫生范畴，成为影响藏区边疆经济发展，阻碍全国实现全面小康社会目标的绊脚石。

"那个县，包虫病非常、非常普遍。我有个藏族朋友说，1949 年前除了农奴主，还有包虫病。农奴活得真的是猪狗不如。我那位朋友家之前就属于农奴，年纪轻轻就得了包虫病，没法干活，成为负担。后来解放军来了，农奴主没有了，农奴翻身做主人，但是包虫病仍然是个问题。直到这几年，医疗条件大有改善，包虫病才慢慢变少。"这位病友补充道。

米小妮望着眼前这个因为包虫病而挺着肚子的老者，不由得产生怜悯之情。米小妮想到 1949 年前的西藏，可能人群中很有一部分人是这样，挺着肚子，没法去放羊、放牛、干体力活，他们自己也备受疾病折磨，而这个大肚子里面，可能就是不计其数蠕动的小虫子。米小妮想到这里，觉得一阵恶心，高原反应立刻加重，甚至还有恶心感。米小妮赶紧吸了几口氧气，稳定住情绪。她来之前，西藏在她心中是圣洁的天堂，当她了解到西藏农奴制的过去和眼前这个包虫病人的现在，米小妮的心被无情击碎了。

这位病友自称姓黄，年纪 30 上下，又讲起了自己最开始去藏族农牧民家做客的故事——

"敌人"在哪？

在大部分人的印象中，青藏高原是这样的，清新的空气，纯净的雪域，清澈的河源，洁白的哈达……或许在具体的意象上会有分歧，但是大多数人绝对不会将如同定时炸弹一样的包虫病、远高于全国的患病率与这世外桃源般的青藏高原联系起来。不仅外人不会如此，生于斯长于斯的陈林卓玛也无法接受这一点，但是腹部包虫病手术后的疼痛和身边亲友的患病时时刻刻提醒着她：她并没有真正了解自己的家乡。她向小黄求助，迫切地想要知道，包虫病这个可怕的敌人，究竟藏在什么地方。

小黄在与陈林卓玛见面后，女孩诚恳的态度深刻打动了他，让他立即决定与女孩一同体验普通牧民的生活，带着高度的热情观察牧民的生活。但在一天的生活体验之后，他情绪低落地坐在屋内，神情复杂地看着面前丰盛的晚餐和身边热情的牧民。

这顿晚餐包含了他一天的劳动成果。

锅内沸腾的水是他和卓玛早晨共同打来的。卓玛家是典型的藏区牧民家庭，小屋位置偏僻，没有邻居，不通水泥路，高昂的成本使得自来水系统无法延伸过来，所有的生活用水都来自屋旁一条发源于高山冰川的小溪。初春的溪水没有完全解冻，取水点旁牛羊踏足在尚浅的溪水中，冰面上有几处新鲜程度不一的粪便。桶内的水并没有他想象中的清澈，带着不少悬浮的浊物，但卓玛并不觉得有什么不妥。

炉子里的燃料是他和卓玛下午共同拾来的。藏区牧场少树木，干燥的牛羊粪便是宝贵燃料，关系到一家人生活做饭和冬季节的取暖。拾牛粪是牧民孩子最重要的家务，也是必需的生活技能。在看到卓玛和女伴开始徒手拾牛粪的时候，小黄心里是拒绝的。但是她们如常的神色唤起了他心中的敬佩感，让他也加入行动之中。不过在刚拾完牛粪、回到屋内之后，他看到她们又神色如常地拈起锅内的牛肉尝尝咸淡，之前的敬佩感转化为极度的惊讶与疑问，他下意识地问道："你们不洗手吗？"卓玛和女伴们错愕的表情映入眼帘。似乎没有人想过这一点。

桌上摆放着特意为招待客人而烹饪的水煮牛肉。高原的低气压使得水的沸点大大降低，虽然小黄再三要求多煮一会儿，但摆上桌的大块牛肉一经切开，血立即流入汤中，切面也鲜红一片。在他反复提醒卓玛肉没熟的同时，卓玛及其家人却尝试说服他："我们平时都是这样吃的，没问题"，"有些人就喜欢这样的口感，比煮熟的好吃多了"，"很多人一直都这样吃，也很健康啊。"她们甚至直接亲口吃上一块向小黄"证明"，而小黄仍然犹豫着。

小黄回想起行前调查所收集到有关包虫病的信息：人畜共患病，棘球蚴可寄生于牲畜体内，虫卵可存活于牲畜肉、器官中，并且部分随粪便排出体外，污染水源和土地。密切接触过受感染牲畜的粪便、食用受感染的生肉都是包虫病的病因。小黄陷入长久的沉默中，他开始意识到，包虫病的肆虐不仅仅是这种疾病本身的特性或者外界特殊的环境所导致的，更重要的是植根于藏区牧民内心的生活方式。"习惯"所具有的强大力量使得卓玛对生活中的高风险行为视而不见。

小黄尝试着在工作中带领志愿者改变藏区人们的生活习惯，希望至少让人们正视包虫病的威胁。他们在街头宣传、在医院普及知识、有奖问答、举办穿插知识传播的文艺晚会……各种形式，热闹但始终带着落寞。他觉得自己像大喊着"狼来了"的孩子，竭力向人们描述"狼"的可怕，但人们却只是哄笑一番而置之脑后，可是"狼"却是真实的。他知道了包虫病肆虐之因，也努力推动改变。

熊教授问小黄："这个包虫病治理看来会遇到很多困难。农牧民生活习惯改变是重要原因。"

小黄回应说："是的，农牧民的民众观念是一方面，你很难在短时间内改变他们长时间形成的习惯。此外还有基础设施、防控体系、宗教习俗、民族文化等各方面的问题，让包虫病的彻底根除更具有挑战。但是我的同事在四川藏区做包虫病防控就有明显进展。"——

雪域高原的重生

四川省甘孜藏族自治州石渠县，位于青藏高原东部，曾是包虫病的重灾区。截至 2017 年 8 月，"全县自然人口包虫病患病率高达 12.09%，个别乡高达 80%"，居民的生活状况和地方经济承受着疾病带来的巨大压力。在健康扶贫的大背景下，中央和四川省于 2015 年 11 月在石渠县启动包虫病综合防治试点工作。

在试点中最重大的革新是突破部门壁垒，不再把包虫病划为疾控中心一家之事。卫生、水利、宣传、教育、统计等各个部门同时发力。在一年内筛查了全县 93.25% 的常住目标人群，并为患者提供手术和免费药物治疗；登记管理 98% 的家犬，并清除病犬；为牧民提供 83 个集中定居点，并配备安全饮水；宣传力度明显增加，包虫病预防知识普及率由 30% 上升到 75.7%，僧尼知晓率上升为 90%。石渠县包虫病防治工作展示出的高效率令人惊叹，但同时也体现出包虫病治理问题的复杂性，其涉及的基础设施、卫生防控、数据统计、民众观念、宗教习俗等问题，根本无法由某一个部门或社会组织单独解决，而借助健康扶贫国家战略这一大背景下的部门联动，或许是解决包虫病问题的重要契机。

石渠县在 2017 年被作为包虫病治理的成功模板向全国宣传，其齐全的配套措施和高效率的部门联动的确为全国提供宝贵经验，也鼓励西藏、青海等各个省份出台包虫病治理工作的具体方案。如今藏区包虫病的治理已经取得阶段性的胜利，西藏包虫病患病率由 2016 年的 1.66%（为同期全国平均患病率的 6.92 倍）下降至 2019 年的 0.26%（同期全国平均患病率为 0.24%）。

但是也不得不指出，石渠县漂亮的成果背后潜藏着短期思维的隐患。石渠县所取得的突击成果激励各个地区拿出更多中短期的治理方案，主要关注在 2020 年达到健康扶贫的标准。然而人类与疾病的斗争历史告诉我们，疾病的防控绝不是短期工程就能解决的问题，如果缺乏长效机制的构建，病魔总有一天会卷土重来。

小黄在讲完四川藏区去除包虫病的故事之后，话题又回到了西藏："西藏自治区地处边疆，经济发展程度相对全国其他地区较为落后。2019 年的经济总量不到全国的 0.2%，境内只有一所'211 工程'大学——西藏大学，教学科研力量较为薄弱。如果仅依靠西藏和临近藏区的力量来应对包虫病，未免能力过于有限。这是我们这些援藏干部面临的基本情况……"

"等等，你是援藏干部?"熊教授问。

"是的，我来这援藏一年多了，但是有时候仍然会出现高原反应问题，实在撑不了了还得来医院。你说这个医院吧，就是在内地支援下建立的。在防治包虫病的过程中，咱们国家统一领导的组织优势就体现出来了。"——

一方有难，八方支援

正如小黄所言，在防治包虫病的过程中，我们国家治理中的大国优势就体现出来。在中央政府强有力的领导和统一协调下，全国的力量可以集中支持西藏抗击包虫病。

抗击包虫病，首先可以改善边疆少数民族群众的健康水平，解决困扰当地民众多年的健康顽疾。在解决健康问题的同时，抗击包虫病可以减少因病致贫、因病返贫的情况发生，为扶贫做出贡献。公共卫生与扶贫攻坚是两个高度复杂的问题。在中国社会聚焦于脱贫攻坚的背景下，公共卫生由于对民众生活和社会经济的重大影响，被纳入脱贫攻坚的视野之中，成为脱贫事业中不可或缺的一部分。而脱贫攻坚的大背景也为诸如包虫病等公共卫生问题的解决提供了宝贵契机。

此外，边疆群众健康和民生的改善，有利于实现我们国家区域协调可持续发展的目标，在全国经济发展进步的同时，不丢下边疆地区的少数民族群众。边疆区域的发展，群众的健康，群众生活的改善，有助于边疆地区的稳定。从这个意义上讲，公共卫生是促进国家安全和统一的手段，它是现代国家治理中必不可少的一环。

或许脱贫攻坚的故事在 2020 年全面胜利之后将告一段落，但其核心——民众的生活问题——与公共卫生之间的联系将是持久的。公共卫生在将来会一直作为国家治理的一部分，在我国边疆地区发展和治理的过程中承担重要角色。虽然在未来很长的时期内仍然会有像白玛加布和陈林卓玛一样遭受病痛打击的人，但他们对美好生活的向往和追求仍将不断向前延伸，激励更多的人攻克一个又一个待解决的问题。

小黄站了起来，准备动身离开，对熊教授说："我先走了，明天还需要去县里面看看他们那里扶贫的状况。小姑娘，再见。"

米小妮看着黄大哥离开的背影，同时感觉高原反应缓解不少。虽然过去对于西藏不切实际的想象消失了，但是在听完援藏干部黄大哥的介绍之后，米小妮了解到了一个在新时期欣欣向荣的新西藏。包虫病的防治，就是雪域高原的重生。米小妮知道，幸福生活的背后，一定有人替大家负重前行；自己能够和家人在一起享受幸福时光，是因为有爱她的爸爸妈妈。她知道父母也一定为她付出不少。之前米小妮总是埋怨父亲对待自己不够平等，总是居高临下，总是忙于工作对自己关注不够；总是责备妈妈回家很少，一直在外出差；总是因为父母的关系不和睦而自怨自艾……但是，现在，她看着父母二人温馨地坐在她旁边，她觉得过去的误解都是如此可笑和滑稽，她原来有如此美好温馨的一个家庭。她感觉很满足，很幸福。

米小妮幸福地微笑着。

16. 文明古国的新声——新中国的爱国卫生运动

从医院出来，米小妮感觉高原反应基本得到缓解，同时还在回味刚才那个黄大哥的故事。最让米小妮触动的，是黄大哥说话做事时候的坚毅目光，看得出来，他是一个很专注有理想的人，他热爱他做的事情，他做事带着热情。

这让米小妮想到了自己参加声乐社。实话讲，刘晓原不是米小妮喜欢的类型，但米小妮总觉得自己被刘晓原吸引住了，然后留在这个社团当中。她不知道那是啥，开始以为是人格魅力，今天见了黄大哥之后，米小妮明白了，刘晓原对于唱歌的执着与理想触动了她。从外在条件来讲，刘晓原并不适合唱歌练声乐，外形气质一般，缺乏对音乐的天赋，对于音高的敏感度一般。作为后来者，有时候米小妮听几遍就能哼出来的曲子，而这个刘晓原社长却要花几天时间。但是刘晓原仍然在笨拙地坚持着。最开始，米小妮还对洋子和茜茜嘲笑过刘晓原，但是，现在她不再嘲笑，而是默默地欣赏。

"爸，妈，我小学时候觉得吧，老师讲'有志者事竟成'，是句空话。但今天我体会到这句话的含义了。它真的可以改变一个人，改变一个人做事的态度。"米小妮在回旅馆的路上，想了很多，思考了很久。

"我觉得自己上学期，一直没有找到学习的动力，总觉得是稀里糊涂的。这次期末没有考好也是这个原因。我现在有学习的动力了，我要为咱们这个家学习，咱们这个幸福的家庭学习，要以后赚钱买大房子，让咱们一家人在一起过得快快乐乐的。"

妈妈听完抱住了米小妮的头，眼睛湿润地轻吻着她的头发。熊教授和大美对视了一下，沉默了，他们俩都没有说话。

"爸，"米小妮抬起头来："爸，你知道你的书稿为什么被科学院的评审专家们屡次打回来吗？"

熊教授有些懵，他不知道为什么女儿会突然提起这个话题。没错，他前几天又去了一趟科学院，专家们还是对他的公共卫生科普书籍的修改稿不太满意。

"爸，你做这个书稿带着理想吗？你是像黄大哥那样带着激情吗？"

米小妮的话字字带刺，刺中了熊教授的内心：是啊，为什么要做这个书稿呢？这是我的理想吗？我的理想是什么？熊教授努力地回忆着，他忽然想起这份书稿是科研基金的一个部分，是义务，他别无选择，必须完成。但是他显然对这份写书的"苦差事"心有抵触，写了几份书稿的方案，其实心中都带着不情愿。

"就像我，如果不带着热情学习，期末怎么可能考得好？如果你不带着热情准备书稿，书稿怎么可能赢得别人的认可？如果不带着热情，你的书稿就是充斥着居高临下的教育方式和乏味的讲解，缺乏平等的交流。这就像你之前给我讲的公共卫生，没人喜欢。"

熊教授脸上红一阵紫一阵的，半晌没有说出话来。他没想到自己长久以来工作遇到的瓶颈，竟然被小丫头一语中的。

妈妈在一旁打圆场："好了，小妮，别拿你爸开涮了。你说人做事需要热情，其实国家和集体做事情也要热情。我给你讲几个国家做事有热情的故事。你还听过'爱国卫生运动'这个词吧？"——

新中国的卫生奇迹——从几个地区说起

"卫生"一词和我们的生活息息相关，从个人层面来看，它影响着我们的健康，而从国家层面来看，它对应着出生率、死亡率、疾病发生率等一系列涉及国民健康的指标，它也反映着一个国家、政府在社会治理中展现的能力。

让我们先将时间拉回到新中国成立之初。彼时百废待兴，全国积病成疾已久，现有的医疗卫生体系尚未成形，且在朝鲜半岛战争中，美国发起细菌战。一时间，"卫生"成为决定新中国未来发展的重要环节。为了应对细菌战，改善全国卫生环境状况，建立起现代医疗卫生体系，党和国家明确提出了开展"爱国卫生运动"的指示。由此，"卫生"具有了更加深刻的时代和政治内涵。

一个东北城市——爱国情怀，巩固政权

时间回溯到 1952 年，让我们将目光放到我国的东北边境线上，在靠近朝鲜半岛的沈阳，一场"卫生"上的保家卫国运动即将打响。

1952 年朝鲜战争史，美国在中朝边境进行了大规模的细菌实验，据资料记载：当时美军在天津港口外，"散布了大量带有细菌的十几种昆虫，威胁天津和北京两地"。细菌战的威胁从中朝边境迅速扩张到了周边地区，甚至在进一步向内陆地区扩散，为了应对灾难，巩固新生的人民共和国政权，党中央和政府积极动员全国人民开展爱国卫生运动，普及卫生知识，而细菌战中首当其冲的东北三省，成为卫生运动的重要开展地区。

接下来我们以沈阳为例，对当时采取的具体措施进行详细概述。根据沈阳采取的措施来看，大致可以分为卫生知识宣传、除四害、垃圾处理、公厕建设四个主要内容。

在爱国卫生运动期间，沈阳政府开展了大规模的卫生知识宣传活动。宣传人员走入学校、医院、剧院等公共场所，面向群众宣传卫生知识，并编发相关的小报、举办讲座，起到了为民众普及卫生知识的作用，为后续开展具体的清理"四害"活动打下了基础。"四害"在当时指的是苍蝇、蚊子、老鼠、麻雀。在卫生知识教育活动开展的同时，政府号召群众以实际行动响应除四害活动，除四害活动如火如荼开展起来。沈阳当地的工厂、机关、学校和街道居民们积极参与，以学校为单位进行的捕鼠、挖蛹活动，家家户户也积极投入到捕鼠、捕雀灭蚊蝇的活动中，各委员会还组织了检查小组，对工作进行监督检查。在沈阳市的卫生志中，明确了当时取得的成就：沈河区从 1956 年 12 月 25 日以来，已捕雀 19000 余只，灭鼠 10000 多只；皇姑区从 1956 年 10 月上旬以来已灭鼠 65700 余只，捕雀也将近 19000 只。由此可见，除四害运动在当时取得了巨大的成效，大量老鼠蚊蝇等被消灭。需要指出的是，由于时代的限制，麻雀在当时被认为是"四害"之一，而麻雀对于城市生态系统的积极意义在后来才被逐渐认知。

公共卫生环境整治一直以来都是沈阳卫生建设的重要部

分。解放初期，沈阳城内卫生状况极为脏乱，大街小巷中垃圾堆积如山，且市内医疗条件恶劣落后，根本无法满足医疗需求。为了改变脏乱局面，沈阳市政府成立了相关的专门机构、颁发了一系列环境保护规定，积极动员全市民众开展垃圾大清扫，将残留垃圾清运出城。除了将垃圾清理干净，垃圾处理方式也有进一步的改变，部分垃圾进行填埋、垫道处理，也有部分被运出城市进行集中处理，省政府也在垃圾清运工具方面对沈阳进行了补贴和拨款，适当增加了工人福利，垃圾问题得到了有效地缓解。除了普通垃圾，粪便也是影响城市卫生的一大问题，沈阳市在爱国卫生运动中，修建了大量的水厕和旱厕，到 1956 年，城区公共厕所已经达到275 座，民厕达到 2.1 万座，解决了公厕不足的问题。公厕的修建使得粪便能够集中管理，有利于合理利用粪秽资源，同时也从源头上铲除了部分害虫的滋生地，对改善沈阳城市卫生状况有着积极的推动作用。

从沈阳的卫生运动中可以看到，开展爱国卫生运动的直接原因是美国发动的"细菌战"，而主要成因则是国内城市实际堪忧的卫生状况。在党的领导下，卫生改造运动从社会问题上升到了抵抗外敌的爱国情怀高度，更好地激发了群众的参与热情，此次运动也使得党的领导地位得到巩固，新生的国家政权免受了外敌干扰。公共卫生措施成为国家建构（Nation – building）的一部分，帮助群众构建对于新生人民共和国的认同。

一个少数民族地区——人民为主，民族凝聚

接下来让我们将目光聚焦在广西的少数民族地区。民族大团结、大融合将从这里展开。

在一些闭塞的少数民族地区，卫生条件落后，疾病肆虐横行，一方面与少数民族居住地的自然环境息息相关，特定的地理位置和环境因素，为一些疾病提供了天然的便利。另一方面，由于松散的社会管理和新中国成立前的动荡，无法为少数民族地区提供应对疾病的各种资源，民众缺乏卫生知识，加之落后的生活习俗和信仰，也使得现代化的卫生知识和技术难以融入其中。解决好民族地区的卫生问题，成为新中国巩固政权，实现民族大团结的重要环节，于是在爱国卫生运动中，少数民族地区卫生问题得到了中央的高度重视。

在美国发动细菌战后，中央下达相关指令，要求"发动群众，进行清除垃圾、疏通沟渠、填平洼地、改善饮水、合理处理粪便、捕鼠、灭蝇、灭蚊、灭蚤、灭虱、灭臭虫等工作。"此外，城市中各个行业需要对卫生进行调整改善，各地要积极预防地方性流行病，并明确规定了相关的卫生宣传、组织建设工作，形成了爱国卫生运动的基本框架。民族地区在此指示和部署下，爱国卫生运动逐步深入开展起来。

广西在中央指令下达之后，对当地民族地区的基本情况进行了全面调查，积极发动群众，组建相关防疫宣传组织，通过小册子、黑板报、广播、标语等多种形式进行卫生宣传，内容涵盖防疫知识、环境卫生知识、病虫害知识等，指导开展卫生大扫除，开展捕鼠灭虫活动，群众卫生意识得到显著提高，卫生环境得到了较大改善。为了能够将卫生运动成果长期保持下去，广西卫生部门开始在基层完善相关的卫生组织构建，建立一批流动卫生工作队和医防队，培养少数民族本地的人才担任卫生组织干部，来指导基层卫生工作。同时根据中央的政策，结合少数民族地区的疾病实情，实行收费、减费或者免费治疗的特定卫生政策，这也成为支持少数民族地区进行卫生发展的重要举措。

人类历史发展进程中，少数民族地区通常由于医学知识的缺乏和对疾病的恐惧，使得迷信、鬼神等思想衍生，形成了许多少数民族地区特有的民俗文化。而爱国卫生运动运用现代医学知识，破除了这些在疾病治疗上的迷信，确立了科学的权威地位，也使得以往传统的社会治理机制得到了新的冲击和调整，向现代化的医疗公共服务和政治治理体系转变。同时爱国卫生运动在少数民族地区的持续与深入，是党和国家对全体中华民族的重视，卫生运动的效果和强有力的政治引导相结合，使得少数民族群体对党和国家充满了信任感和感恩情，强化着他们对党和国家的认同，推动了中国各民族的融合和凝聚。从这个层面上，爱国卫生运动伴随着国家卫生的现代化，也体现着新政权中国家概念的形成和治理体系的完善。

一个普通大省——人民主体，社会治理

最后，让我们暂时停靠在甘肃省，探寻这场运动在普通内陆地区中的开展情况。

与大部分中国地区情况类似，1949 年前的甘肃卫生设施极为简陋，医疗条件恶劣，加上地方割据势力、土豪劣绅、国民党反动政府的压榨，民众在疾病和贫困中挣扎。据统计，1945 年，甘肃省卫生机构仅有 51 处，床位 275 张，卫生人员 418 人，全省平均每 10 万人只有 4 张床位，由此可见当时甘肃省的卫生条件十分恶劣。同时甘肃作为内陆大省，封建迷信思想根深蒂固，加之卫生条件差，导致了全省的卫生环境极为糟糕。作为省会的兰州在新中国成立前，仅有 7 座公厕，且破烂不堪，这些恶劣的环境导致了在甘肃省

内各种传染病和地方病流行，人均寿命远低于全国平均寿命35岁，恶劣的卫生现状影响人民的健康。鉴于此，甘肃省开展了两个阶段的爱国卫生运动。第一阶段为1952—1955年，目标是搞好环境卫生和个人卫生、消灭病虫害；第二阶段为1956—1959年，目标是除四害、讲卫生、消灭疾病。

1952年初，美国在朝鲜战场发动的细菌战引起了全国人民的愤怒。全国人民同仇敌忾反对细菌战的同时，表示将用实际行动粉碎美帝国主义的阴谋。一场轰轰烈烈的爱国卫生运动，从城市扩散到乡村，在全国各地，包括甘肃省，开展起来。省政府首先针对当季的流行传染病进行了防治，组织各地开展疫苗注射工作。之后相关的卫生机构和组织成立，发动全省群众以实际行动开展爱国卫生运动，清除垃圾、灭蚊虫、改良厕所，并明确了爱国卫生运动的重要性和政治意义，布置了更为具体的任务和汇报、检查制度。通过第一阶段的卫生运动，甘肃省基本上对原有的卫生情况进行了初步整改，重组和整顿了原有卫生组织和管理系统，之前脏乱差的环境有了很大改善，卫生知识也初步在民众中得到普及，为第二阶段持续开展卫生整治打下了良好的基础。

1956年1月23日，在中央政治局的指示下，爱国卫生运动的目标转向为"在7年或者12年内，在一切可能的地方，基本上消灭危害人民健康最严重的疾病；消灭疾病，人人振奋，移风易俗，改造国家"。在此基础上，甘肃省政府和卫生部门组织开展了新一轮的爱国卫生运动，重点是"除四害、清除垃圾和防治疫病"。各地成立了指挥部和领导小组来指导除四害工作。清扫房屋、修正路面、填平水坑、清运垃圾、喷洒药物等一系列具体的举措有条不紊地进行着。积极预防，落实好及时报告、尽早隔离、积极治疗的措施，以应对各类传染病和地方病的爆发。

经历了两个主要阶段的爱国卫生运动，甘肃省卫生状况很大程度上得到了改善，封建迷信思想得到破除，落后陋习得到改变，大量虫害被灭除，传染病和地方病明显减少，极大地改变了城乡的卫生面貌。从甘肃的爱国卫生运动开展情况来看，作为内陆地区，其举措具有一定的普遍性，与开展在其他省份的举措大致相同，贯彻了中央的指示和部署。主要目的在于初步改善卫生环境和条件，减少病虫害。同时在开展过程中，重点强调了"人人"的概念，突出了个人作用，充分发动和依靠群众力量，以达到众人拾柴火焰高的效果。

"妈妈，你这讲的就是公共卫生和国家治理之间的关系啊。怎么感觉像我爸讲的内容啊？"米小妮有些不解地问妈妈。因为最近熊教授总是给米小妮谈论公共卫生和政府政策、国家治理之间的关系，米小妮对于这点有所理解了。她开始用一个全面视角去看待公共的健康问题，毕竟公共的生命健康是宝贵的，所以公共卫生既是手段也是目的，和政府政策的关系非常紧密。

大美笑了笑，看了熊教授一眼，然后对着米小妮说："那肯定的，因为啊，这就是你爸爸当年讲授公共卫生课程的讲稿。当时你爸爸和我谈恋爱，我还帮忙修改过。你爸的初稿病句连篇，怪不得如今科学院的专家们会否定他的书稿。"

"你爸爸一直是一个有理想的青年，这是我当年爱上他，和他结婚的原因。"大美用手拍了拍熊教授的肩膀，然后挽着老公的手，弄得熊教授都有点不好意思，只能点头朝大美和米小妮笑了笑。

米小妮立刻惊呼着笑起来："哇，天哪，甜到齁了！我被撒狗粮了！"

熊教授当年的讲稿说得没错，公共卫生和新中国的国家建设之间存在着密切的关系，甚至成为国家构架的一部分——

潜思·新中国奇迹

爱国卫生——公共卫生在我国建国初期的一种表现形式——驱使人们在保家卫国抗击外部势力的同时去除疾病；改变国家落后卫生状况的同时，加强了边疆各族人民的凝聚力，塑造了中国人的国家认同；同时治理当地卫生环境，改善卫生条件，推动治理现代化。公共卫生不仅推动了国家治理现代化，它本身也是国家治理现代化的一部分。将卫生运动之前冠以"爱国"二字，全世界可能仅有中国一家。这是中国的创造，也说明公共卫生已经和国家建构结合在一起，成为国家治理的一部分。

新生的民族国家为了自身的合法性，需要解决的重要问题是如何在人民心中构建"我们"的概念。爱国卫生运动采用全民运动式公共卫生手段，让大家拥有相同的经历，形成"我们"的概念。同时，国家认识到使用公共卫生手段改善民众健康，建立现代的医疗体系，对于改善民众健康的重要性，而这样可以促进民众的国家认同，增强自身合法性，同时加强国家安全。因此在新中国成立之初，外敌的困扰和内忧的迫切，使得卫生运动从原有的含义中脱离出来，被赋予了更高的政治性意涵和现代性要求。对于整个国家而言，爱国卫生运动成功地巩固了新生的政权，使得关系到民生的卫生问题成为稳定社会的重要一环，改善了国内的卫生环境。党和政府也获得了民众的肯定，同时在国家的社会动员和民族认同中，爱国主义的价值导向也增强了这种集体归属感，构建起现代中国的民族凝聚意识，突出了群众的主体地位，与政权理念一脉相承。从社会视角来看，爱国卫生运动的意义还在于移风易俗，将根植于传统的落后卫生观念进行整改，现代卫生、科学观念深入人心，也有利于部分地区通过卫生体系整改进一步实现社会体系的现代化。

总而言之，爱国卫生运动紧扣着"爱国"情怀，以全民参与的盛况完成了新中国政权稳定和民族构建的奇迹，加快了我国卫生事业的建设步伐，也推动了中国的现代化进程。

回到熊教授一家人这里，三人一路有说有笑地回到旅店，一路上留下欢声笑语。

17. 脚底埋藏的危险——坠入爱河后的苦涩

任何语言都无法形容米小妮看到纳木错时候的心情。

蓝天、白云、雪山、冬日阳光下的冰雪湖，相互映衬，画面如此的静谧、淡雅、洁净。在阳光的照射下，纳木错广阔得就像一片雪原，远处的雪山是银白色的，天空中的云朵也是银白色的；河岸边偶尔看见几只牦牛或者马，打扮得花枝招展，给这幅素雅的照片增加一点鲜艳的颜色。当傍晚来临的时候，云朵被晚霞渲染成了金色、红色，远处雪山也落下一片金黄，封冻的纳木错也是一片金红色。米小妮觉得仿佛置身于金色的童话世界中。

返回拉萨的途中，米小妮仍然沉醉于纳木错的美景当中，然后伴随着车辆的摇晃，沉沉地睡去。直到路过拉萨河，马上就要回到市区里面，米小妮听到父母的对话。

"老公，你看这个拉萨河这带的风光像不像曾经去过的尼亚加拉瀑布？"大美问。

熊教授看了看车窗外："这哪里像了，尼亚加拉瀑布是个瀑布，这是个河谷。"

"不不不，我说是咱们去过的爱河那里。"大美纠正道。

"那更不像了。没有可比性。"熊教授生硬地回复。

"哎，你这人怎么说话了？我问你这个问题能不能好好回答？"大美压低了声音责备熊教授，但又怕让旁边睡着的米小妮听到。

"我怎么没有好好回答了？不让你去纳木错，非要去，你看，回去的飞机可能赶不上了。每次出行都把时间安排这么满。"熊教授也压低声音指责大美。

"你女儿喜欢旅游，喜欢看纳木错，你这次表现好一点。让你改个机票咋了？"

米小妮伸了一个懒腰，打了一个哈欠："我们到了吗？"

熊教授和大美马上换了一个态度："乖女儿，我们马上到了。"

米小妮揉了揉眼睛，继续说："爸妈，你们在说啥啊，说什么'爱河'？你们在哪里坠入爱河啦？"米小妮又打了一个哈欠。

熊教授和大美面面相觑，担心女儿听到了他们的谈话，熊教授只能岔开话题："喔，爱河是我和你妈曾经去过的一个地方。"

是的，爱河仅仅是一个小镇的名字，和坠入爱河的爱河完全无关。熊教授和大美谈恋爱去尼亚加拉瀑布旅行的时候，曾路过爱河，稍微了解过爱河尘封的历史。

米小妮问："那是什么地方，竟然有着爱河这么浪漫的名字?"

"宝贝，那儿根本不浪漫，而是一个非常脏的地方。老公，你赶快给孩子讲讲爱河的故事。"大美用胳膊肘捅了捅熊教授，想让熊教授赶快把女儿的吸引力岔开。

宁静小镇怪病不断

在一个宁静的小城市里，一位孩子的母亲突然发现自己的儿子出现了哮喘、肺炎、尿道异常等病症，小三岁的女儿甚至患有罕见的血液系统疾病。她正在备孕的邻居也经常会有身体不适的症状。他们都怀疑，这些怪病都是因为附近残留的化工废料所致……。这个故事发生在 20 世纪 70 年代末的美国。这位母亲名叫路易斯·吉布斯（Lois Gibbs），生活在著名旅游胜地尼亚加拉瀑布（Niagara Falls）旁边的小镇爱河（Love Canal）。

1976 年 11 月，尼亚加拉报（Niagara Falls Gazette）的两篇报道，向吉布斯和其他爱河居民揭露了他们居住小镇尘封已久的秘密，展现了爱河温情脉脉后面的狰狞面容。爱河污染事件是美国历史上的重大污染事件，此事件造成的直接经济损失达到 2 亿 5 千万美元，也直接促使了"超级基金"法案的诞生。

爱河尘封的历史

爱河的故事还要再向前追溯 90 年。1890 年代，美国企业家威廉·拉芙（William T. Love）打算修建一条运河连接伊利湖（Lake Erie）和安大略湖（Lake Ontario）以方便航运（注：准确地说，爱河连通的是安大略湖与尼亚加拉河），并计划在旁边修建一座模范城市。由于两大湖之间水位有落差，水电站还可以为城市供电。这条计划中的新运河以拉芙的姓氏（Love）命名，就是"爱河"。

但是好景不长，1893年的经济危机让投资者纷纷撤回投资。雪上加霜的是国会通过法律禁止从尼亚加拉瀑布取水。工程因此完全停止，爱河工程成为烂尾，留下一个大约1.6千米长，15米宽，3到12米深的大凹槽。工程搁浅后，运河河槽在雨后积满水，成为当地儿童夏季游泳冬季滑冰的好去处。1920年代后，尼亚加拉市政府开始向运河河槽中倾倒垃圾。

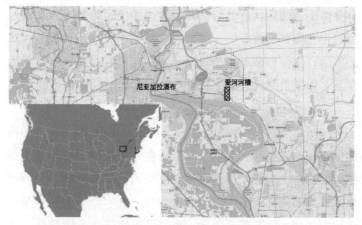

图4-4 尼亚加拉瀑布和爱河河槽位置示意图

爱河作为垃圾倾倒场的命运一直持续到了1942年。这一年，爱河的处境雪上加霜。胡克电化学公司（Hooker Electrochemical company）发现爱河巨大的废弃河槽是一个倾倒工业废物的理想地点，于是将运河河槽区域买下，在得到允许后，把爱河的积水排空做必要防护处理，然后把工业废料悉数倾倒于此。截止到1953年，胡克公司共计倾倒了22000吨工业废料，包括碱性物质、卤代烃类，还有染料生产的废料。同时，尼亚加拉市政府还有美国军队也一直利用这一地点倾倒垃圾，直到 1948 年才结束。

1953 年，胡克公司结束倾倒废料，并用黏土将其埋在 6 米深的地下，表面还撒上泥土种上树。而后，胡克公司把这块倾倒过工业废料的土地以 1 美元的象征性价格卖给了尼亚加拉市教育委员会。胡克公司也担心这块土地可能的风险——更准确地说，他们担心的是自身法律风险。于是，在买卖合同中，胡克公司特别申明免除任何由于工业废料造成的损失。

时间到了 1954 年，尽管胡克公司事先声明该地埋有工业废料，但市教委仍然开始在工业废料的埋藏处正上方修建小学。1955 年，小学建成投入使用。但就在同年，有大概 8 米见方的地块表面损坏形成小坑，露出埋藏工业废料的铁桶。随后，在六个街区之外，第二所小学建成。1957 年，市政府在周围为低收入家庭修建下水道。周围地带也被开发商购买并修建房屋出售。同年，高速公路也开始施工。这一系列施工过程导致填埋废料的黏土层被破坏。工业废料开始泄漏，肆意横流。

"一美元的价格？"米小妮睁大了眼睛："一美元现在能买什么啊。这明显就是甩锅嘛，当时的政府怎么看不来呢？"

"小妮，你往后听，你就会明白了。当时的政府在事情已经明朗化的时候，仍然没有承担起责任。各级政府在互相推诿责任。"

装聋作哑的政府

事件被尼亚加拉报等新闻媒体披露后，爱河居民愤怒地发现原来自己竟然生活在 22000 吨的工业废料之上！作为居民之一，吉布斯女士看到报道后同样非常惊慌，她马上在学校和市政府间来回奔波，为孩子办理转学手续，但没有得到学校的正面回应。一次，她坐在校长办公室的木椅子上情绪激动地说工业废料和她孩子疾病之间的关系；而学校校长则舒服地躺在超大的皮沙发上，扫了一眼吉布斯准备的材料，冷冷地回应："我们不能因为一个歇斯底里的家庭主妇和生病的孩子而做出转学的决定。如果你小孩生病了，你应该把他们带回家照顾，而不是来市政府和学校找麻烦。"

随着居民中不断发现可疑病例，爱河居民开始要求政府关闭当地小学，保护孩子们的安全。但是政府一直装聋作哑，没有做出任何实际行动。到了 1977 年 9 月，美国环保署和美国政府的代表终于宣布开始调查此事，但很快没有了下文。直到 1978 年 4 月，爱河所在的纽约州政府派出健康部门专员来做健康风险的调查，并关闭了相关区域。5 月，美国环保署对空气成分化验表明，爱河地区环境对人体有严重威胁。6 月，州政府开始对爱河居民采集血样进行进一步化验。调查还在进行，踢皮球就开始了。尼亚加拉报曾报道美国军方曾把爱河河槽作为垃圾倾倒场，五角大楼随后就否认存有任何关于倾倒垃圾的记录。

小妮着急地问："政府不管，那这些居民怎么办呢？"

熊教授把问题又丢给了米小妮："如果是你，你该怎么办？"

米小妮脱口而出："向政府提出意见，希望他们重视起来，解决这件事情。"

熊教授说："政府有可能完全忽视，如果你的行为过激，甚至会把你拘留起来。"

米小妮愣住了，过了一会儿才说："那你说怎么办呢？总不能就这样默默忍受吧？"

熊教授无奈地耸耸肩："我也不知道该怎么办。不过爱河的居民选择了联合起来给政府提意见，他们当中有人被拘留。最后居民的抗议升级，甚至扣留了政府工作人员。"——

爱河居民的抗争

1978 年 8 月，爱河居民写联名请愿信，要求州政府关闭当地小学。最终，州政府迫于压力宣布爱河地区进入紧急状态，并且关闭当地小学。州政府健康部门建议有孕妇和小孩的家庭搬离，政府愿意协助寻找临时住所——但是，政府不会出一分钱，而且爱河地区清理结束之后居民被要求返回原址。爱河事件最终惊动了美国最高层：8 月 7 日，时任美国总统吉米·卡特（Jimmy Carter）宣布爱河事件为联邦健康紧急事件；给纽约州政府提供一千万美元的紧急财政援助，用于回购受影响最严重 236 户的住房。抗争初步取得成效，吉布斯也被爱河居民推举为业主委员会的领袖。处于污染中心区域的住户也纷纷搬离。

爱河居民的兴奋还没有持续多久，更多可怕的消息接踵而来：远离污染中心区住户也开始担心自身的安全。1978 年 11 月，埋藏的工业废料中被发现有超过 200 种化合物，其中有大约 200 吨废料含有毒性严重的致癌物质二噁英。二噁英的发现让剩余的爱河居民紧张到了极点。但是纽约州政府拒绝搬迁处于污染边缘地带的 54 户居民。爱河居民的愤怒被

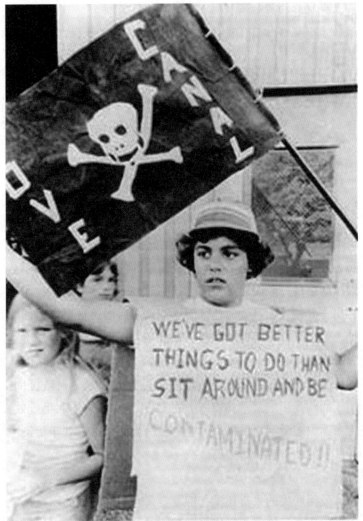

图 4-5　1978 年，爱河的当地居民抗议政府在污染问题上的不作为。一位女士胸前的标语上面写到"我们应该做一些事情，而不是坐在这里等着被污染"，手持一个画着骷髅头的旗帜，上面写着"爱河"。

点燃，他们抗议州政府的不作为，有 7 人在抗议中被捕。

1979 年，爱河居民和政府之间的紧张关系还在持续。这一年中，纽约州政府松口，宣布再临时安置 30 户有孕妇和小孩的家庭。但同时，联邦政府拒绝对纽约州拨款 2200 万美元用于重新安置爱河居民。至于清理污染的工作方面，卡特政府用于清理污染的 16.3 亿美元拨款迟迟得不到通过。

更多可怕调查结论和内部消息震撼着爱河："爱河地区二噁英浓度比之前报告的高 100 倍""空气样本中发现 4 种致癌物""爱河居民罹患癌症概率增加 10 倍"……更有国会议员透露，事件始作俑者胡克公司早在 20 年前的 1958 年就知晓工业废料可能产生的健康危险。在胡克公司的一份日期为 1958 年 6 月 18 日内部文件中，清楚地记录了 4 名爱河儿童被工业废料严重灼伤的事件。

愤怒的爱河居民把胡克公司和三家政府机构告上法庭；但是最高法院驳回了 900 名爱河居民 25 亿美元的赔偿请求。后来，状告胡克公司、市政府、市教委的案件超过了 800 起，索赔金额超过 110 亿美元。就在诉讼案还在进行时，纽约州政府又郑重宣布，清理污染工作结束，爱河居民可以搬回去……

1980 年 5 月，爱河居民的怒火被美国环保署报告彻底点燃。报告指出，爱河地区的工业废料有可能导致基因损伤。在检测的 36 名爱河居民中，有 11 人出现了染色体损伤。在搬迁请求再次被联邦政府拒绝后，爱河居民用汽油点燃了自家草坪，以示愤怒；而环保署的专家却龟缩在附近的酒店里。

5 月 19 日，吉布斯邀请环保署专家们到爱河居民的家中解释问题的真相，但当专家们进入居民家中之后，他们立刻被爱河居民扣为人质。爱河居民向卡特总统发出最后通牒：

要求在四天之内立即疏散剩余的 710 户爱河居民。

　　局势骤然紧张，美国联邦调查局紧急介入，切断了爱河地区和外界所有的电话联系。6 个小时后，居民释放了全部人质。由于担心联邦调查局秋后算账，爱河居民在接下来的日子里惴惴不安，晚上睡觉和衣而卧，如惊弓之鸟。还好，抓捕的联邦调查局人员没有到来，到来的是胜利的消息：白宫最终同意暂时重新安置剩余的所有爱河居民。

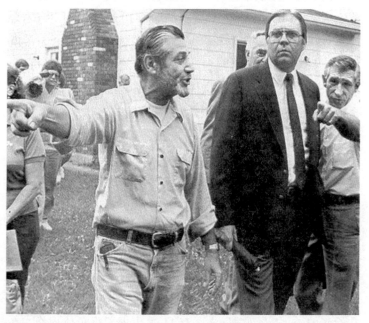

图 4 - 6　1985 年，在爱河危机爆发的 7 年之后，时任美国联邦环保署署长李·托马斯（Lee M. Thomas）视察爱河地区，并且和当地居民讨论受污染地区的治理和振兴方案。

　　米小妮听得目瞪口呆，她没想到这件事情竟然会闹到美国的最高层，而且还出现了居民暴力扣押政府工作人员的事件。她急着问："爸，那后来呢，这件事情总不能就这么完了吧。应该采取点什么措施，避免再次发生啊。"

　　熊教授："是的，后来美国政府是通过了针对这类化学填埋场的立法。名字也挺有意思，叫'超级基金法案'。"——

超级基金法案

　　10 月，卡特总统来到爱河，并正式宣布了重新安置计划。在发布会上，吉布斯向卡特总统问到了跟房屋贷款相关的问题。卡特总统转身微笑地看着吉布斯说："好的。你是否听过'超级基金'项目？"

　　所谓"超级基金"项目，指的是 1980 年，美国国会通过的"超级基金法案"（Comprehensive Environmental Response，Compensation，and Liability Act（CERCLA），or the Superfund Act）。该法案规定：

　　1. 对需要优先治理的存放危险污染物的地点建立全国性清单（National Priorities List）；

　　2. 确认美国环保署在类似事件上的职责；

　　3. 确认相关责任方有义务清除污染，美国环保署可以向有关个人和集体追责，数额最高可到达损失的三倍；

　　4. 相关责任方需要通过"超级基金"偿付清理费用；

　　5. 无论有意还是过失都需要负责。

　　超级基金法案的通过意味着政府在法律层面上明确了污染治理和赔偿、追责方面的责任和义务。最终，政府一共安置了超过 900 户家庭，偿付了他们的房屋。爱河地区有 350 户房屋被彻底铲平，小学被彻底拆除。噩梦的爱河小镇随着推土机的轰鸣变为瓦砾，然而对于大部分爱河居民而言，污染带来的环境问题，将伴随他们或者他们的小孩更长的时间。

"爸，我觉得美国政府处理这件事挺糟糕的。"米小妮评论说。

"这怎么讲?"熊教授询问。

"爸，你看啊，他们没有在危机最开始的时候满足民众诉求，而是在民众已经做出过激举动，甚至扣留了工作人员之后才行动。这不是鼓励日后更多的民众采取过激手段吗?"

"爸，我给你讲，当时我们初中有家长在微信群里面给老师提意见，说老师布置的作业多，后来闹到学校了。校长把我们班主任给批评了一顿。你猜后来怎么了? 这个家长隔三岔五就来学校找事儿，校长都快被烦得不行了。"

"小妮，你说得没错。这个事件的处理，从现在的角度来看，确实有欠妥的地方。但是就这个法案本身来说，还是具有进步意义的。"——

爱河事件的反思与启示

爱河事件在美国影响深远，其中最重要的意义，在于对美国环境立法的推动，为后来美国应对类似的环境健康危机提供了参照与启示。

第一点，先进的环境治理需要立法先行。美国各级政府、环保署在爱河事件发生最初两年的不作为被爱河居民饱为诟病，但这确实和当时法律缺失有关。爱河事件发生之前，美国应对危险化学物质的法案有，颁布于 1965 年的"固体废料倾倒法案（Solid Waste Disposal Act）"，1970 年的"资源恢复法案（Resource Recovery Act）"以及 1976 年的"资源保护与恢复法案（Resource Conservation and Recovery

Act）"。

但是在处理危险化学品污染、相关责任认定、赔偿、环保署的职权方面，美国当时的立法是一片空白。正因如此，美国环保署只能测量污染物浓度而不能采取实际行动。退一步讲，就算环保署采取"实际行动"，也会因为缺乏法律依据被告上法庭。爱河事件后，"超级基金"法案弥补了相关立法领域的空白，这种"无法可依"的现状也得到了缓解。

完善的环境立法体系不会一蹴而就，这是爱河事件给我们的第二点启示。美国在环境立法领域也是靠摸索和修补来进行的。上面提到的1976年资源保护与恢复法案就是在1965年的固体废料倾倒法案基础上修订而来，其中加入了保护人体和自然环境不受危险化学物质的危害等内容。但1976年的资源保护与恢复法案面对爱河事件也显得不完善，因为没有详细界定赔偿、清理义务、环保署的详细职权，以及清理的标准等等。于是，1980年的超级基金法案最终出炉。

美国是个判例法的国家，后来引用超级基金法案的判案实践全部都成为新的法律，为进一步完善环境立法实践，提供了宝贵法律资源。立法往往滞后于社会现实，而一个熟悉环境立法体系和技术专业队伍的建设，以及环境立法方面的法律实践经验的积累，则更加漫长。

法制社会需要健全的法律，更需要执行法律。这是爱河事件给我们的第三点启示。超级基金法案诞生于1980年，但就在第二年，风云变幻，城头变幻大王旗——里根政府上台。罗纳德·里根（Ronald Reagan）当政的八年期间，超级基金法案几乎处于停滞状态。美国环保署列出全国需要优先治理的污染地点一共有799个，只有16个得到了治理。超级基金的7亿美元款项只有4000万美元得到落实。

不仅如此，整个美国环保署在里根执政期间遭到重创。里根也被批评为"放任自流"。在三十多年之后，本书主编所在的哈佛环境健康系的老教授们在谈论到里根时候也叹气摇头。超级基金法案磕磕撞撞走到克林顿执政时期，又遭遇不幸，成为民主党和共和党党争的牺牲品。比尔·克林顿（Bill Clinton）意图朝更加环保的方向改革超级基金法案。但是由于共和党控制国会，改革法案不仅没有通过，还变得更加偏袒排污企业。美国虽然有健全的环境立法体系，但是各种游说集团增加了法律执行的不确定性。而且美国总统四年一届的任期，对环境法律的执行添加了更多不可控的因素。

一个环境立法健全、执法严格的社会，需要事件参与方，无论政府、民众还是相关企业，理性地参与和表达意见，这是爱河事件的第四点启示。事件中，美国各级政府在最开始敷衍塞责，遮遮掩掩，相关责任方互相推诿。这无疑让爱河居民更加愤怒，让他们抗议行动不断升级，直到最后扣留美国环保署的人员作为人质，与美国联邦调查局发生正面冲突。人质事件发生之后，美国高层态度马上发生了180度大转弯，表示接受爱河居民的请求。这无疑就向美国民众暗示，以后类似的事件是"会哭的孩子有奶吃，不哭的孩子没奶吃"，无意间会导致日后民众的抗议行动更加极端化和机会化。美国政府的短期"息事宁人"行为却为日后处理类似事件埋下隐患。

同样在世界其他国家，如果在类似的环境事件开始时，政府缺乏有效行动，只是在民众抗议升级之后才慌忙应对，抛出胡萝卜，这无意间是鼓励了民众日后更激烈的抗议行动。加上地方政府官员的升迁机制，使得地方官员以稳定平稳为目标，对待类似事件的时候更是以无原则的和稀泥态度去处理，抱着"击鼓传花"的心态，把问题留给下任。用这种无原则的态度去处理类似环境事件，无异于让民众的抗议行为机会主义化，更会把政府和民众的博弈引向恶性发展的轨道。

土壤污染和地下水污染，不同于空气污染，它看不见摸不着，危险隐藏在地表之下。它远离城市的视野，经常被人们所忽略。城市空气污染，可能一阵大风一天就可以恢复；但是土壤污染和地下水污染的恢复时间以十几年上百上千年为计。更可怕的是，土壤污染和地下水污染造成的健康危害却是慢性长期的。几天连续的重度空气污染，可能会让医院呼吸科的就诊病人激增；但是在受污染土地上生活几个月，甚至几年都不会产生明显症状。一旦发现的时候，往往已经很严重。治理土壤污染和地下水污染这两个隐藏的慢性杀手，其花费自然不菲。

"爸，你说得太对了。我们高中课文才学了欧阳修的《伶官传序》，里面就说'祸患常积于忽微，而智勇多困于所溺'。很多问题都是从小问题积累起来的。我们班那个李源，他父母不是离婚了吗，他给我讲的就是，父母之间交流少，很多心结没有打开。然后这些问题突然爆发或引起注意的时候，已经很严重，没法解决了。所以他父母就拜拜喽。"米小妮有点惋惜地说。

说者无意，听者有心。听到女儿提到离婚这个话题，熊教授和大美陷入了沉默。

米小妮不知道自己说了啥，为什么会导致了冷场。她以为是自己和李源的关系被父母察觉了，连忙打圆场岔开话题："我和李源没有啥啦，就是普通朋友而已，你们真别在意啊。而且这是他们家的故事，我们还是快乐的一家不是吗?"

然而车上仍然是一片沉默。

第五部分
公共卫生与社会大众

18. 利益集团和阴谋论——虚假消息如何引发反疫苗运动？

寒假结束，新学期开始，母亲又恢复了在外奔波的日常生活，这点让米小妮有些失望，她以为母亲就会换个工作，待在她和父亲身边。虽然失望，但想到他们仨还是相亲相爱的一家人，米小妮也就没有再抱怨，而是开开心心地给母亲告别。

环保社团这边有了一些新的进展，班主任孟老师和学校团委的老师找到米小妮，说要准备举办一场以"地球·环境·健康"为主题的艺术节，其中一个环节就是学生们的独立科研，让大家去自行钻研一个小的开放题目，然后在艺术节上做汇报。这个任务就交给米小妮的环保社团来负责。没错，因为人员流失实在严重，米小妮现在已经成为社团负责人了。

"米小妮，就让你们社团去负责这件事情，多召集同学来做这个汇报，形式可以多样，演讲，幻灯片展示，都可以。只要是关于地球、环境、健康的都行。学校老师会作为学生报告的评委。"教务部的老师扶了扶眼镜，对着米小妮说："优秀的学生，学校会推荐去联合国环境规划署实习。"

"联合国？"米小妮一下子提起了兴致。在她心目中，联合国可是高不可攀的一个神圣殿堂。米小妮对联合国充满了向往，她非常想去联合国看看。面对教务部老师布置的任务，米小妮满心欢喜地点头答应。

但是高中的社团工作毕竟是学习的配角。尽管米小妮费尽口舌地宣传，告诉他们有联合国实习的机会，但是愿意做开放题目并报名参加学生汇报的人却是屈指可数。米小妮在同年级其他班，甚至高年级都普遍宣传，一个星期下来，报名的人甚至一只手都能数过来。

"王火柴……哦，王学霸，你怎么不报名参加这个学生汇报呢？"米小妮甚至带着一点温柔的语调和同桌说话。要知道，平时米小妮的语气都是带着火药味："王火柴！"

王火灿看了看眼前的练习册，非常不屑地说："小妮姐，大家其实都知道去联合国实习的机会是怎么一回事，学校老师估计内定好了名额，我们去就是作陪衬的。而且现在学习开始忙了，怎么有闲工夫去做一个开放课题，然后做报告？"王火灿说完又开始做练习题。

米小妮心中也很矛盾，一方面她不希望这个活动是完全公开透明的，因为这样她作为社团负责人，才更有可能拿到联合国这个实习的机会；她也不希望参加的人太多，以免当中出现优秀的报告人让她自己黯然失色；但同时，她又希望这个活动公平公正吸引大家来参加，办得风生水起，有声有色，展现自己的领导力。

米小妮只能一边搜集资料准备汇报的材料，一边吸引人参加。连声乐社的训练都没有去，刘晓原给她发信息，希望她继续来。米小妮只回复了四个字"准备汇报"。后来米小妮又拿起手机询问："你来报名参加汇报吗？"刘晓原回复信息婉言谢绝。米小妮失望地把手机放在一边。后来刘晓原发来一个压缩包，并附上信息说"这些资料你可能用得上"。但是米小妮忙着准备材料，并没有查看。

米小妮全身心地投入到这件事情当中，她更加体会到理想和自我动机的重要性，她从未感受到学习新知识可以如此愉快。她竟然准备好了两个题目，一个是关于疫苗和健康的，一个是空气污染和健康的，并找了一些案例。米小妮在仔细斟酌到底选用哪个题目，反复权衡无果之后，她决定找父亲问问意见。

面对米小妮的疑问，熊教授开心地笑了，因为他发现米小妮竟然沉迷学习无法自拔。之前，因为米小妮的房间里面实在太安静了，熊教授甚至怀疑米小妮是不是在房间里面和男生聊天或者玩游戏。

"来吧，小妮，你来讲讲你准备的内容，我听听提下意见。"

"好的，爸，这是我准备的疫苗的汇报内容。"——

从顺治帝驾崩谈起

顺治十八年（公元 1661）正月初六，清朝的第三位皇帝顺治，自觉时日不多，急忙令自己的亲信、礼部侍郎兼翰林院掌院学士王熙入养心殿，命他草撰遗诏。深夜时分，当民众还沉浸在过年的喜悦气氛的时候，紫禁城中传来一个令人震惊的消息，年仅 24 岁的顺治帝驾崩。

24 岁，是一个朝气蓬勃的年纪，甚至人生还没有正式开始。顺治帝怎么会在这个年纪突然不治身亡？现在可靠的说法，顺治帝死于天花。顺治的死亡，只是 17、18 世纪全球天花大流行的缩影，当时光欧洲每年就有 40 万人死亡。英国女王玛丽（Queen Mary II）于 1694 年死于天花，时年 32岁；法国国王路易十五（Louis XV of France）于 1774 年死于天花；俄国沙皇彼得二世于 1730 年死于天花，年仅 14岁……

中国古代人均寿命仅有 30 岁左右，这不仅是因为寿命短，更是由于将近 40% 的婴儿和儿童夭折率。乾隆皇帝 17个儿子，其中 7 个没能活到 8 岁，皇家尚且如此，遑论寻常百姓。传染病正是儿童夭折的重要原因。麻疹，水痘，天花，在当时都是绝对的生命杀手。天花，更可谓杀手之首，这是一种急性传染病，患者先发高热数日不退，然后全身起红色丘疹，继而变为疱疹，最后成脓疱，结痂、脱痂，遗留痘疤，过程中常伴随出血，惊厥，肺炎，失明等并发症。短短 20 天，一个鲜活的生命就会消失在痛苦之中。侥幸存活的，也难免身负难以消除的疤痕。

顺治帝驾崩的 300 多年后，1977 年 10 月 26 日，在索马里，炊事员阿里·马奥·马丁被治愈。1980 年 5 月，世界卫生组织正式宣布天花不复存在。

天花是人类消灭的第一种，也是唯一一种病毒。人类消灭天花最有效的武器，就是疫苗。自 18 世纪末英国医生爱德华·詹纳（Edward Jenner）发现"牛痘"以来，天花疫苗迅速控制着病毒的生存空间，直至最终被消灭。

4 月 25 日，五一节的前几天，是中国全国儿童预防接种日。

在中国，初生婴儿降生在充满细菌和病毒的世界不到一个小时就会接受第一针疫苗：乙肝疫苗，之后是卡介苗，百白破疫苗，脊髓灰质炎疫苗……一直到六周岁，共计要接种22剂次疫苗，以抵御十几种疾病。

每种疫苗背后都是一个曾经难缠的病魔：流感嗜血杆菌b多糖疫苗（简称Hib疫苗）用于防范Hib，Hib曾导致全球300万儿童发病，其中40万会并发严重肺炎。脊髓灰质炎，即小儿麻痹症，曾感染上百万孩童。在别人自由地玩耍，在球场上挥洒汗水时，患者只能依靠拐杖和轮椅度日。脊髓灰质炎感染人群曾经非常广，包括美国罗斯福总统等人曾经也被感染。

"百白破"中的"白"，指白喉，在20世纪20年代是夺取青少年生命的罪魁祸首，仅在1921年，美国就有记录病例20多万，死亡1万5千多人。

卡介苗，预防的是结核病，其在19世纪有"白色鼠疫"之称，据称带走了当时英国近25%的人口。

……

这些疾病的大流行已成历史，我们可以通过疫苗在婴幼儿及孩童时期就进行疾病预防。不需要去医院，不需要受苦，不需要提心吊胆，小小的一针，就能保证未来几十年的安康。

这都是疫苗的成就。

米小妮停止了讲述，把头转向父亲，等待父亲的评点。

熊教授听完点了点头："不错，这个开头不错。首先我觉得语言可以再生动一些。例如，疫苗每年可预防250万人死亡，你可以更加形象一些，说'这相当于每5分钟挽救一条生命'。而且你还可以提一些疫苗的前沿进展，由于新技术的加持，疫苗不仅可以预防传染性疾病，而且有潜力预防

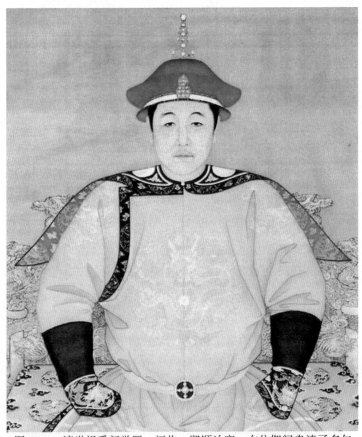

图 5 - 1　清世祖爱新觉罗·福临，即顺治帝，在位期间肃清了多尔衮势力，追剿南明政权，于 24 岁时因天花英年早逝。其三子玄烨因为感染过天花并幸存，被立为皇帝（康熙帝）。如果有天花疫苗，顺治帝会在位更长时间，而且康熙帝可能不会继承皇位，整个清朝历史都会改写。

癌症和神经退行性疾病。"

　　熊教授喝了一口茶，接着说："我觉得你这个汇报的故事性弱了一些，可以讲一个关于疫苗和健康有意思的故事，而且可以引发人思考的那种。"

米小妮听着觉得眼前一亮："爸，好主意，你有什么好的故事吗？"

"我想想啊……啊，这里有一个故事。"——

疫苗，致病的疫苗？

汉娜·波林（Hannah Poling）是一个普通的美国女孩，她于 1999 年在美国佐治亚州的雅典市（Athens, Georgia）出生。当她 19 个月大的时候，汉娜接种了五项疫苗：百白破、Hib 疫苗、麻疹－腮腺炎－风疹（MMR，以下简称"麻腮风疫苗"）疫苗、水痘以及灭活脊髓灰质炎疫苗。在接种疫苗之前，汉娜愿意与人交流，活泼可爱；接种疫苗两天之后，她变得嗜睡、易怒，并且发热；接种疫苗十天之后，她出现了与疫苗诱导的水痘一样皮疹。几个月后，由于神经和心理发育的迟缓，汉娜被诊断患有因为线粒体酶缺乏症引起的脑部疾病。其症状包括语言、行为和沟通上的一系列问题，和自闭症的特征吻合。

自闭症，又称孤独症，1911 年首次被精神病学识别并命名之后，其病例数目逐年增加。尤其到了 1990 年代，自闭症的病例数量开始急剧上升，报纸上使用了常用在瘟疫和传染病上的"肆虐"二字。自闭症表现为一种社交能力、沟通能力、兴趣和行为模式方面异常的精神性疾病。患自闭症的儿童通常表现为与他人缺乏交流技巧，和父母之间缺乏依恋关系，重复的刻板行为，离群索居等等。对很多家长来说，自己的孩子仿佛一夜之间就变了，从天真活泼变得沉默寡言，生活一下子变得阴暗。它甚至比瘟疫更恐怖，因为人们不知道自闭症的原因，更不知道该如何治疗。

尽管汉娜的神经系统疾病可能与其体内线粒体酶缺乏有

关，婴儿出生后头两年患神经系统疾病的情况并不罕见。但是汉娜的父母一口咬定他们女儿的各种症状是由于疫苗副作用造成的。他们根据"疫苗伤害赔偿计划"起诉了卫生与公共服务部要求赔偿并胜诉。

这里需要说一下这个"疫苗伤害赔偿计划（National Vaccine Injury Compensation Program，VICP）"。大多数人接种疫苗之后都不会有反应，或者反应十分温和；但是极少数情况下，疫苗会引起较为严重的问题，例如过敏——尽管这些健康问题不都是由疫苗本身引起的。因为疫苗的一系列不良反应，患者会针对疫苗供应商提起诉讼。这些诉讼会降低疫苗接种率，并让一些疾病死灰复燃。为了给这些因为接种疫苗而受损害的个体提供补偿，以减少大家接种疫苗时候的后顾之忧，美国由此出台了疫苗伤害赔偿计划，它在传统的司法体系之外为疫苗造成的损害提供补偿。这个计划用了类似商业保险的模式，其资金来自向疫苗生产商每生产一支疫苗收取的0.75美元税收。这些收上来的资金用于补偿接种疫苗产生不良反应的个体。如果接种者认为自己因为疫苗受到损害，可以填写申请表格，向这个计划申请补偿。

2008年3月6日，汉娜的父母决定向公众披露此事。汉娜的父亲乔恩·波林（Jon Poling），向几家主要新闻机构表示："本案结果标志着一个里程碑式的决定，即儿童在接种疫苗后发展为自闭症。"尽管一年多来，美国的卫生机构和专业组织一直向公众保证疫苗非常安全，不会引起自闭症。现在法院的判决结果，以及疫苗伤害赔偿计划的补偿，似乎都传递着相反的信息。

在社会上，反疫苗的运动如火如荼地发展着。家长们手持反疫苗标语，在政府大楼门口抗议强制疫苗接种的决定。

家长们抗议的背后，是关注孩子健康的焦急心情。为何好好的孩子会患上自闭症？为何患病率还在逐年上升？社会，尤其是家长们无比敏感焦急，想要得到一个答案。

于是有人给了他们想要的答案。

疫苗背后的学者

1998 年 2 月 27 日，英国医生安德鲁·韦克菲尔德（Andrew Wakefield）在英国医学权威杂志《柳叶刀》上发表论文，指出自闭症是由麻腮风疫苗所引起。接种该疫苗会导致 60 倍以上的自闭症发病率，直接拉开了这场旷日持久的大战序幕。

作为重要人物，韦克菲尔德生于 1957 年，1981 年获得医师资格，1985 年在加拿大成为移植医师，后回到英国皇家医院专攻肝及小肠移植手术，曾因为对肠道慢性病克罗恩病①的研究而小有名气。作为一位胃肠病学专家，他于 1995 年开始着眼于自闭症研究。在论文中，韦克菲尔德研究了肠胃科收治的 12 名患病儿童，他们表现出消化功能上的紊乱和慢性肠道炎症反应，同时 12 人都或多或少表现出了疑似自闭症的症状，9 人被正式确诊。其中 8 人的异常症状都是在接种麻腮风疫苗后出现的。就此韦克菲尔德提出假设，麻腮风疫苗中含有未灭活的麻疹病毒，病毒在肠道内繁殖引起炎症，形成的有害蛋白质通过血液循环到达脑部导致自闭症。他还据此提出禁用麻腮风疫苗转而改用麻疹，皮疹，流行性腮腺炎三者的独立疫苗。整篇论文中并没有详细列举出相关的分子学或病理学机制，研究案例也少到令人可怜，以现在的角度来看，这只是一个假设，一个猜想。但在当时的

---

① 克罗恩病（Crohn's disease）是一种不明原因的肠道炎症疾病，可以发生在胃肠道任何地方，表现为腹痛、腹泻、肠梗阻等，易复发，不易根治。

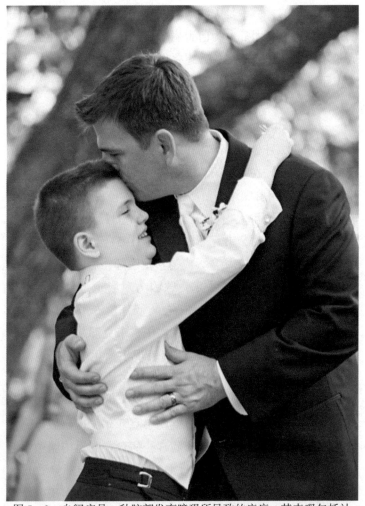

图 5 - 2　自闭症是一种脑部发育障碍所导致的疾病，其表现包括社
　　交障碍，对重复性动作有兴趣，情绪、言语、非言语表达上面存在
　　困难。自闭症现在病因不明，可能和遗传因素和环境因素，如怀孕
　　时接触酒精、可卡因、农药、空气污染等有关。

情况下，这篇论文就如同点燃汽油桶的一丝火苗，一发不可
收拾。

也有韦克菲尔德的支持者试图找出病理或药理上的关联。1999年约翰·欧莱尔（John O'Leary）借助聚合酶链式反应，在超过82%的自闭症患者肠道内发现了微量麻疹病毒的基因组，而非自闭症患儿的体内发现病毒基因组的比例只有7%；也有学者提出自闭症患儿是由麻疹病毒抗体引发的自体免疫病等等。这些最终都被证实存在偏差或说不清楚的理论，因此到现在自闭症的机制都未曾完全明了。

对韦克菲尔德的最大质疑就在于它的结论是否是巧合，因为麻腮风疫苗常注射于儿童2月、4月、6月和12月份的节点，这些时段也常是自闭症初期表现的时段。对儿童来说，常见的就是到这个岁数他应该开始说话，开始跟外界交流和感知。这些儿童成长的敏感时段与疫苗接种的时段往往吻合。所以很难说到底是疫苗导致自闭症，还是说在接种疫苗后他们的自闭症恰好被观察到。

但这并不妨碍很多家长认同韦克菲尔德的"猜想"，这是他们最易于接受的答案。尤其是那些自闭症患儿的家长，他们急切想为孩子的病症找到一个答案。而且，没有理论证明二者有关系，也意味着无法完全证明二者没有关系。很明显，在受害者是自家孩子时，绝大多数家长不愿意对疫苗采用疑罪从无的原则。相比起列举条条定理和证据来小心推论，这种看似没有根据的假定更能令人浮想联翩，失斧疑邻。

当然学术界的大方向还是站在支持疫苗这一边。他们的论据来源于流行病学调查，这是一种常见的在缺乏详细科学理论的条件下证明二者因果关系的方法。例如，为说明吸烟和肺癌间的关联，需要找到足够多的吸烟人群和不吸烟人群，然后追踪他们患肺癌的发病率。结果是吸烟者患肺癌的人数的比例，比不吸烟者患肺癌的占比高出20%左右。按照这个方法，1999年布伦特·泰勒（Brent Tayler）对498例自闭症患者做了调查，2015年美国学者安贾利·贾恩（Anjali Jain）追踪了9.5万名儿童，2002年丹麦官方共监测了1991年到1998年出生的44万余名接种疫苗的儿童，都没有发现麻腮风疫苗接种和儿童患自闭症之间存在关联。而且，无论样本怎样扩大，无论什么时期，结论都是一样的，麻腮风疫苗接种和儿童患自闭症之间没有关联。因此流行病学上麻腮风疫苗和患自闭症的因果关系不成立。但很可惜，这些论文在当时的社会风潮、媒体活动之下没能得到大幅度的宣传，也未能得到反对疫苗家长的认可。

1999年9月，韦克菲尔德又抛下了一枚炸弹。他通过《柳叶刀》指出美国加利福尼亚州和英国自闭症病例的急剧增多恰好与麻腮风疫苗在这些地区的大量接种时间相吻合。重要的是，他还进一步提到，英国在1994年夏天展开了一场大规模麻腮风疫苗接种活动，涉及超过650万儿童。对于这次疫苗接种运动，英国官方给出的理由是麻疹的盛行，但实际上当地并未出现恐怖的麻疹疫情。

疫苗背后的阴谋论

"为什么要接种疫苗？为什么要给我的孩子接种疫苗？"对很多家长来说，孩子出生接种疫苗就是理所应当，是一种社会习惯。但在这时他们突然开始怀疑这些繁琐的接种过程，交给医院的免疫钱款，以及可能存在的风险……"明明没有麻疹疫情，政府为什么还倡导儿童接种麻腮风疫苗？"很多事情，一旦加上怀疑的烙印，就会瞬间细思极恐起来。

没错，"政府阴谋论"的质疑就这样悄然被激发。一些家长开始相信政府让人接种疫苗的目的，并非为了保证孩子健康安全，相反只是为了疫苗带来的经济收入。为此政府伙同科研人员修改了研究结果、安全性判定等等。这种怀疑一旦开始就很难收尾。人们开始攻击政府，攻击研究疫苗的医生和研究者，称呼他们为卑劣的商人。

偏偏美国政府在论文刚发布时便加强对麻腮风疫苗的监管审查，甚至收回了部分疫苗；同时 1999 年又发生硫柳汞流言，认为硫柳汞成分——一种用于防止疫苗被微生物污染的含汞的有机化合物——是带来自闭症的罪魁祸首。虽然这一流言如今已被证伪，但 1999 年美国食品与药品监管局从谨慎的角度出发，立刻要求工厂减少或停止生产含有硫柳汞的疫苗。很遗憾，这种预防的举动在大众眼里成了一种默认：如果麻腮风疫苗没有问题，如果硫柳汞不是造成自闭症的真凶，政府为什么要用如此急躁恐惧的态度做出如此迅速的反应呢？之前的流言是不是都是真的呢？政府是不是一直在隐瞒什么呢？……

同样想法的家长越来越多，他们开始形成自己的团体，成立自己的网站进行宣传，乃至聚众游行，抵制儿童疫苗接种。很多名人的加入更增强了反疫苗群体的话语权，美国保守派参议员丹·伯顿①，女主持珍妮·麦卡锡②……韦克菲尔德和其妻子也亲身加入游行队伍，于是越来越多的家长被煽动。处境相似、地位相似之人的控诉，以及视频网站油管（Youtube）上每日剧增的"疫苗并发症"小视频，总能引来关注和点赞。这些视频包含的悲剧内容，感性要素，很难让

---

① 丹·伯顿（Dan Burton），美国众议院议员，共和党和茶党成员。

② 珍妮·麦卡锡（Jenny McCarthy），美国女演员、电视主持人、《花花公子》杂志模特。

人不动容，这比高高在上的政府和疾控中心的通告更易传播开来，更令人信服。据统计，2000年后美国大部分州的儿童麻腮风疫苗接种率相比1998年都有下降，多数降到80%左右，在一些州甚至降至70%以下。

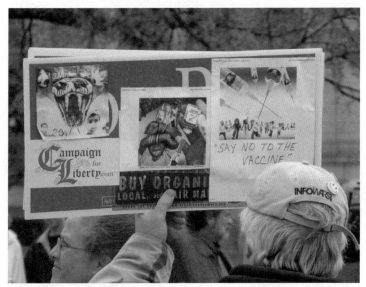

图5-3　反疫苗运动在美国如火如荼地开展，有越来越多的人对疫苗持怀疑态度。图为2010年明尼苏达州的首府圣保罗市（St. Paul, Minnesota），保守派聚集的现场，有人打出反疫苗的标语，写着"对疫苗说不！"。

反疫苗背后的利益算计

风向的改变在2004年2月22日，《星期日泰晤士报》的记者布莱恩·蒂尔（Brian Deer）发表文章，标题是《麻腮风疫苗：危机后的真相》（MMR：The truth behind the crisis），布莱恩证明韦克菲尔德与律师理查德·巴尔（Richard

Barr）私交甚密。巴尔在医者眼中可谓臭名昭著，他从 1991 年起便开始关注麻腮风疫苗的副作用，专门寻找在接种麻腮风疫苗后出现副作用（如神经障碍、癫痫和自闭症）的患儿家长，以帮助家长讨回公道的姿态向医院求取高额赔偿金。调查证明，韦克菲尔德论文中研究的 12 名患者并非随机选择，其中至少 5 位的家长同时是巴尔的客户。因为韦克菲尔德论文引起的社会舆论效应，他们在官司中稳操胜券，获得了大笔赔偿。之后进一步的调查更显示，韦克菲尔德和巴尔二人从 1996 年起就存在合作关系，下了一局大棋。英国有家名为法律服务委员会（Legal Services Commission）的机构，专门为律师和原告提供调查资金。巴尔当年便煽动患儿的父母们向该机构请求拨款，以研究麻腮风疫苗和自闭症之间的关联。最终该机构拨款 3000 万美元，其中 2000 万直接打到理查德·巴尔及其事务所的门下，剩下的 1000 万据称是支持了医生和研究员们，让这些人中饱私囊：

韦克菲尔德分得 80 万美元（435,643 英镑）；

约翰·欧莱尔分得 100 万美元，就是上文在自闭症患者肠道内发现麻疹病毒基因组的人；

同时韦克菲尔德被爆出在论文发布后两天就递交了一份独立麻疹疫苗的专利申请，他宣传这种独立疫苗比麻腮风疫苗更加安全，甚至在预防麻疹以外还可以治疗肠道疾病。他还创立了相关公司尝试兜售新疫苗和自闭症监测盒……话说到这里，相信大家也能明白为何之前韦克菲尔德会强势提出禁用麻腮风疫苗转而改用麻疹，皮疹，流行性腮腺炎三者的独立疫苗。那些反疫苗家长们不会想到，在他们怀疑政府和疾病中心的阴谋时，其本身就已经处在了一场阴谋中。短短几年内，韦克菲尔德和其协作者通过利益链条获得了大量名

和米小妮一起学习公共卫生

声与经济收入。

最终，随着诸多幕后真相被挖掘，2004 年 3 月 6 日，与韦克菲尔德联名发表《柳叶刀》论文的 10 位作者在期刊上公开致歉，发表收回文章的声明；2005 年，韦克菲尔德被禁止在英国行医；2010 年 1 月 28 日英国医学总会永久吊销了韦克菲尔德执业资格；2010 年 2 月 6 日，《柳叶刀》杂志永久撤回该文章。至此，这场论文风潮从学术上可以盖棺定论：麻腮风疫苗与自闭症之间没有明确因果关系，韦克菲尔德的论文是刻意为之的巧合，一场早有预谋的煽动。

虽然韦克菲尔德失去了营业执照，相关者也引咎辞职，但他们在此事件中依然赚得盆满钵满，韦克菲尔德本人现在仍在美国得克萨斯州自由生活，继续反疫苗运动，依然有大量追随者。2014 年他还拍摄了一部纪录片《疫苗黑幕：从隐瞒到灾难》（VAXXED：from Cover up to Catastrophe），其中包含的录音暗指美国疾控中心内部人员承认对疫苗数据造假。后来这些录音被证实为谈话偷录，上下语境不明，基本属于断章取义和牵强附会。但这在反疫苗者眼中俨然成了政府阴谋论的最有力证据，也被一些国内媒体大肆宣传。是的，即使最初的论文被撤稿，但恐惧与怀疑的种子早已在公众心中被埋下，反疫苗运动仍然愈演愈烈，就像潘多拉的魔盒，一旦打开就无法收回。

疫苗接种率下降，其结果不言而喻——瘟疫的卷土重来。

成也疫苗，败也疫苗

天花那样被完全消灭的病毒只是个案，大部分疾病只是偃旗息鼓。于是，2008 年 1 月到 2012 年 5 月，法国爆发了超过 22,000 例麻疹，其中 5,000 人入院治疗，10 人死亡。2012 年美国记录 48,277 例百日咳，其中 20 人死亡。2013 年 1 月到 4 月，波兰共计出现 21,283 例水痘病例，其中 81% 是 15 到 29 岁男性，因为波兰在 1989－2004 年只给青少年女孩补种了水痘疫苗。本来 2000 年美国本土已经消灭麻疹，但 2004 年之后，美国麻疹死灰复燃，发病率逐年上升，至 2019 年麻疹病例破千，波及 24 个州，创造了自 1994 年以来新高，首当其冲的便是在家长影响下未接种麻腮风疫苗的儿童。世界卫生组织数据指出 2019 年全球麻疹病例同比增加约 50%，达到 230 万。很明显，家长不愿让孩子接种疫苗已成为疾病重新流行的重要因素。"反疫苗"已经成为一种新的流行病，"疫苗犹豫"（vaccine hesitancy）被列入世界卫生组织列入 2019 年全球十大健康威胁。"反疫苗"比任何人类曾面对的瘟疫都要恐怖和可悲，如同在和平年代被粗心打碎的文物一般，它使一个医学发达国家的公共卫生保护能力快速倒退，让一些人死于原本可以被预防的疾病。

在美国一些州，家长可以因为宗教因素或个人哲学理由申请自家孩子不接种疫苗，这些州的疫苗接种率确实下降，相关疾病的暴发风险也随之上升。因此，美国在近几年愈发收紧免疫豁免的申请标准，甚至很多州推行了强制接种，如果不接种相应疫苗，就不能到学校上课。这引起了很多美国家长的反感，他们认为接种疫苗是一种个人选择，后果自负，而政府没有理由干预公民的选择与自由。这种对于强制接种疫苗的反感，在许多自由主义至上的国家都存在。但是，疫苗接种从来不只是个体性行为，它超出了个体自由的范畴。因为每个人的疫苗接种行为具有外部性，可以影响疫情的传播，对整个群体的健康会产生影响。

疫苗的广泛接种，最大好处就是阻碍了传染病的传播；当绝大部分人接种疫苗之后（不必所有人接种），传染病就会因为没有足够易感者而逐渐消失，这就是"群体免疫"。有一些人因为自身体质原因无法接种疫苗，他们只能通过这种群体免疫得到保护。因此，接种疫苗不仅是为了自己，也是为了保护别人，尤其保护那些无法接种疫苗的人。如今，越来越多的国家将强制接种疫苗写入法律，我们享受了疫苗带来的健康好处，就要承担相应的义务。在许多公共卫生的议题上，个体和群体休戚相关，为了群体的健康，必须要对个体的行为进行引导。2020 年新冠疫情，国家要求大家停止大型活动，待在家里进行预防。抑制病毒的传播需要每个人的努力，那些不接种疫苗的人，就如疫情期间依然参加大型活动，不戴口罩上街的。他们不仅自己成为易感人群，一旦感染，还会加速病毒的传播，给更多人带去威胁。

至今，去追究韦克菲尔德等人的责任已经没有任何意义，关键在于如何使家长们重新接受疫苗，使人们重新认识到疫苗的重要性，也在于从这起丑闻中汲取教训，忘记过去的人将重蹈覆辙。无论阴谋论的煽动多么令人动摇，无论个人自由权利多么值得尊重，我们不能忘记的是——真正心怀鬼胎的往往是煽动者。疫苗在历史上曾拯救了上千万人的生命，现在仍然如故，我们小时候接种的疫苗是医学所能给予的最大保护。接受疫苗保卫健康，是我们的义务，更是我们的权利。

米小妮在疯狂地记着笔记，生怕漏掉一个字，她觉得这个关于疫苗的故事非常棒，准备把父亲的话都记下来，然后整理一下，整合到自己的汇报当中去："爸，你这个故事太长了，我们的报告只有 10 分钟时间。"米小妮噘着嘴说。

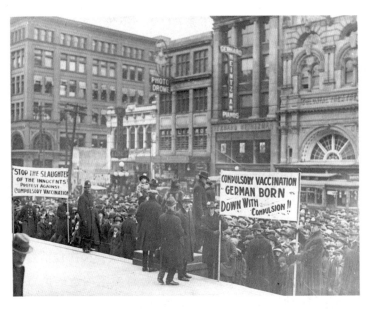

图5-4　反疫苗运动历史悠久。在奉行自由主义的社会，人们会认为强制接种疫苗侵犯了个人自由。图为1919年的加拿大多伦多街头，人们在集会并手持标语抗议强制疫苗接种的规定。

　　熊教授："哦，我可不是让你直接抄袭，复制粘贴到你的报告中去。"

　　米小妮不干了："爸，可这个汇报的获胜者可以去联合国实习。"

　　"我看你们实习的名额早就内定好了，然后学校专门拿这个当诱饵。你完全可以佛系一些，不必把结果看得太重要。"

　　"爸，怎么连你也这么说。"米小妮听了生气得跺脚。去联合国实习，就是米小妮现在的梦想。她不能接受自己寄予厚望的一件事，如此看重的一件事情，到头来仅仅是一个诱饵："爸，你怎么也秉承阴谋论的想法？"

熊教授听了然后笑出了声："哟，小妮，不错啊，现在见识增长了，知道阴谋论这个词了。爸爸这个不是阴谋论，爸爸是希望你认识到这个社会有不公平和不阳光的一面。社会中有种种不公平的存在，学校也不能避免。至于阴谋论，反对疫苗那才是阴谋论。阴谋论是一种理解世界简单粗暴的方式。"——

阴谋论——人们理解世界的简单方式

有那么一群人，对历史和当代事件做出不同的解释，这些人认为人类没有登上月球，登月是美国政府在摄影棚中制造出的；911恐怖袭击是美国政府自导自演；某次疫情爆发是某某国家的生物武器；气候变化是科学家编造的谎言等等。总之，他们认为许多事件背后有个秘密的小团体正在背后操纵一切，以达到不可告人的目的。

这个世界是复杂的，当一个人的知识不足，认识有限，他们无法深刻地理解这个世界。阴谋论，成为他们理解这个世界最简单的方式。为什么艾滋病会爆发流行？我不知道，但艾滋病一定是某某国家制造的生物武器，他们想由此控制世界！为什么要应对气候变化？我不知道，这肯定是某些国家想阻碍其他国家发展，独霸地球战略的一部分！为什么要推广转基因食物？我不知道，这估计是某些大公司控制世界的阴谋！为什么政府要推行疫苗？我不知道，这可能是政府想控制群众的手段！科学研究已经发现，对世界持阴谋论想法的人，更容易被蛊惑起来反疫苗。

由于人对死亡的恐惧和生的渴望，使得与健康、医学和公共卫生领域成为阴谋论的重灾区。20世纪初，由于不了解西药的原理、对教堂弥撒仪式的误解以及教会和地方势力的冲突，中国农村居民怀疑教堂中的传教士拐卖儿童，并用婴儿制作西药。后来，阴谋论变成了 1870 年震惊中外的天津事件，数所教堂被焚毁，成为外交事件。1950 年代，由于对原子弹不了解，以及原子弹的"弹"和"蛋"的谐音，华北华东农村地区谣传原子弹的原料是男人的睾丸（"蛋蛋"），后来发展成为农村地区针对外来不明人员（怀疑是来割蛋的）的大规模暴力伤害事件。1993 年印度发生重大鼠疫疫情，谣言促使 30 多万人从疫情发源地纷纷外逃，使疫情很快传播到印度各地。2020 年，新冠肺炎疫情爆发，伴随着中美关系紧张，西方国家对中国和中国高科技的恐惧，西方国家普遍谣传新冠病毒是由我国某病毒研究所研制并扩散的，防止病毒传播的口罩中藏有 5G 天线，可以用来控制人；而且发生了多起 5G 信号塔因被怀疑传播新冠病毒而遭到纵火焚烧的事件。

这些事件普遍荒诞至极，经不起推敲。但这确实是知识匮乏的普通民众看待世界的简便方式。阴谋论让他们可以理解这个复杂的世界。破除阴谋论最好的方式，就是教育民众，传播正确的知识。人们总有寻求答案的冲动和渴望，如果不给予民众正确的公共卫生知识，他们只有用阴谋论来理解这个复杂的世界。这也是本书的目的之一，传播正确的公共卫生知识，破除以反疫苗为代表的阴谋论。

关于疫苗的悖论

讽刺的是，疫苗的巨大成功，反而使人们忘记了疾病的恐惧。群体的记忆是短暂的。人们似乎忘记了麻疹的恐怖，忘记了麻疹在历史上曾扼杀了数以千万计的婴儿，忘记了自己始终生活在疫苗的保护下；相反人们开始采用阴谋论的视角，计较疫苗的必要性，疫苗的风险；批评疫苗，批评强制接种疫苗的政策和研发疫苗的人员……世界各地的反疫苗运动此起彼伏。可是这些反疫苗运动的人忘记了，正是疫苗让他们有着滋润的生活和健康的生命，而他们却用这来反对疫苗。疫苗，就像希腊神话中的普罗米修斯，它将火种带给了人类，自己却受到惩罚，被绑在高山之上，受到风吹日晒和秃鹰的啄食。

疫苗越成功，它就可能在未来越失败。这就是疫苗的悖论。

疫苗的窘境，何尝不是公共卫生的窘境。公共卫生越是成功，人们就越意识不到公共卫生的重要性；资源和注意力都不会投向公共卫生。如何在大力发展公共卫生，提高人民健康水平的同时，让大家意识到公共卫生的重要性？更具有挑战的是，如何在人民健康水平提升之后，让大家持续地意识到公共卫生的重要性，并不断地将资源和注意力投向公共卫生？

熊教授说完之后又意味深长地对米小妮吟起了诗："李白《侠客行》中曾写道：'事了拂衣去，深藏身与名。'李白诗句下的游侠，仿佛就是疫苗的写照：接种疫苗帮助我们对疾病免疫，降低疾病传播和死亡率，而疫苗在接种之后就淡出我们的生活。而健忘的人类，注定不会记住疫苗，甚至不会感谢疫苗。这就是疫苗的讽刺之处。"

"人类不感谢疫苗，就像越王勾践不感谢大夫文种，地球人不感谢罗辑一样，这是来自人性最深处的洞察。"熊教授告诫米小妮。

米小妮还在奋笔疾书，她把熊教授刚才这一段感叹也记了下来，她都能想到自己说完李白诗句之后语惊四座，全场惊艳的效果。想到这里，米小妮的嘴角扬起微笑。

"谢谢爸爸。"米小妮开心地跑回房间。

19. 软骨藻酸与失忆症——气候变化如何影响人类健康？

在米小妮准备艺术节汇报的时候，她也不忘记给父亲准备生日礼物。说来也巧，父亲的生日就在米小妮艺术节汇报的前两天。

自从上次全家人一起出游之后，米小妮对父亲的印象改变了不少，她觉得父亲也不是这么古怪，也并不完全是工作狂，还是关心自己的。米小妮虽然对于母亲经常在外奔波有些不满，但这一切对于米小妮已经不重要了。因为她知道全家人尽管各自在忙自己的事，但大家是一家人，彼此关心，彼此疼爱，这就足够了。所以，在精心给父亲准备的生日贺卡上，米小妮画着一只在挥舞爪子的蠢萌棕色大熊，一个在唱歌的女人，还有一只在微笑的米老鼠米妮。

米小妮对自己的创意很满意，等到父亲从书房出来上厕所的时候，米小妮蹑手蹑脚地进去把贺卡放在父亲的书桌前，然后带着窃喜正从房间当中溜出来时。

书桌上一个红色的小本本引起了米小妮的注意。

咦，这是父母的结婚证吗？嘿嘿，让我看看他们俩当年结婚时候是什么模样！我想看看老爸，当年是不是就像一头熊。米小妮一脸坏笑地拿起这个红色的"结婚证"。

离婚证？红本本上面印着"离婚证"三个大字。米小妮瞪大了眼睛，又揉了揉，确信没有看错。她又急忙把离婚证打开，赫然发现了父亲的照片，以及父亲母亲的姓名，还有登记日期。父亲的大头像显得有点颓废和狼狈，胡子明显没有刮，上面还盖着民政局的钢印。

"父母什么时候离婚了？"米小妮还是不敢相信这个事实。

熊教授正好回来，看到呆立在书桌前的米小妮，以及她手中的离婚证。熊教授正想上前搂住米小妮，米小妮带着哭腔尖叫一声："骗子——我恨你们——"然后冲出书房。几秒钟之后，米小妮跑回来，拿起刚才放在父亲书桌上的生日贺卡，一把撕碎，然后回到了自己的房间，"砰"的一声关上房门。

熊教授站在原地，沉默不语。他独自捡起地上贺卡的三张碎片，上面分别是大熊，一个女人，和米老鼠米妮。贺卡的空白处，用红橙黄绿青蓝紫七个颜色写着"幸福快乐的一家"。

沉默的一个晚上，父女俩没有说一句话。

第二天早晨，米小妮红肿着眼睛打开房门。熊教授已经在客厅沙发上坐着了，他有点手足无措，看到米小妮出门，他立刻站起来："小妮，你听我解释。你妈妈和我本来想等你高考完之后再告诉你的。我们……"

米小妮感觉有些累，她走到父亲身边坐下，身体蜷缩着，把头靠在父亲的臂膀："爸，说说你和我妈妈的过去好吗？"

熊教授满脸歉疚地望着女儿，一只手搂着女儿，另一只手握着女儿的双手，低声平静地说："小妮，我和你妈妈有过轰轰烈烈的爱情，我们曾经……"

米小妮心中关于一家三口的甜蜜想象彻底被击碎。她现在感到迷茫。

"爸，你和妈在爱河旅游的故事是真的吗？没骗我吧。"

"真的，我们当时去看了尼亚加拉瀑布，我们俩都被瀑布的水流浇得全身湿透。"

米小妮又问："那你们的求婚是在那里吗？"

熊教授想了想："不是，在加拿大。加拿大的爱德华王子岛。"

米小妮又朝熊教授的怀里挤了挤："那里漂亮吗？你和我妈妈看到了什么？"

"蓝天，白云，无尽的沙滩，明媚的阳光。我和你妈妈在那里的沙滩漫步，享受着大西洋朦胧的雾气。"熊教授也陷入了回忆当中。这是他美好的回忆，人生若只如初见，该多好啊！当年他和孩子她妈在那里度过了人生中最美好的一段时光。熊教授还记得，当时他的前妻说他是天上的海鸥，只是因为熊教授当时驼背的样子和海鸥有点类似；她自己却是海中的美人鱼。现在想起来，熊教授说，海鸟和鱼相爱，或许是一场意外。如一切都停留在当时那一刻该多么好。

"小妮，爱德华王子岛尤其以出产的海鲜出名。有一种用龙虾做的奶酪粥，就着啤酒吃下去特别棒。但是当时因为赤潮的原因，我和你妈妈没有吃上当地的海鲜。我们还说之后再带着孩子一起故地重游，再吃一次当地的龙虾……。"熊教授不想再说下去，不想再给孩子增加额外的伤感。

米小妮呆望着前方，嘴角浮起一丝微笑。她轻声问道："为什么不能吃龙虾？"

熊教授回答："因为当地之前发生过吃海鲜中毒的事件。"

米小妮还是靠在熊教授身边："爸，你给我讲讲吧，讲讲这个让你和我妈妈相爱的小岛，讲讲你，讲讲你们，我想听。"

在米小妮心里，她是多么想父亲说话，来掩盖自己糟糕的心境。而熊教授为了岔开女儿的思绪，则想方设法地讲一些与女儿现在的心境不同的故事。

熊教授开始讲起了爱德华王子岛曾经的故事——

波浪上的摇篮

爱德华王子岛位于加拿大东部，圣劳伦斯湾南部，风景秀丽。全岛形似弯月横卧，深邃的海湾和终年不断的潮水，将其分割为三个几乎均等的部分。海湾涌来的温暖海水，使得爱德华王子岛的气候比加拿大大陆更加温和，弥补了这里常年潮湿的气候条件。该岛海岸曲折，港口棋布。北岸多沙滩，形成了众多的天然海滨浴场。

就如加拿大其他临海省份一样，当地的渔业与造船业一同促进了岛上经济的增长。加拿大有一则美丽的传说：上帝把他创造大地的一部分放在了波涛汹涌的大西洋中，于是就生成了这一个美丽的小岛。此外，在这里世代生活的原住民印第安人还称之为"阿拜古威特"，意即——"浮于波浪上的摇篮"。

但我们很难想象，如此美丽的海滨岛屿，却曾在 20 世纪 80 年代发生过一起著名的食物中毒事件。

消逝的记忆

作为一个沿海岛屿，爱德华王子岛拥有如同其他知名海岛一样丰富的海产资源，种类繁多的海鲜水产更是其吸引观光游客的一大支柱。无论是龙虾、海鱼，还是各种贝类，各种海鲜美食一直以来为大众所爱。水产业的繁荣，为该岛带来了丰厚的经济收益。然而一直过着淳朴生活的当地居民没

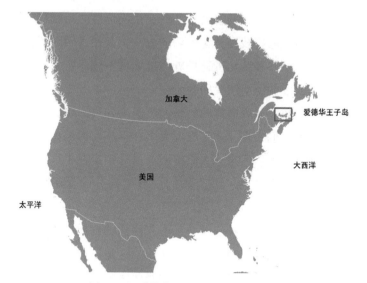

图 5 - 5　爱德华王子岛的位置示意图

有发觉，一场围绕海产食品的危机已经暗中酝酿成型。

　　1987 年，一个平平常常的年份，一种奇怪的病症在岛上毫无预兆地突然出现：一些居民开始出现腹痛、腹泻、呕吐等症状，并伴有较为严重的记忆丧失、意识混乱，抑或是不能辨认家人及亲朋好友，严重者甚至长期处于昏睡状态。在当时，一百多人出现病症，三人因为得病而死亡。这样神秘的疾病流行引起了当地居民的恐慌。岛上居民并不清楚，一向平静的岛屿为何会被未知的病魔所缠绕？

　　这难道是马尔克斯笔下《百年孤独》中"失眠症"的再演？就如小说中所述，人们淡忘童年，事物的名称与概念，乃至失去自我，沦为没有过往的白痴。即便他们能够用标签的方式来记忆自己想要记住的东西，终有一天面对标签也会变得茫然，而对记忆的不断流逝无可奈何。此时的爱德华王子岛上，人心惶惶。而岛周围的碧蓝海面波澜不惊，提示人们自己寻求问题的答案。一些在疾病风波之后稍做安定的人们下定决心要找到神秘疾病的源头，开始着手对近期爱德华王子岛的各种变化进行排查，以期从不同寻常之处发现端倪，从病症的源头解决问题所在。

起初，负责研究病症的科研人员尚不知晓确切的研究方向，但很快他们发现，这些患者大多在得病前近期内食用过当地的海产贝类。后来，人们将调查目标锁定在了这些患者所食用的水产贝类上。调查者们采取了部分的食用贝类样本，在经过加拿大国立大西洋研究中心的专家鉴定后发现，这些贝类样本中，一种曾经并不引人注意的物质——软骨藻酸，似乎是主导此次神秘疾病的元凶。这是一种由沿海硅藻类群分泌的物质，也被最后认定为是此次受害者们记忆丧失的关键因素。此后，随着调查人员的努力，爱德华王子岛怪病事件背后的原因，像抽丝剥茧一般逐渐展现在人们面前……

米小妮喃喃自语："多好，能够失忆，就能忘记过去的痛苦。我也想去吃那里的贝类，让我也忘记这不愉快的一切吧。"或许真的有这么个机会，让自己忘记过去，米小妮自己也不肯定她是否愿意。毕竟，在她心中，还是留着对父母太多美好的回忆。

对于熊教授而言，他或许也会选择吃下带着软骨藻酸的贝类，让他忘记和前妻婚后种种的不愉快。但或许他也会犹豫，毕竟一个人的回忆，总是痛苦与快乐交织在一起，不能选择性地接受一部分，而丢下另外一部分。他甚至觉得，生活中的所有经历就是分母，那些不快乐的回忆就是分子，正是有分子的存在，分母和整个分数才有意义。如果完全清空分子，分母也会变得虚无缥缈。

寻觅幕后之手的足迹

拟菱形藻是一类在全球近海区域分布的常见硅藻，也是软骨藻酸的主要分泌者。它在显微镜下呈延长的线形或披针形，表面富有花纹，可以说是自然创造的精美生物。但在高密度时，它的爆发性增殖会引起水体变色，进而形成海水颜色异常的赤潮。通过研究，人们认为软骨藻酸是拟菱形藻消耗光合作用过剩产能的结果，这些藻类将多余的能量用于制造软骨藻酸，也就说明——该物质的产量与光合作用强度正相关。此外，一些海洋中的微量元素如铁、氮等也亦对此有影响，这可能与它们在软骨藻酸中的结构性作用有关。

在动物身上进行的实验证明，软骨藻酸对于高等动物记忆相关的脑区具有明显神经毒性。这种毒性，在宏观上体现为神经系统结构的损伤；在微观层面，被认为是与影响细胞信号传导的正常功能有一定关系。首先，软骨藻酸进入大脑后，可对大脑皮层神经细胞的即刻反应基因 c－fos 产生强烈诱导反应，该基因会通过介导细胞凋亡引发神经元损伤与障碍。另外，软骨藻酸可以与接收谷氨酸神经递质的受体相结合，但它的结合效率比谷氨酸高得多。这种过量的刺激过程使神经细胞过度兴奋，从而对机体产生神经兴奋性损害。其中，神经元变性导致的记忆丧失可能是因为软骨藻酸会抑制海马、丘脑等部分的腺苷酸环化酶活性、降低环腺苷酸的反馈调节，使得钙离子超载，引起了神经细胞功能的损害。同时软骨藻酸还可刺激突触前膜释放谷氨酸，过量的谷氨酸还产生对神经细胞的毒性效应。也就是说，正是通过这样的神经毒性的方式，那些患病的人们才会失去记忆。

和米小姐一起学习公共卫生

贝类中的生物毒素污染是导致水产品安全问题的重要因素，因此开展贝类中的生物毒素研究具有重要意义，以至于该内容常在水产与毒理研究中专门叙述。而其中，赤潮藻类所产生的毒素是其中不容忽视的关键一环。海洋藻类产生的毒素种类多样，引发的病症也各不相同。藻类毒素所导致的贝毒，如麻痹性贝毒、腹泻性贝毒、神经性贝毒以及记忆缺失性贝毒等在近现代皆有典型案例。研究者通过此次的调查，总结之前对各类贝毒的认识，将其定义为一种新的贝毒形式：记忆缺失性贝毒。

那么，这些藻类产物是怎么从大海的表面转移到人体内的呢？

拟菱形藻是位于食物链底端的浮游植物，也是海洋中重要的生产者。当海洋中的贝类或是其他生物取食这些藻类时，藻体内的软骨藻酸短期内并不会被摄食者所代谢分解，而是在它们体内积累相当可观的浓度。通过生物链的富集效应，如果这些软骨藻酸浓度过高的贝类再被人类取食，它们也同样会进入人体并逐渐积累，最终导致人体中毒症状的出现。在此次的调查中，研究者们就发现，所取贝类样品的软骨藻酸浓度远远超出了正常水准，已经处在危险的范畴。

但是，既然贝类会富集有毒的软骨藻酸，为什么这之前食用贝类的人群中，却罕见因此中毒甚至失忆者呢？

这是由于软骨藻酸的剂量所决定。以前，爱德华王子岛周围海域的贝类在正常条件下，也含有恒量的软骨藻酸。食用这样的贝类，尚不足以使人体内相应的软骨藻酸浓度达到危险的程度。此次中毒事件的出现，主要还是因为爱德华王子岛附近的拟菱形藻赤潮集中爆发，使其暂时占据了海洋藻类的优势地位。而主要以各种浮游藻类为食的各种贝类，不得不摄入了过量的拟菱形藻，积累了过高含量的软骨藻酸。人们也无法用肉眼去辨认出这些贝类与寻常贝类有何不同，加之有关的中毒事件未曾报道，人们还不清楚食用这些贝类的风险。这种潜在的认识缺失增加了普通人群误食高浓度软骨藻酸贝类中毒的可能性。

我们还想进一步追问，这次赤潮事件又是怎么发生的？

拟菱形藻较强的环境适应能力和对于其他藻类的强竞争能力，使得它常常成为沿海地区的优势藻类种群。加之浮游动物对于该藻种的摄食倾向相对较低，如果配合一定的环境刺激，加上近海岸人类排放的富营养化污染，便可能爆发大规模的赤潮。另外，拟菱形藻爆发赤潮需要的环境因素与其他赤潮藻类并不相同，相比大多数赤潮藻类所需的高温、低盐、海面平静等条件，拟菱形藻更易在温度变化，海水垂直交换时形成赤潮。因为这种条件使得拟菱形藻不易下沉，同时海水还会带来海底的营养物质供其生长。当这种情况变得不可控制时，单位体积海水中的拟菱形藻大幅增加，在总体上增加了软骨藻酸的生产来源。温度的变化（升高）还可以直接使得拟菱形藻在个体层面上调软骨藻酸的生产量，进而能让软骨藻酸在海水中的浓度和摄食生物体内的浓度迅速上升。

那么，我们还想进一步刨根究底，拟菱形藻爆发赤潮背后的原因又是什么？

近年来，有研究指出，在太平洋的北部地区，全球性异常气候变化的出现与该种藻类的赤潮发生和软骨藻酸产量具有正相关性。该研究通过多个指标，调查了太平洋十年涛动与厄尔尼诺现象发生频次与赤潮频次的关系。研究结果表明，某一时间段内反常气候导致的海水冷热异常，的确会在一定程度上致使拟菱形藻的爆发和软骨藻酸产量的升高。厄尔尼诺和太平洋十年涛动现象是太平洋海洋温度变化造成的复杂天气模式。在冬季，典型的厄尔尼诺效应可能会在太平洋东北部乃至更远处形成，导致加拿大以及美国一些地区的平均温度偏高——进而会在很长一段时间内极大地影响当地的天气模式、海洋状况和海洋渔业。而太平洋十年涛动是一种以 10 年周期尺度变化的太平洋气候变化现象，变换周期通常为 20~30 年。它的特征为太平洋部分地区表层海水温度异常偏暖或偏冷，产生可能与厄尔尼诺具有一定的相关性。

就厄尔尼诺现象分析，其与赤潮爆发相关的原因，可能是气候变化打破了原来稳定的海水分层，从而在异常的温度变化下，不同温度的海水间发生扰动，使得上文中赤潮发生的环境条件得到了一定的满足（海水交换）。此外，合理范围内的温度升高有利于浮游植物生活史的加速运转，繁衍更多的后代，并进行较为旺盛的光合作用。两个方面的增幅使得拟菱形藻数量与软骨藻酸的生产效率都有所提高。因此，总的来说，全球气候变化与赤潮发生存在密切的联系。

到此为止，我们已经理清了整个事件的脉络：气候变化导致拟菱形藻爆发赤潮；拟菱形藻会分泌软骨藻酸；食用了过量拟菱形藻的贝类，其体内软骨藻酸含量增加；人使用了软骨藻酸含量剧增的贝类，就会出现健康问题（图 19-2）。

异常的气候变化不仅仅会致使拟菱形藻的爆发，还与其他的藻类致毒事件有着密切关系。近代以来，全球范围海藻繁殖范围和强度空前异常。潮湿土壤的流失、地表腐蚀控制不力、农业化肥滥用、沿海污水排放，都导致近海水质的富营养化，令赤潮发生的可能性不断地升高。异常的气候变化

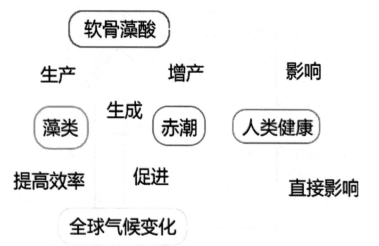

图 5 -6　藻类、软骨藻酸、全球气候变化与人类健康

更是添柴加火，助长了这种趋势。短裸甲藻一度只在墨西哥湾生长，1987 年，当一股温暖的海湾水流到达东海岸时，短裸甲藻向北扩散，导致贝类中毒和大量的鱼类死亡。这起事件与爱德华王子岛贝类中毒事件发生的时间基本重合，令人不得不怀疑之间的内在联系。根据厄尔尼诺现象所能产生的影响，太平洋上的强烈气流可以裹挟温暖的水流向东部及东北部移动，其所携带的温暖海水能使北美洲东部的一些地区也产生局部气候变化，两地所发生的类似的藻类爆发，可能是受同一次厄尔尼诺的不同气流分支所影响。

　　本次事件发生以后，加拿大政府以及许多国家都开始启动了对软骨藻酸以及产毒藻种的大规模研究。直至今日，有关软骨藻酸在各类海产品中的安全标准早已出台，不少地区通过定期检测该成分的含量来把关海产品的安全性。

"所以，正因为几十年前的那次中毒事件，加拿大政府加强了监管。我和你妈妈去旅游的那阵，爱德华王子岛正好遭受了一次赤潮事件，为了安全起见，当地的所有海鲜都下架了，我们也没有机会品尝。没想到这竟然成了永远的遗憾。"熊教授无比惋惜地说。

米小妮在思索，气候变化系统如此复杂，复杂到甚至巴西的蝴蝶扇动一下翅膀，美国的得克萨斯就会爆发一场龙卷风。她一直对父亲所说到的这个"蝴蝶效应"比喻着迷不已。原来气候变化系统是如此波诡云谲，只要改变一个条件就会得到完全不同的结果。

人生原来和气候变化系统一样，也是非常复杂的，中间隐藏着众多千丝万缕的联系。有些时候，我们以为改变人生的时刻是小学毕业、中学毕业、大学毕业的那一刻；但或许，真正改变人生的，就是一个平淡无奇的下午。就像熊教授当年上大学的时候，如果不去参加讲座，就不会认识大美，也不会有后来这一路的恋爱、结婚、离婚的故事。或许，熊教授此刻和另外一个女人生活在一起。或许，当年在爱德华王子岛，如果当时熊教授能坚持一些，执意让店家做一碗龙虾奶酪粥，他和大美的结果是不是又会不同？

但是，生活无法假设，每一段经历都是弥足珍贵的。就像我们在未知迷宫中寻找出口，虽然会走很多弯路，但是每一段弯路都是有意义的。之前的每一段经历都有它的独特用处，都无法从生命中删除，就像我们无法仅仅因为赤潮的爆发而清除海洋中的藻类一样——

自然的低语

到这里，我们可能会认为，既然这种藻类产生了危害人类健康的有毒物质，为何我们不将它清除，以彻底根除这种潜在的人类健康的隐患？实际上，我们已在上面的论述中表明，此藻种的存在，并非一定会导致人类健康问题的发生。我们必须清楚，软骨藻酸对人体的毒性须达到危险浓度才会显现。此外，作为自然生态系统中重要的生产者，拟菱形藻担负将光能转化为能源的责任。除去拟菱形藻，必然会使久经压力的海洋生态系统雪上加霜。

从另一角度来看，造成巨大的经济与人类健康损失，也并非藻类这一物种。很早之前，我们从课本中学到，海洋生态系统具有自我调节平衡的能力，但这种维持自我稳态的条件是减少外界因素干扰。人类活动引发的气候变化，已经在一定意义上对其造成干扰、削弱了其自我调节的能力。拟菱形藻的爆发性生长，已经说明：这个系统正在"生病"。所以说，如果我们想解决症结所在，应该直面和治理已经不容小觑的气候变化问题。

多年以来，人们几乎已经习惯从报纸、电视等新闻媒体中了解到"气候变化"这一命题，一些气象学名词如"厄尔尼诺""温室效应"等也非常熟悉，熟悉到它们仿佛已经是正常生活的一部分。现在的我们，似乎已经无法区分不和谐的异常天气与其偶然发生的区别。但是真正的事实却是，近年来愈加频繁的反常气候现象，使得赤潮越来越常见，它们对人类健康以及生产生活产生了直接的威胁。

气候系统、生态系统、人类文明、人类健康，这些系统互相耦合在一起，彼此交织和影响，成为一个高度复杂非线性的整体。气候问题的存在也将直接或间接地导致一系列的改变。异常气候变化，不仅仅是从我们目所能及的地方来影响人类生活，还可能通过一些较为隐晦的渠道时不时地敲打我们，威胁人类的健康。气候变化为人类健康带来的危害是多种多样的和全球性的，这些危害包括从极端天气事件，再到传染性疾病动态的改变。如此一来，如果单一考虑人类健康这一指标，我们大致可以将这些气候影响分为直接的和间接的。若是由气候变化直接对人类本身的生物属性产生影响的，则认为是直接影响；如果是由气候变化诱导其他的变化，进而影响了人类，则为间接影响。现在科学研究对于直接影响（例如热浪对死亡率的影响）关注较多，也可以较好量化影响幅度；而间接影响，涉及范围广，不确定性大，很难估计具体的影响范围和幅度。自然界经过了漫长的演化历程，在一定意义上超越了我们的理解，以至于我们在面对它时，需要的是谦卑，而非自负。

"小妮，生活也非常复杂，它一定程度上超过了我们个体智慧的理解。我知道当前有些事情超出了你的理解，但我希望你面对它的时候，能够淡定，坦然接受所有这一切。你需要相信，爸爸妈妈是爱你的。"

然后熊教授给了女儿一个熊抱。米小妮在父亲怀中泣不成声。

20. 香甜空气与科学研究——科学研究如何助力污染治理？

第二天，"地球·环境·健康"的大型主题艺术节正式开幕，作为艺术节重要节目的学生汇报，学校"优中选优"地选出了7位学生参加。其实为了凑齐这7个学生，米小妮没少费口舌，她动用自己的朋友关系，去找茜茜洋子，希望她们参加，为了打消朋友们准备报告的畏惧心理，米小妮甚至把自己准备的内容给她们讲了一遍。忙活了一圈，只有茜茜报名参加，米小妮当时感激涕零，给茜茜说了不少好话，还请茜茜在学校食堂吃了好几次晚饭。为此，米小妮甚至有点埋怨洋子，毕竟这么好的关系却不肯帮忙。后来又陆陆续续从其他班报名了5个人，这才勉强凑齐了7个人。

虽然准备得很充分，但是米小妮的状态还是受到了前一天知道父母离婚的影响，整个人都明显不在状态。在台下候场的时候，茜茜和洋子都看出米小妮魂不守舍。

"小妮，你是不是病了？"洋子关心地问，并给米小妮送来了一壶热水。

米小妮漠然地摇了摇头。

"小妮，你，你还好吧，我看你今天状态不好，要不就别汇报了，回去休息。"茜茜在一旁也关心地说。

"谢谢，茜茜。准备了这么久，得上啊。而且我让你来参加，我自己临阵脱逃，不太好。"米小妮转头对茜茜说。

茜茜没有再说话。过了一会儿，她看米小妮一直拿着书包："小妮，你休息一下，我帮你拿着书包。"

米小妮把书包递给茜茜，然后靠在椅子上休息起来，准备待会儿的汇报。

"下一个汇报的同学，是来自高一三班的米小妮，她的题目是'人类不感谢疫苗'。"大家一听到这个题目，议论纷纷："疫苗不是好的吗？怎么人类不感谢疫苗呢？"

米小妮打起精神上台，拿起话筒，给大家鞠了一个躬，不顾台下的窃窃私语开始发言：

"大家好，我是高一三班的米小妮。"

"大家知道吗，1661年正月初六，当民众还沉浸在新年喜悦气氛的时候，紫禁城中传来一个震惊的消息，年仅24

岁的顺治帝驾崩。当朝皇帝才 24 岁，正是一个阳光般的年龄，怎么会突然去世呢？答案是一种我们曾经听说过但没有见过的疾病——天花。"

米小妮转身指了指大屏幕幻灯片上的顺治帝照片。

"天花，曾经在 20 世纪导致了 3 亿人的死亡，相当于整个 20 世纪，每隔 10 秒死去一个人，持续了 100 年。这是多么可怕的场景，但是，这都成为了历史。1977 年，索马里的一位患者成为地球上最后一个天花患者。从此，天花从地球上销声匿迹。如此巨大的成就，都得益于一个发明——疫苗。"

台下刚才还在骚动议论纷纷，此刻都开始聚精会神地聆听米小妮的发言。

"但是，疫苗巨大的成就，给我们带来几代人健康的同时，却让我们忘记了传染性疾病的恐怖。于是，反对疫苗的声音四起。"

米小妮转身指了指大屏幕上展示欧美国家反疫苗运动的图片。

"这真是讽刺，疫苗的巨大成就，却让人们忘记了疾病的痛苦，成为疫苗如今被排斥被拒绝的原因。所以，人类不感谢疫苗，这是来自人性最深处的洞察。"

"李白《侠客行》中曾写道：'事了拂衣去，深藏身与名'。健忘的人类，注定不会记住疫苗，甚至不会感谢疫苗，这就是疫苗的讽刺之处。"

观众们开始纷纷称赞点头，同意米小妮的观点。

米小妮有些开心，她转身想翻下一张幻灯片，讲述疫苗和自闭症的故事。

然而，幻灯片没有了，结束放映。

米小妮当时就傻眼了，这才讲了两张幻灯片，后面她还准备了接近 10 张幻灯片的内容，怎么都没有了？她把目光投向场下的工作人员，工作人员也很吃惊地摊了摊手，指了指屏幕，用唇语说了句"没—有—了"。

米小妮有些慌张，她不断示意工作人员看看电脑上的幻灯片放映，又对在场的老师同学说："对不起，幻灯片放映有些问题。"在场同学又开始骚动起来，窃窃私语。

"这位同学，你在上台之前应该准备好自己的幻灯片，不应该到了台上才来准备。"一个评委发话。

"如果没有幻灯片我们就请下一位同学了，每位同学的时间有限。"另一个评委补充道。

"我，我还有 10 多张幻灯片没有讲呢。"米小妮感觉要急哭了。

团委的老师在台下挥了挥手，示意米小妮赶紧下台，米小妮只能垂头丧气地从台上下去。台下工作人员指着电脑上的幻灯片对米小妮说："你给我优盘里面的文件就只有两页幻灯片。"米小妮失望地看了看电脑，里面果然只有两页幻灯片，她之前精心准备的接近 10 页幻灯片消失了。

米小妮沮丧地回到自己座位上。洋子凑过来："小妮，没关系，你最开始那两页幻灯片已经讲得非常好了。尤其是李白那句诗，引用的特别恰当。"

米小妮把头埋在膝盖里面，低声说了句："谢谢你洋子。"

"下一个汇报的同学，是来自高一三班的刘晓茜，她的题目是'美国治理空气污染对我们的启示'。"

米小妮把头抬起来："咦，怎么茜茜的汇报题目也是空气污染？"她开始仔细地听茜茜的汇报。

"前几年某位中国留美学生在马里兰大学的毕业典礼上，

盛赞美国的空气'香甜',并讽刺国内的空气质量。这件事情在国内引发巨大争议。今天我将带着大家放下成见和情感,理性地分析美国在治理空气污染上的成就,并讨论咱们中国能学到什么。"茜茜在台上慷慨激昂地说。台下的观众也为这个开门见山的开头吸引,开始仔细聆听茜茜的汇报——

不断调整的空气质量标准

1970年版的《清洁空气法案》要求美国国家环保局为六种大气污染物制定"全美空气质量标准",以充分地保护民众的健康。[注:这六种大气污染物分别是颗粒物(当时颗粒物的指标为总悬浮物,后来改为可吸入颗粒物,细颗粒物,见表1)、地表臭氧、一氧化碳、二氧化硫、氮氧化物和铅。]但是每种污染物的浓度上限设置为多少,当时环保局并不是非常清楚——如果标准设定太宽松,空气污染仍然对人体有危害;如果标准设定太严,工业企业执行起来有困难,经济成本高,技术难度大。当时人们对空气污染的健康危害知之甚少,也不清楚治理污染的成本,环境空气污染与健康等相关领域一片空白,几乎没有可以参照的经验和标准。

鉴于此,美国的立法者要求环保局不断搜集相关信息并及时调整:他们在《清洁空气法案》中要求环保局根据当时所有可用的信息制定空气质量标准,而且要求每隔五年重新搜集相关研究结果,评估空气质量标准是否合适,并进行相应的调整。简单来说就是:设定标准——达到标准——评估空气污染危害——调整标准,如此循环。环保局建立空气质量标准,设定空气污染的上限,然后各州依此制定各自的执行计划，通过控制各种排放源的综合措施，力图降低空气污染水平，以达到全美空气质量标准。

　　同时，公共卫生科研人员也密切跟踪人群的健康情况，通过流行病学调查和统计模型，研究现定的空气污染是否对人体健康仍然有危害。相关结果被发表在各大学术期刊上。每隔五年，会有专门的"清洁空气咨询委员会"和环保部相关的专家搜集发表的学术结果，撰写并反复审议科学评估、风险/暴露评估和政策评估等报告，并听取公众意见，最终向环保局局长推荐新的标准。环保局局长公布空气质量标准草案，再经过听证会和讨论等既定程序，确认现有空气质量标准是否合适，最后再发布新的空气质量标准，有时候甚至会经历激烈的法庭诉讼。如此循环。

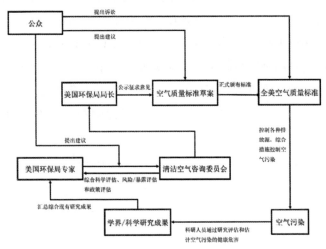

图 5-7　在《清洁空气法案》的规定下，科研成果通过制度性的管道影响美国国家环保局的决策。

　　科研和政策制定之间形成良性互动，美国的空气质量标准也得到定期地更新。下面以颗粒物标准为例，加以说明。

自 1970 年以来，颗粒物浓度上限在不断降低。当 1970 年《清洁空气法案》刚刚颁布的时候，环保局制定的标准针对总悬浮颗粒物，日平均值是 260 微克每立方米，年平均值是 75 微克每立方米。如果用现在眼光看，当时"达标"空气也是污染的状态。但是随着时间的推移，颗粒物的标准发生很大变化。标准浓度值也不断降低，现行标准是针对细颗粒物，日平均值为 35 微克每立方米，年平均值为 12 微克每立方米。同时，人们关注的颗粒物越来越"小"：从总悬浮物（TSP）换为可吸入颗粒物（PM_{10}），直到现在的细颗粒物（$PM_{2.5}$）。

最近学界开始关注"超细颗粒物（UFP）"。细颗粒物（$PM_{2.5}$）指空气动力学直径在 2.5 微米之下的颗粒，而超细颗粒物更加细小，其空气动力学直径在 0.1 微米以下。人们担心这种超细颗粒物不仅能够进入人的循环系统，甚至可以通过血脑屏障进入大脑，对中枢神经系统造成损伤。美国环保局因此讨论是否把超细颗粒物纳为颗粒物指标并加以控制。

纵观几十年来的研究，会发现美国学界持续关注颗粒物对人体健康的影响，而且关注的浓度越来越低，颗粒物的直径越来越小；并且学界研究成果最终反映到了美国国家空气质量标准的设定上。

美国的颗粒物空气质量标准不断更新，成为一个教科书般的成功案例。政策的制定都是基于当前信息和情况，无论多么高瞻远瞩，其制定的标准都不一定能完全适应未来的情况。在科学研究成果不充分，相关证据不充足的情况下，如何进行决策，制定环境标准？美国政策制定者的解决方案，就是不断从学术研究那里搜集信息，不断调整方向；而且建立了上述标准制定的机制，让政策制定能够随着新的科研成果定期调整更新。

那么，美国政策制定者和学界这种默契配合是天生的吗？

米小妮目瞪口呆。茜茜在台上汇报使用的幻灯片，和她当时准备的内容一模一样。她当时准备了疫苗和空气污染两份汇报内容，最终讲的是疫苗。但她没想到关于空气污染的备用内容会跑到茜茜的手上，还被她作为汇报的题目加以使用。

米小妮还是安慰自己：茜茜刚才讲的内容都是一些公开的内容，可能只是听了我描述之后她自己找的资料，也许只是巧合。然后她接着听茜茜的演讲。——

万丈高楼平地起

美国科学研究和政策制定之间的紧密结合，不是一朝一夕形成的，而是经历了早期的制度设计，漫长的实践检验，长期的磨合，逐渐建立了一套稳定的专家队伍和互动模式。

在20世纪早期，截至1912年，美国各大城市都建立起负责控制烟尘的政府部门。科学研究在这一期间更多是政府的附属：进行烟尘的例行观测，研究减少燃烧产生烟尘的方法，或者对工业企业进行"批评教育"。尽管医学界发现胸闷、气管炎等似乎和空气污染有关，但是因为缺乏科学研究，可能造成的疾病和机理不确定、不清楚，这些研究没有产生实际影响。

直到1955年，国会才通过了第一部全国性质的法律

《空气污染控制法案（1955）》来应对空气污染，并划拨300万美元用于控制污染，提供研究和技术上的帮助。但到了1960年，美国空气污染防治仍然存在数据少、信息缺乏的问题。随着空气污染问题的加剧，在1960年代，美国又颁布了一系列针对空气污染的法规：《机动车尾气研究法案（1960）》，《空气污染控制法案修订版（1962）》和《清洁空气法案（1963）》。

此外，政府并为这些法案划拨更多的经费用于支持空气污染研究，然而并未规定如何使用研究成果来制定空气质量标准和控制空气污染。尽管如此，这些研究大大提高了公众对于空气污染的知晓程度，并让政府能够持续地支持空气污染研究。这些努力最终促成了革命性的1970年版《清洁空气法案》。

在前法案基础上，1970年版《清洁空气法案》让空气污染管理的政策可以根据最新科学研究成果不断更新调整，并且让这一过程制度化、常态化。政策制定催生着科研的需求，政策还为科研提供资金支持；同时科研推动政策制定和更新。从1970年代起，美国各地空气污染研究蓬勃开展，各种"队列（cohort）"① 和污染监测项目如雨后春笋般涌现。

其中，对美国乃至世界空气质量标准影响深远的是"哈佛六城市研究"。从1974年开始，哈佛大学研究人员在美国的六个城市持续开展了长达16年的流行病学研究，建立队列。研究结论最终证明细颗粒物（$PM_{2.5}$）对人体的危害，相关结果刊登在1993年的《新英格兰医学杂志》上，并促

---

① 队列（cohort）：指在特定时间内跟踪暴露于某种因素之下（如空气污染）的一批人，并记录其健康效应（如心血管疾病）。队列研究通过跟踪队列人群，使用统计学方法，研究暴露因素和健康效应之间的关系。

成了1997年美国颁布细颗粒物（$PM_{2.5}$）的空气质量标准。从那之后，全美的空气污染研究方兴未艾。美国各个大学公共卫生学院的环境健康专业，空气污染一定是重点研究的方向。

米小妮有些惊讶，因为这已经不能用巧合来形容了。每张幻灯片都和她当时准备的一模一样，甚至每一张图片的尺寸，每一个注释的位置。她不可能认错，因为就算是备用内容，她也非常用心的准备。每一个细节，每一处标点，米小妮都字斟句酌。

"骗子！"米小妮在心中默默地骂着，然后握紧了拳头。

台下的观众显然被这个精美的汇报和扎实内容所折服，他们在茜茜翻幻灯片的间隙爆发出了掌声。茜茜得意地朝大家鞠了一躬，然后开始讲她的结论部分——

对中国科研的启示

讲完美国的故事，让我们聚焦中国，谈谈美国的科研和政策的互动经验有什么参考学习之处。

首先，科学研究影响环境政策的制定需要遵循规则。而规则的形成，不是一朝一夕能够完成的。美国这一规则形成的过程和经验，是我们中国可以借鉴的。从20世纪初零散的医学研究，到1955年第一部全国性的法律《空气污染控制法案》，再到1970年里程碑式的《清洁空气法案》，美国政府对空气污染研究的支持力度从无到有，从弱到强，到常态化和制度化。科学研究的结果从最开始的默默无闻，到能够提高公众认知，逐渐影响公众舆论，并为国家政策的制定提供了科学依据。美国的科研人员和政策制定者都在一步步探索，彼此合作，彼此磨合，探索出了一条符合美国国情的制定空气污染质量标准的道路。

其次，作为后发国家，中国可以学习美国的空气质量指标设定的技术经验。美国用了几十年的时间，花了大量的人力物力来摸索适宜的空气质量标准。以颗粒物为例，美国曾使用总悬浮物、可吸入颗粒物作为技术指标，曲折摸索几十年，并最终选用细颗粒物。

当今中国的颗粒物标准，是参照欧美及世界卫生组织的标准而制定的。中国制定适宜的空气质量标准，不必花大量的人力物力从头来探索。美国的技术标准，是很有价值的参考，可以给我们很多启示，让我们少走弯路。而且，一些基本的科学研究结果，结论不会因为国家不同而改变，低浓度细颗粒物对人体健康的危害，尤其是对老人、儿童等边缘人群健康的影响。这些在美国得到的研究结论对于中国，有借鉴意义。这就是中国在空气污染治理领域的"后发优势"。著名经济学家林毅夫曾经用"后发优势"来解释中国的经济奇迹。

但是，仅仅学习技术标准本身而忽视学习制度经验；仅仅醉心于技术模仿而忽视技术背后的制度因素，则会陷入经济学家杨小凯所言的"后发劣势"。类似的，除了参考发达国家的空气质量标准等技术指标之外，我们还应该学习参考他们空气质量标准制定的过程，考察他们学界和政策互动模式，学习经验和教训。

最后，十年树木，百年树人。科学研究助力环境政策的制定，首先需要一支专家队伍，更需要基础数据的支持。空气污染的流行病学研究，包括其他公共卫生研究，关键一环是长时期连续地对人群进行跟踪调查搜集健康数据，建立流行病学的队列。否则，研究人员就是"巧妇难为无米之炊"，很难做出研究发现。

在流行病学研究和公共卫生研究方面，哈佛大学公共卫生学院，之所以能在空气污染和公共卫生学领域独占鳌头，重要原因之一是他几十年持之以恒地对研究人群进行跟踪，建设了几个著名的队列。空气污染研究和整个公共卫生学需要多种数据和信息的支持，而以人群健康跟踪数据为代表的"数据基础设施"尤为关键。一旦建成，就像一个"金矿"，公共卫生领域的各路研究人员都可以从中"淘金"得到新的发现。

中国从2003年非典之后开始重视公共卫生，直到最近才开始建立属于自己的队列。队列的建设和数据的积累需要时间和耐心，还需要政府持续的资金支持。

观众们报以热烈的掌声。茜茜非常得意，她走下台，和评委老师们一一握手。

米小妮在一旁惊讶得说不出话来。这一部分的幻灯片和米小妮当初准备得一模一样，没有任何区别。甚至茜茜说的话，都和米小妮当时设计的一模一样。米小妮当时为了让茜茜"克服畏惧"，很大方地给她分享过自己准备的内容，没想到如今茜茜竟然讲了完全一样的内容，幻灯片和汇报的讲稿内容都一模一样！

她冲上前去，抓住茜茜问："茜茜，你是不是抄了我的汇报内容？"

茜茜一把甩开米小妮，不敢正眼瞧着米小妮："我可没有抄你的内容。"

"我上次，上次，给你分享过这些内容，你怎么能就直接拿过去呢?"米小妮非常生气地质问。她不敢相信,自己最好的朋友,最好的姐妹,竟然会在这件事情上背叛自己。

茜茜有点慌张地回应道:"我那是在你的汇报内容基础上有提高和修改,你只是给了一个点子而已。"

米小妮又把目光投向评委们,希望他们主持公正。

其中一个评委拍了拍米小妮的胳膊,示意她松开手,别再抓住茜茜的肩膀。这位评委语重心长地对米小妮说:"这位同学,你的汇报非常不错,但是要能接受别的汇报比你优秀嘛。人家准备得久,汇报内容出色,你不能就说抄你的啊。"

米小妮无语凝噎,不知道怎么回答。

孟老师和团委老师走过来,示意米小妮回到自己的座位上。

21. 罪魁祸首与背锅侠——监管失职如何损害大众健康?

米小妮像换了一个人式的,她在家不和父亲说话,父亲敲门主动问话,换来的都是米小妮的沉默;她不回复妈妈的信息,妈妈的信息和视频,换来的也只有沉默。在学校,米小妮也不和同学们说话,尤其是茜茜。米小妮拒绝一切社交活动。同桌王火灿,好朋友洋子过来找米小妮,米小妮不怎么说话。最终,还是刘晓原成功地叫动了米小妮,米小妮在缺席多次之后,终于来到了声乐社的排练教室。

教室里的声乐社同学,有的鼓励米小妮,说她汇报得不错;有的则在一旁窃窃私语,讨论着啥。米小妮礼貌性地点头回应,放下书包,把手机放进书包里面,准备一会儿的合练。忽然,她在书包里面摸到了一个塑料袋,打开塑料袋,里面有一张纸条，上面写着："我哥哥从美国带回的甜点，你的生活会和它一样甜蜜。一切都会好起来的。洋子"

塑料袋里面是一盒巧克力。米小妮剥开一颗巧克力，一股甜味传遍她的每一个味蕾，但是米小妮却不自觉地开始掉眼泪。刘晓原急忙跑过来，把米小妮叫了出去。

"米小妮，最近你怎么了？发信息也不回复。"米小妮再也忍不住，眼泪刷刷刷地掉下来，把父母离婚的事情告诉了刘晓原。

"圆脸哥，我没有父母了，他们离婚了，他们离我而去了。呜呜呜……"米小妮有点泣不成声。

刘晓原不知道如何安慰，只能拍了拍米小妮的肩膀，然后又问道："那你艺术节演讲怎么回事？现在大家都说你抄袭茜茜的幻灯片去汇报，最后被发现了还恼羞成怒。"刘晓原有点关切地询问米小妮，从他的神态和语气可以看得出，他完全不相信这些谣言。

米小妮一边擦着眼泪，一边把事情讲述了一遍。

刘晓原叹了一口气："没想到这个茜茜为了拿到实习机会竟然不择手段。"他又同情地转向米小妮："我当时还在想，你要是没有时间准备，完全可以拿我的资料去啊，没有必要去抄茜茜的东西。"

米小妮抬起了头望着刘晓原："圆脸哥，你给过我资料？"

刘晓原说："是啊，我当时找了一些和公共卫生和健康相关的资料发给你了，是一个有趣的故事，当时觉得可能评委会喜欢，和你刚才吃的甜点有关。"说完指了指米小妮手中那袋巧克力。

其实，当时刘晓原给米小妮压缩包的资料里，有着一个关于糖监管和营养研究的故事。只是米小妮忽略了刘晓原的这条消息而已。——

哈佛大学的糖研究

1966 年 9 月，哈佛大学公共健康学院的营养学教授马克·赫格斯特德（Mark Hegsted）收到一封来自糖研究基金会（Sugar Research Foundation，SRF，以下简称"糖基会"）的来信。来信者是糖基会副主席约翰·希克森（John Hickson），为的是询问"最近能否得到另一份草稿"。赫格斯特德教授随后回复"预计在这一两周内完成"；10 月，希克森终于得到终稿；他在 11 月对赫格斯特德教授表达感谢："这正是我们希望的；我们正盼望着付梓印刷"。

赫格斯特德生于 1914 年，毕业于威斯康星大学，在哈佛大学公共卫生学院任教，后当选为美国国家科学院院士，成为 20 世纪后期最有生产力和影响力的营养学家之一。赫格斯特德和希克森谈论的稿件，是糖基会资助的"226 项目"。1965 年糖基会打算花 6500 美元向赫格斯特德购买一篇综述评论①。糖基会提供"目标文献"大多指出了糖的代谢危害，甚至后来希克森着重向赫格斯特德强调糖与疾病的不利联系对糖业利益的重要性。这似乎是暗示赫格斯特德去批驳这些威胁糖业的文章。最终赫格斯特德在 1967 年完成任务：新英格兰医学杂志上刊登了《膳食脂肪、碳水化合物与动脉粥样硬化疾病》，强调冠心病唯一需要的饮食干预是减少胆固醇的摄入，用不饱和脂肪酸代替饱和脂肪酸。在科学

---

① 当时有三位教授都接受了贿赂，赫格斯特德只是其中之一。另两位是罗伯特·麦甘迪（Robert McGandy）和雷德里克·斯塔尔（Frederick Stare），其中后者倾向于"监督"的身份。

研究这把"保护伞"的庇护之下，糖业 20 世纪在 60 年代到 70 年代初期欣欣向荣。

甩锅小能手：糖业的模糊概念

我们今天饮食是被糖包围的。蛋糕、甜味蘸酱这些食物听起来就甜蜜无比，而脱脂酸奶、苏打饼干、果昔等看起来很健康的食物，在含糖量上也超乎想象。纽约机场的一杯詹巴果汁（Jamba Juice）含有 34 勺糖，几乎就满足了成年人一天 40 勺糖的需求。19 世纪以来随着产量过剩，糖消费量一路走高：到了 20 世纪初英国每人每年平均吃 45 千克糖，美国也高达 18 千克以上。

食品工业发展迅速，过度加工的食品进入人们的生活，它们便捷、迎合消费需求也充满热量；同时糖尿病、心血管疾病却成为公共健康的严重威胁。50 年代，就有一些营养学家将病因与饮食联系起来，但无法确定糖类或脂肪等和疾病的具体关系。

糖业技术人员却从中发现了机遇，那就是通过倡导"低脂饮食"来维护糖业既有利益、增加市场份额：如果脂肪在人们饮食中所占百分比从普遍的 40% 降到"更健康"的 20%，那么碳水所占份额就能大大提升，糖的消费量自然提高。为此糖业不惜花费 60 万美元，在群众中宣传脂肪的危害、糖是"理想的能量之源"，或者将糖塑造成一种美味无害的调味品。

1955 年，艾森豪威尔总统死于冠心病，这将民众对于饮食健康的关心推向顶峰。但是渐渐地，新出现许多观点将高糖饮食和高发病率联系在一起；为对抗渐渐兴起的"糖负面"态度，糖基会做了不少努力：例如进行民意调查以加强

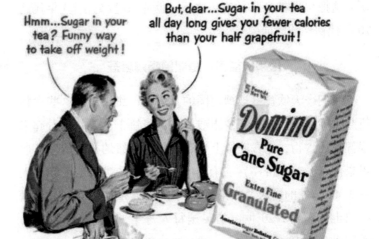

图5-8　20世纪美国的蔗糖广告。广告语中，男士询问："茶中放糖？没听过这么减肥的！"女士回答："亲爱的，茶中放糖让你摄入的热量不及果糖的一半！"

舆论灌输，密切关注糖类代谢的研究等等。最后，糖基金会决定资助冠心病的研究，但他们的研究目的是审查那些不利于糖业发展的文章，挑出薄弱之处进行驳斥，来维护糖在饮食舆论中的正面地位。上面开始提到的"226项目"，就是在赫格斯特德教授发表了"蔗糖与冠心病的文章和血清胆固醇的文章"之后批准的，之所以选择赫格斯特德教授，也是因为他对两类观点均有涉猎，可以扬长避短，进而对某一方进行批驳。该项目对糖与慢性疾病的不确定性进行维护，维护不确定性是以后糖业常用的手段。更重要的是"226项目"文献隐瞒了糖业的资助作用，这就使其免于受到利益方面的质疑，提升可信力度。

身体中的糖代谢

现在我们应该了解一下不正常的糖代谢——来帮助理解糖业是如何耍花招的。葡萄糖是人体重要的供能物质，但不健康的饮食方式会产生问题：如果短时间内大量摄入，就会造成剩余血糖的情况，长此以往脂肪积累，就形成一般说的肥胖，还会提高许多疾病的风险。如肥胖可能造成胰岛素抵抗，加重胰腺负担，发展成二型糖尿病的可能性就更高；再如高血压，冠心病等等。同时，血糖波动会引起肾上腺素的分泌，会带来焦虑情绪；结合刚吃糖时大脑产生的兴奋信号，嗜糖者容易处于情绪波动的状态，易躁郁，精神不振。

果糖是另一种重要的糖。事实上食物的甜味大多是果糖带来的，但果糖的不当饮食会造成更严重的危害。果糖在摄取、吸收和代谢各个环节上，都有可能促使机体产生肥胖。果糖的代谢很依赖肝脏，在葡萄糖充足的前提下，果糖在肝脏中更容易形成脂肪，还会提高血液中的尿酸水平，导致痛风……同时果糖代谢不依赖胰岛素，也不会刺激饱食因子和瘦素的分泌，也就是说，果糖更难让人产生饱腹感，从而使人容易在不知不觉间吃下更多东西。

而制糖业的主力军——蔗糖由葡萄糖和果糖组成，单纯过量葡萄糖的摄入就会产生不良影响，且大多数果糖转化成脂肪。再加上难饱腹等因素，故控制蔗糖摄入十分重要。但正常的食物都是可以放心的，因为营养密度低，吸收速度慢；例如苹果中含有蔗糖，但是一般吃两个苹果人们就停下来了，因为苹果的纤维也提供饱腹感，而不仅仅是葡萄糖让人停止进食；但是同样的天然苹果汁，让人饱腹的时候就远远不止两个苹果的糖含量，自然容易引起肥胖，而且溶液形式更容易吸收，升高速度更快的血糖加重胰岛素负担；更遑论糖密度更大的加工果汁了。各类蛋糕，饼干也是如此。在人类进化的历史中，我们的祖先都生活在物质匮乏食物稀少的情况下，食谱中很少出现糖类或者含糖高的食物。简单来说，我们的身体系统并没有适应这个糖忽然增多的环境，而是沿用着低糖情况下对糖尽可能吸收的"政策"。

科学研究如何帮助糖基会甩锅？

而糖业通过巧妙的方法使人们低估了糖的危害。"226项目"是糖业保护市场份额的第一个方法。在此之后糖业继续支持冠心病和慢性病的研究，这些研究继续影响着公众对糖的认识，有些甚至干扰了食品药品监管局对糖的评估。

1970年代，美国政府第一次重新审视糖的安全性，开始对糖业进行管理；糖业选择联合起来模糊证据，雇佣科学家发表了一篇报告《科学家驱散了糖的阴霾》。报告除了再次强调糖和心血管疾病无关之外，还提出了"过多热量是导致肥胖的根源"这个观念，宣传糖是理想的供能物质。这样，一条完美符合糖业利益的逻辑链条就显现出来了：只有控制热量才能避免肥胖，而"糖和淀粉"是控制热量的理想选择——毕竟脂肪热量 9kcal/g，而糖 4kcal/g。糖业暗示消费者所有食物含有的热量都是一样的，只是有热值高低的区别，选择热值低的食物就能吃得更多，也更容易成功控制热量摄入。如果一个人肥胖那一定是因为他吃得太多或者吃了过多的高热量食物，或者缺乏运动消耗热量；更进一步讲，是因为贪心且懒惰、自制力差。由此，糖业成功转嫁责任给消费者和脂肪，甚至让肥胖的人充满挫败感。这种社会观念至今都很难扭转，人们往往只关心摄入多少热量，但热量的不同来源是有区别的。结合真实的研究结果就能知道，制糖业在模糊标准，混淆概念：糖，尤其是添加糖的产品更难让人饱腹，诱人吃下更多东西；也更容易积累脂肪造成肥胖。这篇报告同样没有提到糖业的资助。

1975 年弗雷德里克·斯塔尔（Frederick Stare）出版了白皮书《人类饮食中的糖》，这是一份 88 页的历史证据和论据的汇编，目的是"整理关于糖的现有科学事实"；这份文件发给了记者 25000 份。斯塔尔年长赫格斯特德四岁，出生于 1910 年。毕业于芝加哥大学的他，后来于 1942 年创建了哈佛大学公共卫生学院的营养学专业，他被认为是全美最有影响力的营养学研究人员。

1970 年代在食品药品监管局（FDA）对糖进行审查时，调查委员会的负责人和某些成员与糖业有着利益联系。委员会引用"相互矛盾"的研究结果作为结论——其中许多留有糖业干预的痕迹——来得出"可能有间接关系""不太清楚""脂肪作用更大"等一贯使用的模糊结论。

逐渐地，美国心脏协会和美国糖尿病协会都批准糖作为健康饮食的一部分，一些有良知的专家审慎建议也会被糖业和政府驳回。约翰·尤德金博士（John Yudkin）一直坚持过量糖是这些慢性病的病因。但因为他开展的是观察性研究以及统计方面的漏洞，他在与糖业联系匪浅几位教授的学术争论中一直处于弱势，最终名誉扫地。尤德金是英国人，和赫格斯特德同岁，他毕业于剑桥大学，创建了伊丽莎白皇后大学①的营养学系。

这些仍然只是糖业操纵科研的一小部分故事，而且许多环节缺乏直接证据证明糖业的参与。到 20 世纪 80 年代末，糖与慢性病之间可能存在联系的研究基本上停止了，科学家们开始将开展这些研究视为职业生涯的死胡同。

因为脂肪和心血管疾病间的联系在当时较为确定；制糖业又不遗余力强调脂肪的危害和淡化糖对身体健康的影响，影响膳食指导的制定。1980 年代的美国膳食指南，把脂肪作为主要的调控对象，而对糖的危害则强调较少；仅仅提到糖对于龋齿的危害，但就算如此，糖业也把龋齿问题推给了牙医。

在这样的膳食指导影响下，消费者至少开始了低脂生活，为了弥补减少脂肪造成的流失口感，最简单的方法就是加入更多糖，这完美实现了糖业制定的"糖是理想供能物质"，并占据脂肪市场空缺的想法。糖协会的努力如此有效，以至于到今天为止，学术界还没有对糖的潜在危险达成共识；尽管现在糖与慢性病正相关性有越来越多的证据支持，公共政策和社会风气却是难以随着学术更正而及时调整。从 20 世纪 80 年代开始，美国的肥胖率开始加速上升，其中一个重要原因，就是公众被膳食指导误导。

含糖饮料：人类健康的更大威胁

1970－1980 年代间，玉米甜味剂（高果糖玉米糖浆）的快速发展和成熟使其分割了相当部分的糖类市场；这种和蔗糖成分相近的廉价甜味剂几乎替代了美国所有汽水中的食

---

① 伊丽莎白皇后大学（Queen Elizabeth College）后来与伦敦国王学院（King's College London）合并。

糖，2010 年已经占到美国饮食中添加糖的一半。从中可以看出含糖饮料在糖类消费中占有重要地位

饮料中由于糖类以游离形式存在，含量偏高，升糖速度快，对人体的危害更高过一般高糖食品，而且随着美式快餐文化的风靡，影响着更广大的范围。在可乐争霸中，激浪（Mountain Dew）是百事在肯塔基州的主力军。其荧光绿色饮料瓶在肯塔基州无处不在；婴儿用奶瓶喝饮料，成人平均一天可消耗 12 罐；由于饮料长期浸泡形成的龋齿被专门称作"激浪牙齿"，大约 26% 的学龄前儿童有蛀牙，15% 的 18 到 24 岁青少年牙齿已经被全面侵蚀。激浪相比一般的可乐，含有更多的糖、咖啡因和更少的二氧化碳，咖啡因让人亢奋成瘾，更少的二氧化碳使消费者更快速地喝完；可口可乐同样掀起了糖的腥风血雨。墨西哥是肥胖率第二的国家。圣克里斯托巴尔是墨西哥恰帕斯州的一个小镇，当地居民平均每天要喝掉两升汽水，甚至可乐在当地还成了一种能够代替"货币"的通货。在一些偏远的地区，当地的人们结婚的时候，可乐可以当成嫁妆。可乐对当地居民健康造成极严重的影响：心脏病和糖尿病是恰帕斯州两大死亡病因，每年因为这两个原因死亡的人数超过 6000 人（恰帕斯死亡率约 0.54%，这两类死亡共占 20% 以上）。

这两个地区是糖极端失控的地方。事实上糖饮料从某种程度上在世界各地都可以被称作泛滥，因为一瓶饮料就能轻松达到一天建议的摄入量。禁酒令或许起到了推波助澜作用，因为高糖饮料带给人同样的兴奋感。当然广告宣传、低廉的价格和方便的售卖存储都是糖饮料大行其道的原因。

可乐冲刷着消费者的牙齿和血管，社会文化也逐渐冒着二氧化碳气泡，可乐的泛滥也体现在文化面貌上。百事公司

大力赞助流行游戏和体育运动，使命召唤、滑板或越野摩托等，努力塑造"年轻一代的饮料"的形象，无论是充满活力的运动还是激浪都让人肾上腺素狂飙；为了在原住居民中推广可乐文化，可乐广告经常出现土著服饰，而可乐公司将其解释为"对原住居民的尊重"。甚至可乐被引入宗教文化，有专门的可乐仪式来治愈疾病……可乐已经成了美国文化、美国形象的一部分：二战时美国军舰开到哪里，可乐就运到哪里；现在哪里提起可乐，哪里就想到红蓝包装和星条旗。

糖背后的社会要素

相对而言贫困地区的糖泛滥现象更严重。联合国公布死于心脏病、糖尿病的人中有80％属于中低收入国家。糖是廉价的加工品，大批量流水化饮料工业能保持很低的成本薄利多销。肯尼亚的一瓶水能买两瓶激浪；圣克里斯托巴尔政府建造的自流井25米深，可口可乐公司罐装使用的水井130米深，能得到地表缺乏的水资源罐装产品，那么自然当地居民用可乐这种含糖饮料代替水。同样的还有印第安人聚居区，澳大利亚北部的原住居民，因为一直以来生活的家园环境恶化或被破坏，而不得不依赖"现代饮食"：澳大利亚北部的阿塔玛部落，饮食几乎依赖商店，商店里几乎都是高糖高热量饮食。结果就是健康严重受损，很多居民在年轻时就因为肾衰竭和心脏病去世。

在经济越不发达的地区，购买水平低，加工过的垃圾食品要比新鲜的果蔬等食物便宜。而且，低收入群体可能居住的社区条件更差，交通更不便利，这也使得他们获取新鲜的健康食物代价更高。许多人需要采购足一周的食物，自然更倾向选择易于保存的、加工好的包装食品——这意味着更多的糖。同时食品工业为了降价时还能保持利润，就必须使用成本更低的原材料，这样的产品往往更不健康，含有更多的糖。同样落后的还有饮食健康观念，对糖的喜爱刻在我们的基因里面，使含糖食品和饮料更能轻易地打入市场。而不良饮食造成的健康损害，降低生产力，又反过来阻碍经济发展；经济落后使人们可支配收入减少，居民对糖热量依赖更强。落后地区对于糖的泛滥更没有抵抗力，糖的伤害也就更深。

从更久远的历史分析，糖泛滥归根结底和国家权力中心牢牢绑在一起。17世纪末以前，糖一直是珍贵的，所以对于普通人来说没什么意义，但尝过糖之后肯定也会开始向往糖的甜美。对糖的溢美之词泛滥成灾，语言文学方面糖有极大地渗透力，经济利益上殖民地和产糖种植园贸易也为宗主国带来了巨额利润。提供糖的一方（种植园主、贸易商）通过消费需求和政治经济斗争（关税、偏袒种植园等），创造出与扩大糖消费相适应的社会秩序。

几乎是在上层的倾销压力和上层渲染的需求弹性下，糖迅速成为日常品。1850年后，糖的最大消费群体是低收入者。后来工业革命期间产生了大量工人，饮食时间配合工作安排变化，让工人们难以吃上热食；工人开始食用更简便快捷、含有更多糖的食物：他们效仿上层把糖加到热茶里，把难以下咽的食物变得可口，用低廉的糖代替脂肪蛋白质，并从中获得能量——在薪水仅够温饱的情况下，糖消费依旧稳步上升。可以看出低收入者在整个过程中几乎没有选择的权利；延续到今天，人们对为什么低收入群体受到伤害最深也有了更深刻的解释。

尾　声

学术和商业的共谋难以完全避免。学术活动需要资金支持，商业活动可以提供资金；商业活动、决策等需要学术成果的积极参与；两者的合作应该是值得鼓励的。但是当学术为了从商业处获得利益而放弃中立性，甚至甘愿做商业的傀儡和橡皮图章，那么问题就变得令人忧虑了。也许公开利益相关信息和设立独立的第三方科研管理机构可以尽量减少资本的干扰。这方面，是我们经历了糖监管的失败，而得到的教训。

后来，斯塔尔于 1976 年退休。在他 44 年营养学家的学术生涯中，他收入接近 3000 万美元，因此争议不断：他担任美国科学和健康委员会（American Council on Science and Health）负责人期间，曾接受烟草公司的资助。斯塔尔于 2002 年去世，享年 91 岁。

赫格斯特德于 2006 年去世，享年 95 岁。在他死后，人们逐渐发现他和制糖业之间的利益联系，他因此饱受批评。

尤德金在退休之后于 1974 年离开大学，但仍然活跃在营养学领域：做研究，撰写论文，在大众期刊上写科普文章。尤德金于 1995 年去世，享年 84 岁。

2000 年以后，人们开始对尤德金早年有关糖和慢性疾病研究重新产生兴趣。他的著作和书籍被重新出版，他所做的工作在视频网站油管（Youtube）上获得大量的关注。

米小妮一个人窝在家中读着刘晓原之前发给她的这些资料，看着看着就哭出来了。倒不是因为后悔没有在汇报中采用这些资料，而是感动。一方面，米小妮被刘晓原给予自己的无私帮助和支持所感动。米小妮曾问刘晓原，为什么没有报名参加这个汇报，而是要把这些资料给自己。刘晓原回答说："我的梦想是考上知名大学的声乐专业；我知道去联合国实习是你的梦想，我想在你实现梦想的道路上帮你一把。"

另一方面，她也被刘晓原对这个故事的解读所感动。刘晓原后来给米小妮发信息，解释说："背锅这件事情很普遍，糖造成的健康问题，不应该由脂肪来承担；就像你父母造成的家庭问题，不应该由你来承担。小妮妹妹，你没有做错任何事情，请不要用父母的错误来惩罚自己。"米小妮哽咽着看完这条信息，她开始正视自己面对的这件事情，开始尝试接受它。过去几天，她总觉得活在梦境当中，眼前的一切都非常不真实。现在，看到刘晓原发过来的信息，她越来越确信，父母的分开，是一个不争的事实，开始努力尝试让自己平静下来。

最后，米小妮开始思考刘晓原这个故事的最后一部分。赫格斯特德当年接受制糖业的贿赂，炮制了虚假的论文，自以为能瞒天过海，但是如今仍然饱受批评。而且他作为学者与资本家之间的秘密交易在其死后也逐渐被人知晓，落得身败名裂。而尤德金，虽然在生前遭受资本和学术对手的疯狂攻击，事业发展不顺利，但是他的贡献和研究结论，逐渐还是得到了关注和认可。在他死后也有人纪念他。

想到这里，米小妮对于前几天茜茜盗用她幻灯片做演讲的举动，也豁达了不少。她知道，真相肯定会来临的。就像林肯所言："你可以在部分时间骗所有人，也可以在所有时间骗部分人，但不能在所有时间欺骗所有人。"

第六部分
公共卫生与城市治理

22. 一条大河，一座湖泊——城市生态、水环境与民众健康

米小妮又拿出洋子给的甜点，读着洋子的纸条，看着刘晓原发来的信息，眼泪不由得又掉了下来，也不知道这个眼泪是感动还是难过。

"咚咚咚"熊教授在房间外敲门。"小妮，你还好吧。"

沉默。

"小妮，爸爸妈妈真的对不起你。"熊教授的话语中带着愧疚。

熊教授叹了一口气，有些无奈："小妮，爸爸明天出差到国外，过段时间回来。我让爷爷奶奶过来了。"

"你走吧，我不想见到你们。"屋子里面传来米小妮的声音。

第二天起床，屋子里静悄悄的，熊教授离开了，桌子上放着一张纸条。米小妮没来得及看，就急着刷牙洗脸去学校

上课。

但是停水了。

米小妮只能用矿泉水刷了牙，用湿纸巾擦了擦脸，拿了份三明治面包和一盒牛奶，骑车往学校赶。米小妮骑得比平常快一些，希望稍微早点去学校，去卫生间里面洗把脸。

还好，学校自来水是正常的。米小妮洗了脸，然后走进了教室，交了作业，拿出书本准备开始早读。同时，远远地看见洋子，米小妮对她微笑了一下，然后做了一个"谢谢"的嘴型给洋子。洋子对她报以微笑。

米小妮见到同桌王火灿，立刻下意识用手遮住脸："别看我，我家停水了，我在学校随便洗了洗脸。"

王火灿说："你忘了吧，旁边医院今天进行停水演练。你家是学校家属区吧，用的是医院的水网，所以也一块儿停水。"

"你怎么知道？"

"我爸告诉我的，而且前几天通知里面说了今天要停水应急演练啊。"王火灿回答说。

米小妮跟着课代表翻到才学的课文，辛弃疾的《南乡子·登京口北固亭有怀》，和大家一起朗读起来：

"何处望神州？满眼风光北固楼。千古兴亡多少事？悠悠。不尽长江滚滚流。年少万兜鍪，坐断东南战未休。天下英雄谁敌手？曹刘。生子当如孙仲谋。"

米小妮把头埋低，藏在书后面，转头向王火灿，小声问道："王学霸，我觉得这词写得很有气魄，写景、抒情、议论密切结合、融化为一体，真是一首很美的词。唉，王学霸，他们搞停水应急演练干吗啊？这多不方便啊。"

王火灿回答说："我爸说，主要是前些年，国内多次出现饮用水源被污染而发生大规模停水的事故。当时造成了一定的社会混乱。后来为了以防万一，多地都在进行停水应急演练。"然后又小声指了指课文："影响最大的饮用水源污染事件，莫过于辛弃疾的这首词中提到的一个地名——北固楼有关"

镇江水污染事件

公元 1204 年，是南宋诗人辛弃疾任镇江知府第二年，他伫立于北固亭（即北固楼），面对京口之壮阔风光，虽带着怀古伤今的悲怆与沉郁，字里行间仍无法掩盖对滚滚长江的赞叹。京口，今江苏镇江，是一座拥有着三千余年历史的文化名城，地理位置独特，处于长江与京杭大运河两条黄金水路的交叉路口，水运自然成了这座城市的命脉，与其兴起与其发展息息相关。犹记得鸦片战争中英军发起的镇江之战，清军虽奋起抵抗但仍寡不敌众。镇江失守，英军在此封锁了漕运，切断了内河交通的大动脉，迫使道光帝签订了耻辱的《中英南京条约》，由此可见镇江水运对城市乃至对国家发展之重要性不言而喻。

镇江之水不仅承担着水运重任，更滋养着三百多万市民、灌溉着两百多万亩农田。无论是滚滚长江东逝水，还是寻寻觅觅的潺潺流水，都预示着坐拥得天独厚水资源的镇江市民不会陷入缺水的困境，然而现实真的是这样吗？2012 年曾出现过市民疯狂抢购超市纯净水，这又是为哪般？

镇江抢购纯净水风波

2012 年 2 月 3 日，正值冬春交替之际，镇江的市民们像往日一样使用自来水烧水、洗菜，但是却闻到水中有异味，饮用后异味在口中久久不能散去，更有市民反映给鱼虾换水后鱼虾突然死亡的现象。一时间关于自来水厂的各种投诉、水源被污染的说法纷至沓来，而有关部门给出的解释是自来水中投放的氯气用量较之前加大了。

自来水厂取水口位于长江镇扬段上游南岸的镇江水源保护区，是镇江市区自来水供应的唯一源头，总服务人口约120万人。众所周知，在自来水通过管道运送至家家户户前，水质需符合安全卫生要求，在处理过程中大多数自来水厂都会添加消毒剂用以杀灭水中可能存在的致病微生物。氯气由于其消毒效果好并且费用较低被广泛采用。自来水厂宣称，只因冬季气温，氯气在水中的反应变得缓慢，在被居民加热后，会从水中逸出，出现异味，水质没有问题。这个解释并没有得到广大市民的认可，相反水源被污染的消息在网络上被大量转载，有市民表示，事件发生以来家中的用水都依赖超市购买的纯净水，已不敢使用自来水，去超市采购纯净水是每日的头等大事。随后几天大型超市货架上的纯净水被抢购一空，抢购风波还波及镇江下游的多个城市。

市政府表示，已成立专家组进行调查取证。4天后，政府承认了水源受苯酚污染的事实，污染最严重的水样中苯酚值为0.132mg/L，国家标准为0.005mg/L，竟超标26倍！

"苯酚？"米小妮问："那不就是化学课讲的用来消毒的玩意儿吗？这哪能喝进肚子里面啊。"

"是啊，所以当时镇江就停水了。"王火灿摊了摊手。

镇江苯酚污染之谜

苯酚是一种挥发酚，属于酚类化合物，常温下为无色晶体，微溶于水，早期只能从焦煤油中提取，随着工艺发展，目前大部分通过化学合成获得。苯酚是一种常用的工业原料，可应用于塑料、酚醛树脂、除草剂、油漆、杀螨剂、防腐剂、抗氧剂等多个行业。

苯酚属于原生质毒，可以通过多种途径进入人体体内，包括皮肤黏膜直接接触、经呼吸道吸入以及经口食入。进入体内后酚会与细胞中蛋白质发生化学反应，形成不溶性蛋白质，使细胞失去活力，低浓度酚使蛋白质变性，高浓度酚使蛋白质凝固。由于蛋白质是人体最重要的组成成分，存在于各种组织中，因而酚会对全身各脏器都产生危害。例如对皮肤黏膜有强烈的腐蚀作用，导致局部皮肤坏疽，并渗透入深部组织；对中枢神经系统有抑制作用，导致神志不清、呼吸抑制；对肝功能、肾功能有损害作用，会导致贫血、肾衰竭等。对于急性中毒者，如不及时抢救将在数小时内导致死亡。此外，苯酚同样也会影响动植物的生长，当水体中酚浓度超过 5mg/L 时，鱼类将很快出现中毒甚至大面积死亡的情况，当使用含酚的废水灌溉农作物时，产量会大幅下降，甚至会导致农作物死亡。

苯酚的来源很广。在煤气洗涤、炼焦、合成氨、造纸等过程中会产生含酚的工业废水，如果这些废水不经过处理直接排放至明渠灌田，会污染作物，经地表透入地下后会使地下水受到污染，排入河流后，会使河水受到污染。在生产防腐剂、油漆、杀虫剂等过程中会使用酚作为原料，如果生产设备未及时检修，可能出现酚泄漏的情况，含酚气体挥发会污染车间内甚至厂区周围的空气。

当水源污染事件被推上风口浪尖后，镇江市政府启动紧急预案的同时开始对沿岸化工厂进行排查，一家名叫"李长荣化工"的企业进入了专家们的视野，李长荣化工为香港李长荣投资有限公司在内地投资的子公司，总投资额近8000万美元，位于距离镇江水源保护区上游仅有十公里的高资镇，独立拥有一座四万吨级的码头用于原料装卸及成品的进出口，从事的主要项目为甲醛、多聚甲醛、甲缩醛及甲基异丁基甲酮的生产及销售，是目前国内最大的多聚甲醛及甲缩醛生产厂家，年出口额可达6亿美元。该企业在2月2日也就是市民反映水中出现异味的前一天，恰好有以苯酚为主的生产原料卸货作业。调查组立刻对该企业进行了缜密探察，除日常生产设备外，还仔细检查了450米长的架空输送管道系统，均未发现泄漏现象。是否会是卸载过程中发生了泄漏？基于这个猜测，调查组的专家们又将目光聚集在运输苯酚的货轮——"格洛里亚"号上。"格洛里亚"号在2009年由越南建造，为一艘泰国公司租用的韩国籍货船。2月2日，该货轮在镇江卸货并停留一天；2月3日，在张家港停靠卸货；2月5日，在南通港口停靠。由于已驶离涉事海域，专家组们立刻联合多部门跨区域在南通对此船只进行了滞留检查，真相慢慢浮出水面。由于苯酚为晶体，货船在卸载苯酚时，需要将其加热变为液态，再通过管路输送至岸上，"格洛里亚"号的输送管道有2个阀门没有关闭造成液态苯酚泄漏，导致此次水污染。2月7日，政府部门通过新闻发布会公布了调查结果，此次水源污染事件肇事者也受到法律的制裁，武汉海事法院随即下达民事裁定书并将该船扣留，采取了多项举证，并责令其缴纳2060万元担保金。

镇江水源污染事件带有突发性质，影响人群范围广。但是类似的突发性水污染事件在我国历史上早已不是第一次发生了。2005年吉林化工厂发生爆炸事件，对松花江沿岸数百万人的正常生活和健康造成严重威胁。

"王火灿，米小妮，早读时候别说话。"课代表点名了。

王火灿和米小妮连忙跟着朗读下一首诗词，杜甫的《江南逢李龟年》："岐王宅里寻常见，崔九堂前几度闻。正是江南好风景，落花时节又逢君。"

其实在 2012 年镇江水源污染事件之前的 5 年，2007 年在"正是江南好风景"的太湖就发生了一次举国震惊的太湖水富营养化事件。这直接导致了太湖周边几百万人用水困难。无锡市的用水受到极大影响。

太湖水污染事件

四五月是江南最美的月份。清晨，东方露出了鱼肚白的颜色，旭日染红了湖面，波光粼粼的水面犹如一面硕大的银镜，点点白帆随风荡漾，湖水漾起微波，几条小鱼跃出水面。来到湖边，湖水清澈见底，水草都可以看得一清二楚。湖周围是密密丛丛的芦苇，苇花飘摇，从中不时传出阵阵野鸭的叫声。这里是太湖，是我国五大淡水湖之一，位于江苏省和浙江省交界处，有着"太湖天下秀"之美誉。

在江南如此美好的时节里，杜甫和流落此地的音乐家李龟年重逢；也同样在这样美好时节里，太湖畔的无锡市民却遭遇了水污染的无情侵害。2007 年 5 月 28 日晚，无锡市民家中的自来水突然发出难闻气味，难以饮用。就这样，一场突如其来的饮用水危机席卷了整座城市。29 日，商场、超市上演了抢水大战，居民们做饭、洗漱等日常生活用水只能依靠纯净水、矿泉水代替。无锡人民不知所措，政府更是心急如焚。30 日，无锡市已有很多公司开始放假。同时，无锡自来水污染事件也受到全国媒体的广泛关注。无锡的自来水全部来自太湖。全市 6 个自来水厂除了一个幸免以外，其余水厂水质都被污染，占全市供水总量的 70%，影响 200 万人的生活用水。

无锡水污染事件的元凶

此次无锡自来水污染事件的元凶，是太湖水中的蓝藻。蓝藻是一种最原始的藻类植物，在地球上已经存在了 21 亿年。作为一种光合放氧生物，蓝藻对地球环境的改造，对生态系统从无氧转变到有氧，起到了重要作用。但是现在，蓝藻在水体中的突然过度增殖，导致水体富营养化，水体溶解的氧减少，水中动植物绝迹。在我国太湖、巢湖等地区广泛分布的蓝藻是一种叫作"微囊藻"的藻类。可别小看这个"家伙"，名字虽然不起眼，危害可真是不小。它是最常见的水华蓝藻，由于它的伪空泡结构，使它可以自由漂浮在水面上，从而大量的疯狂生长。它分泌的微囊藻毒素可以导致肝脏、胆囊病变。1996 年微囊藻就曾造成巴西 100 多名市民急性肝功能障碍，半年多的时间造成 50 多人死亡。

面对太湖的水污染，各级政府动用了大量的人力物力。这个不平静的夏天，在太湖上演了一场惨烈的"人—藻"大战，人们用手工的方式去除蓝藻。正值炎夏，江南的夏日更是格外的湿潮，人们忍受着蓝藻发出的强烈腥臭，划着小船将它们打捞起，再通过机械方式运送到太湖岸边的洼地，任其自然腐烂分解，高度腐烂的蓝藻，其散发出的恶臭简直快要让人窒息。堆积的蓝藻形成了厚厚的蓝藻层，上面的蓝藻不断地被晒干，下面的还在不断累积，时间长了，蓝藻层厚得几乎可以承受得起人的重量。

太湖蓝藻暴发的原因，部分是由于全球变暖，创造适宜蓝藻生长的温度。但主要原因，还是人为因素造成的水体富营养化。太湖流域的城市化进程发展快，经济增长带动外来人口增多，旅游业、养殖业等都得到迅猛发展。去过太湖的人都知道，太湖特产"三白"白鱼、银鱼和白虾。经济因素驱使，过度养殖威胁着太湖的生态健康。工业、农业和生活的污染水排入太湖，造成湖水的污染。水污染造成氮、磷等营养物质过量，引发蓝藻丛生。

水体富营养化

城市生活污水、工业污水等向水体排放氮、磷等营养元素后，造成水中藻类大量生长，使水中的有机物增加、溶解氧下降，水质恶化——这就是水体富营养化现象。许多富营养化湖泊、水库、鱼塘、河口均面临蓝藻过度繁殖的问题。蓝藻过度繁殖现已成为全世界面临的最为严重的生态环境问题之一。蓝藻作为优势物种过度繁殖，抑制了其他藻类的繁殖，降低湖泊生态系统的生物多样性，也使得其他水生植物难以生存，大大降低水体的自净能力。其次，蓝藻水华使水中的溶解氧急剧下降，使得鱼虾等水生动物大量窒息死亡。它们残体腐烂的过程又进一步消耗溶解氧，释放营养物质，加重水体的富营养化过程。蓝藻水华破坏河流湖泊景观的同时，还会产生恶臭，影响居民生活。持续的、高生物量的蓝藻暴发会对整个湖泊环境与生态系统产生长期的影响。

蓝藻水华不仅影响水生态环境，还会对人体健康产生危害。蓝藻中铜绿微囊藻产生的微囊藻毒素和泡沫节球藻产生的节球藻毒素是富营养化水体中含量最多、对人体危害最大的 2 种藻类毒素，这些毒素可以通过直接接触和生物富集作用间接对人体造成损害。直接接触含有微囊藻毒素的水（如游泳）会出现皮肤炎症、眼睛过敏、急性胃肠炎等症状。即便环境中的藻类毒素浓度极低，通过各级生物个体的富集作用也能在水生生物体内不断累积，从而达到相当高的浓度，再通过食物链的传递进入人体，对人体健康造成极大危害。微囊藻毒素是由毒蓝藻释放的肝毒性代谢物，能破坏肝细胞结构，是目前发现最强的肝癌促进剂。此外，藻类及其代谢产物在用氯气消毒自来水的过程中，可以和氯作用形成三氯甲烷等物质，增加致病突变风险。因此，蓝藻水华的发生会使水源水质恶化，增加给水处理难度和成本，甚至引发供水危机。

太湖蓝藻的治理

太湖治理，既要治标，更要治本。国务院于 2008 年正式批复《太湖流域水环境综合治理总体方案》，之后相继出台《太湖流域管理条例》、《浙江省太湖流域水环境综合治理实施方案》等专项规划，针对太湖存在的问题，提出太湖综合治理措施。江苏省于 2009 年成立了江苏省太湖水污染防治办公室，对太湖水污染统筹治理。另外，要求逐级签署水环境治理目标责任状，将水环境治理成果纳入相关干部政绩考核中。对责任各方明确规定，分门别类，共同完成水污染治理大任。同时，政府加强了对太湖流域各水厂源头水、出厂水强化监控，督促自来水厂加快深度处理改造，对污水处理厂的出水主要污染物排放限值作出明确规定，加强监测预警与湖上巡查。

此外，为了治理水污染，复原美丽的太湖，政府不断探索新模式新技术。在梅梁湖拖山岛上有一个大型淤泥堆场，将清淤船清理得到的浮泥，经过处理变成绿化用的原料。再比如，有一种"喝藻水、吐清泉"的磁捕船，长约33米、宽11米，它将含有蓝藻的湖水从船首底部吸入前舱、进入处理槽，经过处理、分离后，将藻泥经压滤后形成"藻饼"，通过辅助船输送至岸上。在这个信息高度发达的时代，利用信息化的东风，设立信息共享的平台，勇于创新，科学治理太湖。

经过综合治理，2007年以来，太湖水质迅速得到改善。总氮、总磷、综合营养状态指数均呈下降趋势，且逐步趋于平稳，综合营养状态指数从"中度富营养"改善为"轻度富营养"。但是总氮未发生等级变化，太湖仍存在突发性水污染的风险，产生蓝藻暴发的根本原因仍然存在。

就像歌里吟唱的，"太湖美呀太湖美，美就美在太湖水，水上有白帆，水下有红菱，水边芦苇青，水底鱼虾肥，湖水织出灌溉网，稻香果香绕湖飞"。人们期待太湖再次以她迷人的姿态出现在眼前，正是江南好风景，落花时节又逢君。

水污染治理：防患才是正道

随着工业化的进程，世界各国都曾出现过水污染事件。早在1962年，日本埼玉县就出现过工厂排出含酚废水污染井水导致周边居民中毒的案例；在2006年，我国白洋淀地区出现大面积死鱼事件，也与工业污水排放量明显增加及部分企业偷偷排放含酚废水有关。

本节案例中提到了镇江，其历史上因为工业发展发生过水污染事件。早在2009年，在临近镇江的盐城，因当地化工厂私自排放30吨含酚废水入江，使水源受污染，导致该市大面积断水近3日，20万市民生活受到影响。除酚类以外，镉污染、砷污染、铜污染等各种水污染事件层出不穷。在镇江市的沿江产业排名前五位中，机械制造业、化工、造纸业占据三席。三大产业中第二产业产值逐年上涨，2019年第二产业增加值2004.79亿元，增长4.9%。高额的工业总产值，带来的是经济飞速发展，支撑着城市向繁荣迈进，然而这背后需要付出是更加高昂的代价。即使没有此次苯酚泄漏事件，在被工业围困的镇江，发生有毒化学品泄漏污染水环境或许只是时间问题。

此外，控制生活污水的排放也是重要的措施之一。云南大理的母亲湖洱海，曾在1996年和2003年两次遭受蓝藻暴发；2017年年底，洱海的蓝藻水华又一次大规模集中暴发。其中重要原因是以洱海流域为中心的旅游业。游客数量不断增长，增加了日常生活的洗涤废水和粪尿污水的排放，加大了洱海的污染负担；同时周边的客栈和民宅的过度开发，也给洱海增加了新的污染源。环湖周围的土地肥沃，适合种植，有大量土地用作农田。农药和化肥大量使用，有相当的一部分会通过农田径流进入洱海造成水体污染。

无论原因如何，水体污染防患未然才是正道。水源一旦被污染后，控制和恢复是非常困难的，直接影响的是人类及动植物健康，间接影响是无法估量的，污染物也许会永久性地存在。我们需要摒弃'先发展，后治理'的观念，保护水资源，杜绝污染频发。因此，世界各国都强调环境问题。从水污染治理进程上看，在2000年欧盟出台的水框架指令（WFD）就开始强调流域综合管理的思想；我国1984年颁布了《水污染防治法》，指出优先保护饮用水水源；2014年启动最严格的水资源管理制度，将饮用水的保护作为生态文明底线；2015年发布了《水污染防治行动计划》，再次强调了源头保护和生态修复制度。现在提倡的"生态文明"理念，就是要维持生态的绿色发展、可持续发展的方向，造福自身、造福子孙万代。

晚自习结束之后，米小妮回到家，发现爷爷奶奶已经在家里。他们热好了牛奶，准备了一些水果等待米小妮晚自习归来。

"爷爷，奶奶——"米小妮放下书包扑到爷爷奶奶怀中。

"小妮，是不是又长高了。"奶奶慈祥地看着米小妮。

"爷爷奶奶，我想你们。"米小妮看到爷爷奶奶，眼泪在眼睛中打转。

"小妮，你爸爸妈妈的事情，我们都知道了。不担心，你还有爷爷奶奶呢。而且，爸爸妈妈是爱你的。"爷爷在旁边抚摸着米小妮的背。

米小妮和爷爷奶奶，三个人在客厅聊起天来。米小妮也仿佛回到了小时候在爷爷奶奶家放肆的样子，她脱了鞋踩在沙发上。平时父亲在家，她可不敢在父亲的面前，踩在这个"名贵的沙发"上面。米小妮和爷爷奶奶说着话，把自己的考拉玩具抛入空中扔着玩，玩得不亦乐乎。

"小妮，你们这里怎么停水了？我还说把你的被罩床单洗洗呢。"奶奶在一旁问。

"哦，今天停水应急演练。"

"啊，那什么时候来水啊，没有水啥都干不了。"

"明天吧。"

米小妮开心地在爷爷奶奶身旁玩着考拉玩具，喝着牛奶，心里不在意是否有自来水。只要一家人在一起快快乐乐的，有没有自来水真的不重要。

23. 一半天堂，一半地狱——城市治安、社会治理和大众生命安全

米小妮在房间里吃着洋子送给她的巧克力，巧克力是洋子的哥哥在美国亚马逊网站上购买，然后海淘寄送到洋子家里面的。洋子的哥哥在地球另一端底特律上学，是当地一所大学的工程学专业 4 年级学生，住的地方在 35 街以南，和黑人大妈特莱布的住所离得很近。当然洋子的哥哥和特莱布大妈并不相识，但他们的命运因为某些悲剧性的事件有了交集，并影响到了万里之外的洋子和米小妮。

底特律：当快餐店也安装防弹玻璃

底特律，一座被暴力犯罪和贫穷阴影笼罩的城市。特莱布就住在底特律，她是一个普通的美国黑人，负责在州立法机构为底特律发声；同时，她也是一个母亲，每天坚持开车送她的儿子上学。因为底特律的治安状况正在迅速恶化，开车上学是确保安全的必要措施。每次开车送儿子上学，特莱布都感觉整座城市越来越像一具残破的空壳。曾经是福特汽车工厂的庞大建筑已经几乎没有一扇完整的玻璃，原来货运电梯位置只剩一堆倾倒的钢架，内外墙壁上涂满了带有恐怖色彩的血红喷涂标语；一旁挂有政府警示标语"危险！禁止入内"；另一边，曾经的富人别墅区里的房屋同样年久失修，门窗被破坏，甚至部分的屋顶也已坍塌。每次驱车经过福特工厂的旧址，特莱布都会感慨万千，这是她祖辈曾经工作的地方，也是她成长的地方。她对这里有故乡一般的情感，却只能眼睁睁地看着它没落。

不过最令人毛骨悚然的，还是那些广为流传的、在那些阴森建筑物内部发现尸体的目击描述。特莱布并不怀疑传言

的真实性，她很早就禁止自己的孩子在那里探险和玩耍。毕竟，前段时间只身进入废弃工厂的法国记者不幸遇难。而在一个连肯德基快餐店窗口都要安装 2 厘米厚防弹玻璃的城市，任何保护家人安全的措施（比如严格的宵禁）都不显得夸张。对于特莱布的孩子来说，只要还生活在这里，电视剧里那些乘着校车或是结伴步行穿过光鲜的社区去学校的情形，短期内就只能存在于影视作品和他们的想象里。

没落汽车之城昔日的荣光

贫民窟并不是发展中国家和欠发达国家独有的。贫富差距过大的发达国家中，同样存在缺乏社区管理的贫民窟，当中的公共卫生情况堪忧。如果正好该国对枪支武器的管理也不那么严格，那么贫民窟的治安恶化、暴力泛滥也就不足为怪了。这就是底特律的故事，只不过底特律逐渐变得贫民窟化的过程带有明显"美国特色"，这其中种族歧视起了重要作用。

底特律曾经以其蓬勃发展的汽车工业闻名世界。1903年，亨利·福特（Henry Ford）创立了福特汽车公司。福特、道奇、克莱斯勒等一批汽车厂商先后于此聚集建成，确立了底特律作为当时世界汽车之都的地位。福特不仅给底特律带来了以流水线为代表的资本主义新生产模式，还给工人带来了体面的工资。1914 年，福特工厂给工人开出了 5 美元一天的高工资——这大致相当于今天的 120 美元（840 元人民币）——来稳定其工人队伍。1926 年 5 月 1 日，福特公司又成为全美第一个实行每周 40 小时工作的公司。可以毫不夸张地说，福特工厂引领了一个时代。随之衍生的诸多与汽车相关的产业，以及工人们和企业员工发展出的社区，使底特律迅速成长为美国第四大城市，仅次于纽约、芝加哥和费城，被称为"汽车之城"。

二战后，汽车工业为非裔美国人创造了大量就业机会，他们大规模移民来到底特律和其他北部、西部城市，以逃避南方的种族歧视政策。特莱布的祖辈也是这一时期从南方来到底特律。他们来到的时候，底特律就业和住房的竞争变得十分激烈。同时，种族歧视却也一直未曾消失，更舒适的工作（警察部队、消防部门和其他城市工作）以白人为主，而黑人则担任基础工人的角色。这些就业机会不平等，也导致大多数黑人的住房机会不平等。底特律黑人人口激增，也增加了住房压力，而银行和联邦住房政策的红线，限制了黑人改善住房的能力。白人社区租金被人为抬高，以防止黑人进入，这样社区界定就形成了。而在全美出现大规模兴建公路的浪潮中，拥有更少政治权利的黑人社区被侵占。贫民因政府规划而流离失所的情况再次发生了。底特律的种族歧视情况长期处于异常紧张的状态之中。

1963年，著名的马丁·路德·金的"我有一个梦想"的演讲发表。而在这之前，他也在底特律的民权游行中发表了另一次重要讲话。随之而来的民权法案也就应运而生，但是在长期的不平等之下，城内的警察和黑人青年之间的对抗已经剑拔弩张。最终，在1967年7月，一场针对白人警察随意逮捕黑人的反抗暴动达到了空前的规模，甚至引来了总统派遣军队前来平息。数千人被捕，数千座建筑被毁（大部分在黑人区），那些地区时至今日仍是万劫不复废墟。种族隔离并未因此消失，反而从公共设施、教育、司法等方面持续使社区变得更加分裂。有能力的白人们已经开始离开这个不安稳的地方。

其后 1970 年代的多次石油危机，严重影响了美国的汽车制造行业，受到重创的便是底特律。来自日本汽车厂商的竞争成为压死骆驼的最后一根稻草。多家汽车厂先是因为市场份额下滑大量解雇员工，后来索性彻底关掉了底特律的工厂。长期经济衰退外加市长的巨额腐败，底特律财政崩溃，2013 年正式宣告破产。

特朗普的上台似乎给了底特律居民一种"工作岗位将要回到美国"的错觉。但特莱布在州政府工作的经历告诉她，那些失去的工作岗位永远不会回来了。整个国家的经济已经不再是以工业为主，而是依靠服务业；而且那些转移回来的工业工作岗位，也会逐渐被人工智能和机器人代替。

底特律，可能再也无法重现过去汽车之城的荣光了。

贫民窟化的底特律特有的公共卫生问题

昔日繁华街道如今成了名副其实的"鬼城"，底特律算是一个低人口密度的贫民窟。然而过低的密度却也给基础设施修建带来了麻烦，以至于政府不得不劝导居民向更聚集的区域搬迁。尽管住房选址在如今已经不成问题，毕竟废弃房屋就多达上万所，还不包括那些早已坍塌破损、只留外部钢筋水泥架构的旧厂房。那里已经成了流浪汉和不明人士的据点，充满了垃圾和涂鸦。

底特律的人口在快速老龄化，老年人面临严重的健康问题。2020 年 7 月新发布的关于底特律老年人的一份健康报告取了一个相当直接的名字——《提前死亡》（*Dying Before Their Time*）。报告中显示，过去二十年间底特律的青壮年占比大幅下降，而 75 岁以上的老年人占比升高近三成。与之相对，针对性的医疗保障不增反降：底特律老年人的死亡率较邻近的密歇根州明显更高，最令人震惊的是其中 50 - 59 岁年龄组的人死亡率甚至是邻近地区的两倍还多。更高的慢性疾病如高血压、关节炎、心脏病、中风、糖尿病发病率和住院率，都给家庭和市政府带来更大的医疗压力。另外还有过半数的老年人生活在医疗条件不足的区域，根本得不到及时和高质量的救治。更加令人失望的是，这些慢性疾病原本是可以预防的，但现实的情况表明门诊护理的数量和获得机会在减少，正因为这些共同作用导致老人们的过早死亡。

一方面，因为一系列历史、社会的原因，美国黑人的犯罪率居高不下。根据美国联邦调查局的数据，谋杀案的凶手52.5%是非洲裔黑人，超过45%的凶杀案受害者是黑人。而另一方面，面对居高不下的黑人犯罪率，警察在执法面对黑人的时候，不得不小心翼翼。毕竟按照美国法律，美国警察只有保护人民这一虚拟群体的义务，而不具有保护某个公民个体的义务；同时，美国警察有自卫的权利。这就导致警察在面对黑人执法的时候，经常神经过敏，反应过度，超过限度使用武力。警察暴力对待黑人，甚至开枪射击黑人的事件屡见不鲜。美国黑人面对严重的社会治安状况和遭受警察暴力，都是严肃的公共卫生问题。这是黑人遭受系统性社会不公平的一个缩影。一个例证可以应证，美国黑人女性的平均寿命是 76.1 岁，比白人女性少 4.4 年；美国黑人男性的平均寿命是 69.0 岁，比白人男性少 6.3 年。

在这样一个高谋杀率的社会，居民人身安全受到的威胁也堪称是最恐怖的，暴力犯罪率可达千分之五，而且其中 70% 都与毒品有关。底特律是一个有几十万人口的城市，这样的犯罪数据还是令人头皮发麻。最令人窒息的是，这些谋杀案中，竟然有 70% ~ 80% 至今都没能结案。近些年，有检察官抱怨说，本就十分匮乏的政府预算更多给了难见成效的招商引资，而法院却无预算进行起诉。生活在这样令人没有安全感的社区，也就不难理解为何每50米会有一个全方位摄像头的报警桩，也就不难理解为何居民会结伴回家。

2016年，一个著名的"绿灯"计划开始实行，警局尝试用布设在诸如加油站和星巴克的绿灯，告知人们这栋建筑物拥有全方位的监控，以及警员正在就位，以此增强人们的安全感。那些沿高速路匆匆经过的人们，本来只能从车窗中一窥这座空城，而不敢做任何停留，现在似乎有了其他的选项。只不过隔着2厘米厚的防弹隔板，从类似银行的支付窗口购买肯德基，似乎并不那么使人安心。

底特律的人口外迁和市内居民贫民化还在继续。2010年的统计表明，底特律的人口只有顶峰时期的40%，并且仍然在逐年下降，其中白人的比例更是从80%以上锐减至10%。非裔族群占比则刚好相反，他们似乎终于占据了这座城市的大部分空间，不过没人会庆祝这一"胜利"。因为整个城市正在陷入非洲裔黑人的犯罪，和警察针对非洲裔黑人选择性执法的恶性循环中。

上面提到的特莱布，随着她的儿子年龄的增长和身材逐渐长高，因为他的肤色，也渐渐成为警察盘问和关注的重点对象。特莱布的儿子注意到警察在询问他问题时候，右手总是警觉地扶着腰间的配枪。警察对于特莱布的儿子和其他黑人男性的紧张心理不是没有道理。就在几天前，一位20多岁的黑人男性，在公寓楼下拿起手枪对行人进行无差别射击，造成多人死伤，死者中就包括一位警察和一位中国留学生。警察当时击毙了凶手，调查了一番也就草草收场。毕竟警察要调查的案子实在太多了。

万里之外，下了晚自习刚回到家，米小妮的手机突然响了。是洋子。

"小妮，小妮，呜呜呜呜……"电话那头的洋子泣不成声。

米小妮心提到了嗓子眼，安慰她："洋子，洋子，别哭，慢慢说，怎么了？"

"呜呜呜呜……小妮……我哥哥……呜呜呜呜……"

米小妮急着对电话大声说："洋子，你哥哥怎么了，慢慢说！"

洋子伴随着哽咽和哭泣，断断续续把故事讲清楚了。她的亲哥哥，就在不久之前，在底特律的公寓楼下被人枪击身亡。据说犯罪嫌疑人无差别对路人开枪射击，她哥哥刚好在停车，不幸殒命街头。

"洋子，洋子，你现在哪里？"米小妮对着电话大喊。

"我……我在我家……我父母去大使馆紧急办护照了，我们今天晚上飞底特律。小妮，小妮，我好怕。"洋子在电话那边泣不成声。

"我马上过来。"米小妮给爷爷奶奶说明情况之后就冲出了家门。

当新冠肺炎疫情和底特律遭遇

按照官方的说法，近两年底特律取得了经济增长，从而逐渐摆脱了破产，不过大片破败的社区暂时只能维持现状，而三分之一的底特律人依然生活在贫困线以下。不幸的是到了2020年，新冠疫情的出现使这一切付之东流，而且变得更加糟糕。截至 2020 年 8 月中旬，底特律已有一万三千多个感染病例，病死率超过 11%（远高于州平均的不到 6%）。市政府预算再次出现了近 3.5 亿美元的赤字，同时又有约 35% 的底特律人面临失业。而本就无力负担过多税务的他们，在当下这个紧急时刻甚至还要应对因欠款而被切断生活用水的窘迫情况。虽然这种事情在以往也曾发生过，但在现阶段则意味着他们丧失了一种重要的防疫手段。与此同时，警察暴力执法致黑人死亡的事件，导致反种族歧视的抗议频发。以黑人为主的底特律自然不会袖手旁观，当地的团体积极响应，行为通常不限于和平游行，一时间暴力犯罪频率节节攀升。黑人群体在抗议社交隔离的影响之外，也宣泄着对政府关停娱乐场所的不满。不知在疫情的影响逐渐减弱之后，这个深陷暴力与贫穷恶性循环的城市将要如何重新寻找出路。

敢问路在何方

美国经济的去工业化进程，是历史的大趋势，不可阻挡。在经济转型的过程中，会带来调整和变革，顺势而为的地区会崛起，走上康庄大道，比如加利福尼亚的硅谷；但有些地区会不可避免地衰落，走入历史的死胡同，比如美国中部的"铁锈带"和底特律。在历史变化的过程中，人类社会组织方式决定了其社会发展的程度，即是说生产关系反作用于生产力。底特律低效率的政府，现在也只能维持贫民窟基本的运转使社会治安形势尽量不再恶化。历史大势，浩浩荡荡，作为决策者，一旦在社会治理上出错，就是无数人悲欢离合的故事。

底特律城市治安不断恶化，2020 年以来又出现一浪高过一浪的黑人抗议活动。特莱布除了告诫她读初中的儿子注意安全之外，还需要教会他一些应对警察询问的保命技巧：面对警察的盘问一定要礼貌，不能逃跑；面对警察，行动一定要缓慢，不能有突然的动作。每次特莱布给儿子叮嘱这些细节，她都会感到痛心不已，虽然她已经在政府工作多年，跻身中产阶级，并且小有积蓄，但是特莱布依然无法逃离非洲裔黑人的身份，她的儿子面对警察的时候仍然需要小心翼翼。毕竟在美国，每年有太多的无辜黑人死于警察的枪口之下。

特莱布不是没有想过离开底特律，去其他地方。但是她能去哪里找到州立法机构那样高薪体面的工作？而且，她在底特律的住宅，价格已经和购买时候相比下跌不少，是否能卖掉已经是个疑问，而卖掉去其他地方重新买房开始生活，这又是一个问题。特莱布不知道出路在哪里。

但无论如何，特莱布是幸福的。相对于失去生命的洋子哥哥，他们是幸运的。特莱布至少有一个家庭，有一份体面的工作；她相对其他非洲裔同胞，已经是幸运儿。

米小妮来到洋子家，和洋子并排坐在沙发上，米小妮右手搂着洋子的肩膀，左手握着洋子的手，就这样坐着，一直坐到接近半夜，洋子的父母才从大使馆办理紧急签证回来。

米小妮最近经历了太多的事情，她见证了父母婚姻的破裂，自己原生家庭的土崩瓦解；见证了和茜茜友情的支离破碎；见证了自己联合国的实习梦想如何随风飘零；见证了好朋友的哥哥年轻的生命如何陨落。她明白了婚姻、家庭、梦想、友情和生命，这些我们生活中无比珍惜的东西，原来是如此的脆弱。以前，米小妮把它们当作理所应当；现在，她把这些看作是上天的馈赠。

这段时间，她能感受到悲痛和绝望如潮水般朝她袭来，她无力阻挡。之前她没法理解李源为何如此颓废，还染上吸烟的恶习。现在她能理解李源了，她明白人在这种不可抗拒的命运面前是何等的渺小。

但看着自己身边的这个同学，她哭泣的样子，米小妮又明白，虽然自己很不幸，父母选择了分开，但是家庭成员的每一个人还是健健康康的，都能够陪伴自己。爸爸还健健康康的，他还是会给自己发视频告知在非洲出差的情况；妈妈也健健康康的，她有时候会试着拨几个视频电话过来，虽然知道米小妮不会接；爷爷奶奶也健健康康的，他们现在就在家中，等待自己回去；姥姥姥爷也健健康康的，他们也在千里之外挂念着自己。

自己的牵挂和牵挂自己的家人，都健健康康的，这就足够了。米小妮也想明白了，家这个东西其实是一个非常虚实无形的，它就是一个想法而已。你认为它存在，它就存在。米小妮认为，自己的家庭仍然存在，只是她的爸爸妈妈之间的关系发生了变化而已，只是她的爸爸妈妈没有生活在一起而已。

生死之外无大事。

24. 一次滑坡，一国悲剧——国家稳定、城市治理和民众福祉

米小妮回到家里，已经是深夜。她拨打了妈妈的电话，没有人接，估计妈妈已经睡觉了。她又拨打了爸爸的视频电话。爸爸那边正好是下班时间，可能在开会没有看到米小妮的电话，也没人接。米小妮失望地放下手机，躺在床上。忽

然，爸爸回拨电话过来了。

"小妮，我这边网络不太好，只能打语音电话。你怎么还没有睡啊。"熊教授关心地问。

"爸爸，我想你，我也爱你。"米小妮哭了出来。

熊教授急忙说："小妮，你就是爸爸的心头肉，你是我生命中的一切。你今天怎么了？"在随后的对话中，熊教授知道了发生在洋子家庭的悲剧。熊教授沉默了一会儿，对米小妮说："小妮，爸爸这几天在塞拉利昂处理和埃博拉疫情相关的事情。你知道塞拉利昂在哪里吗？"

米小妮立刻打开手机地图搜索，然后在非洲大陆的西南角找到了塞拉利昂，找到了爸爸，这个世界上最爱她的男人此刻的方位。

"小妮，我给你讲讲这几天在这个国家了解到的一些故事吧。这个国家几年之前发生过一次震惊世界的泥石流灾害，一共有超过 1,400 人失踪或者死亡。今天我就遇到了几个当年泥石流的幸存者。"——

突如其来的灾难

塞拉利昂位于非洲的西南部，地处热带，和利比里亚还有几内亚接壤。国家面积 7 万多平方公里，人口逾 700 万。15 世纪的时候，葡萄牙探险者首先到达此地，并把现在首都弗里敦附近的山脉命名为"母狮子山"。所以时至今日，我国台湾地区仍把塞拉利昂称为"狮子山共和国"。从那以后，塞拉利昂一直是奴隶贸易的重要地点，其首都弗里敦，曾经供养着输送到英国的奴隶。后来，在废奴运动的影响下，越来越多的来自北美和英国获得自由的奴隶来到弗里敦生活。这也是弗里敦名字"Freetown"的来源，直译就是"自由城"。糖条山的名字来源也是和葡萄牙殖民者有关。16 世纪时候，巴西盛产用于榨糖用的甘蔗。糖成为当时国际贸易重要的大宗商品，而糖条山形状酷似一条条可以带来滚滚利润的糖条，故命名为"糖条山"。

58 岁的科罗马和他的妻子以及 8 个孩子就居住在塞拉利昂首都弗里敦的糖条山（Sugarloaf Mountain）。科罗马靠给人做木匠为生，勉强支撑着一家十口人的生活。但是他的生活在 2017 年 8 月 14 日这天彻底改变了。那天早晨 6 点过，天刚蒙蒙亮，他刚做完穆斯林的早祈祷，突然之间，他脚下的大地开始颤抖。深红色地上开始出现巨大的裂缝，就像随时要吞噬猎物的血盆大口。泥浆从地下的裂缝涌出，汇聚成为泥石流，朝山坡下奔涌而去。周围充斥着人们的大声呼救声。

"我一辈子都没见过这么大的泥石流，泥石流把人们冲走的时候，人们还在泥石流中尖叫和挣扎。我尝试着叫醒我的邻居。不幸的是，许多人还在熟睡中……"科罗马回忆此事的时候仍然心有余悸。

科罗马挣扎着将他的妻子和 8 个孩子转移到安全地带。但是他的妹妹就没有这么幸运了。他的妹妹居住在附近，科罗马眼睁睁地看着泥石流卷走了他的妹妹。

"我试着跑到她家去，周围的人都在四散奔逃。事件发生后，我找遍了医院的太平间，我没找到她。"科罗马麻木地回答道。

和科罗马妹妹一道死亡的总共有 1,141 人，还有 3,000 多人无家可归，这是塞拉利昂历史上最严重的泥石流的灾难。面对这突如其来灾难，人们不禁要问，灾难发生的原因是什么？

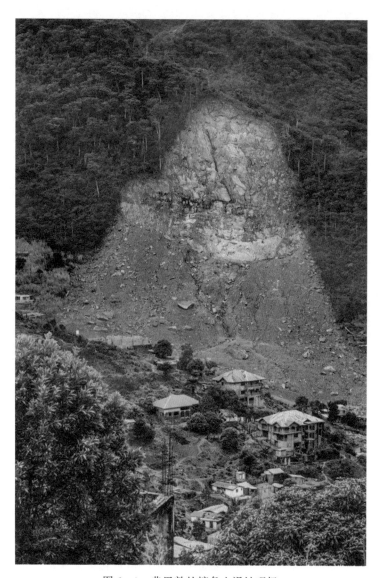

图 6 - 1　弗里敦的糖条山滑坡现场

被忽略的警告

在非洲热带地区，大部分季节性降雨来自雷暴，通常这些降雨汇聚在一起形成中尺度对流系统。这些雷暴可以覆盖半个国家，非洲是地球上雷暴最强烈的地区之一。而且由于气候变化的影响，自1982年以来，在撒哈拉以南非洲，这些雷暴的数量增加了三倍。

聚焦到塞拉利昂，这个国家降雨量巨大，年降雨量在2,000到3,000毫米之间，8月是塞拉利昂降雨量最多的月份，通常降雨持续27天，累计降水量791.1毫米。而且，塞拉利昂特别容易受到降雨变化和极端天气事件（热浪和强降水）的影响。干旱之后会有强降雨，这常常导致全国各地发生大面积洪水。这些异常的温度和降雨模式对农业、供水和卫生造成了严重的影响。近年来，因为气候变化的影响，塞拉利昂的极端降雨事件不断增加。根据美国国家气象局气候预测中心的数据，弗里敦在2017年7月的降雨量达到了104厘米，超过了预期。从2017年8月11日到14日，弗里敦连续下了三天的雨。

在气候变化和极端天气的影响之下，弗里敦面临频繁的洪涝灾害：2015年9月的洪水就让弗里敦的24,000人受到影响，其中12,000人不得不到体育馆寻求帮助。直到接近半年之后，许多灾民仍然居住在帐篷之中。

弗里敦的地质结构也让洪涝灾害进一步演变为泥石流等地质灾害：整个城市处于海边，海拔高度从接近海平面到沿海的400米丘陵不断变化；这些低矮的丘陵又受到森林砍伐的破坏。各种因素都表明弗里敦容易受到泥石流的侵袭。

灾难发生之前几年，当地居民和国际组织就反复发出警告，提醒人们糖条山可能的滑坡风险。早在 2014 年 4 月，糖条山的当地居民就在当地报纸上发表文章，呼吁政府停止山上无节制的森林砍伐和房屋修建行为。文章写道："总统先生，该地区易于滑坡，但当地政府官员对此漠不关心，他们仅关心中饱私囊……。如果滑坡一旦发生，后果将不堪设想。"如果说当地居民的警告人微言轻，那么国际组织的警告可谓如雷贯耳。联合国开发计划署也早在 2012 年就指出，塞拉利昂沿海地带容易遭受滑坡、泥石流、水土流失的影响。

从 1982 年到 2012 年的 30 年间，塞拉利昂一共有 16 人死于泥石流。从 2002 年国家内战结束以来，泥石流就一直在塞拉利昂频繁发生。首都弗里敦约有 5,932 座房屋被毁，而全国范围内，这一数字则达到了 30 万。在 2013 年 8 月，发生了一次较为严重的泥石流：离糖条山 8 公里的华莱士街（Wallace Johnson Street）发生滑坡。当时时值斋月结束，人们结束了庆祝活动从清真寺中外出，所以造成重大人员伤亡，一共有 15 人不幸遇难。

尽管弗里敦乃至整个塞拉利昂面临泥石流频发的严重威胁，但是这些自然灾害并没有为人们敲响警钟，甚至被当作司空见惯，直到 2017 年这次震惊世界的泥石流事故发生。

飞机涡轮机的发明者海恩曾提出过一个关于飞行安全的海恩法则："每一起严重事故的背后，必然有 29 次轻微事故和 300 起未遂先兆以及 1,000 起事故隐患。"如果用海恩法则去观察弗里敦的泥石流，我们发现它的发生并非完全的出人意料，而是有太多的预兆。之前的若干次灾难已经为弗里敦泥石流事故敲响了警钟。我们想问，其背后更深层的原因是什么。

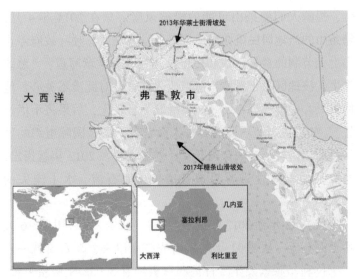

图6-2　华莱士街和糖条山滑坡事故位置示意图

被战乱蹂躏的国度

　　根据塞拉利昂统计局2015年的数据，全国人口总数为700万，但全国只有80万间住房，而超过120万户家庭居住在其中。对于该国大多数居民而言，住房面积不足，许多家庭生活在恶劣的住房条件下，居住条件拥挤不堪。全国平均每户住房有1.6人；弗里敦平均每户有8.8人，超过一半的家庭（55%）只住一两个房间中。还有48.7%的人住在出租房子里。根据弗里敦市的数据，2016年租金惊人地上涨了650%，这导致了弗里敦的住房危机。随着住房越来越难找，越来越多的人开始在陡峭危险的山坡地带修建房屋，而修建房屋的许可证是通过贿赂的方式从政府官员那里获得的。在泥石流发生前几年，一名官员在泥石流发生的山坡上拆除非法建筑时惨遭杀害。

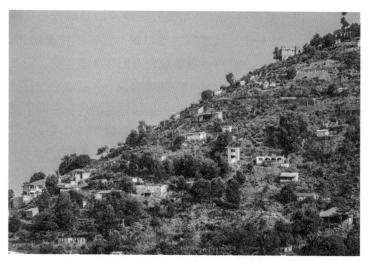

图 6 - 3　弗里敦陡峭的山坡上不受管制的建筑

　　而首都地区如此拥挤的居住条件，是和塞拉利昂曾经的悲惨内战历史是分不开的。

　　20 世纪初，塞拉利昂还是英国的殖民地，糖条山就被开发出来作为殖民者和上流社会的住所。因为这里地势较高，俯瞰整个弗里敦城；而且较高的地势可以把居民点和当时猖獗的霍乱疫情隔离开来。

　　后来，英国领导的一个军事训练小组在糖条山建立了一座围墙，以保障安全。这一区域又成为上流社会的青睐之地；美国人的使馆也建在旁边不远处。总之，穷人和富人，压迫者和被压迫者在这里共生交织。

　　当 1961 年塞拉利昂获得独立之后，糖条山又理所当然地成为政府高官的住所。但是，事情在塞拉利昂内战期间发生了变化。塞拉利昂在 1990 年到 2001 年间曾遭受了残酷的内战。成千上万的塞拉利昂人从全国各地涌向首都弗里敦避难。这座城市最开始设计的居住人口是 30 万人，但是由于内战的原因，城市的人口开始失控。城市的基础设施：住房、电力、污水管道、饮水等，难以跟上人口的快速增长。在内战的大环境下，政府也很难规定人们在哪里建房，无处可逃的人们开始在"危险地带"建造房屋，包括本次泥石流灾难的所在地：糖条山。其中许多房屋建造的过程充满了腐败和贪污。

从殖民时期到内战期间，随着越来越多的人口在糖条山定居修建房屋，当地的植被不断受到破坏。曾经保护山下城市的森林植被，遭到不断的砍伐。早在 2014 年，该国的有识之士就开始大声疾呼，要求政府严肃地对待森林砍伐问题，并严格遵守 2012 年制定的《国家保护区法》。这条法律旨在拆除保护区上建造的建筑物并种植树木以替代。但是这些呼吁并没有收到正面的回应。

失败的政府治理

悲剧发生后，塞拉利昂政府迅速宣布全国进入紧急状态，全国哀悼 7 天。总统呼吁其他国家和国际组织提供紧急支持，联合国、红十字会、中非合作论坛、乐施会等国际组织响应塞拉利昂政府的呼吁，为受灾家庭提供紧急援助。国际移民组织发放了 15 万美元的紧急基金。英国、中国、土耳其、阿联酋和以色列等国也提供了援助。在联合国的帮助下，受影响的家庭搬到了临时安置点。

塞拉利昂政府也计划成立一个灾难应对机构，为 3,000 名无家可归的人提供住房，还承诺永久迁移所有生活在灾害多发地区的居民。但在很多人看来，政府的承诺仅仅是一场骗局，因为政府建造的房屋数量实在太少。由于政府换届选举将在第二年 3 月举行，政府的上述承诺被看作是政治宣传的一部分。政府在前一年洪水导致数百人无家可归的时候也做过类似的承诺，但是什么也没有实现。因此，反对党怀疑政府这次能否兑现承诺。

虽然塞拉利昂的政府反应迅速，但他们在使用救援资金方面却遭受到受害者、反对党和媒体的一致批评。政府并没有探访居住在临时安置点的居民，没有了解他们的生活情况，更没有效回应他们的需求。在一个安置点，当地的负责人表示："人们急需救援物资，但是大家手中都没有救援物资。全世界都知道塞拉利昂受灾并送来了救援物资。政府要做的是分发物资，而不是自己把物资存储起来，然后期待国际组织继续来援助灾区灾民。"一位临时安置点的负责人哀叹说："救援组织可以一直提供援助物资，但是无法改变我们无家可归的事实；政府应该来安置点看看我们是如何生活的。"

按照原计划，灾民将在临时安置点居住 4 个月，直到永久性房屋建成，他们将被重新安置。但泥石流灾害发生的两个月之后，这些人被国家安全部队驱赶并强制迁离了安置点。政府的说法是，灾民的登记工作将在晚些时候逐步开展，所有灾民将得到适当的补偿。然后，灾民登记工作被当地的权势阶层所控制。这些人决定了谁能够得到援助而谁不能。其结果是，大多数灾民并没有得到政府的援助，也没有得到重新安置。

反对党则抓住这一难逢的机遇，与执政的全国人民大会党展开竞选宣传，导致执政党在第二年 3 月的总统大选中落败，总统在大选中失败，并且离开了塞拉利昂。新的政府已经成立，新任总统展开了清算活动，发布报告指责前任总统的腐败行为。这份 82 页的报告中指责前任总统以权谋私，将国有资产贱卖给亲属谋利。

第二年 8 月，灾害发生一周年，在糖条山，开头提到的科罗马一家仍然靠政府的救济租房勉强度日。他们一家人忧心忡忡：房屋被毁，政府的救济马上就要终止，房租又快到期，他们一家人瞬间没有了收入，即将流落街头。对于未来，科罗马眼中充满了迷茫。

"小妮，你能想象亲人在面前不幸遇难的痛苦吗？"熊教授讲完科罗马的故事问米小妮："他们现在不仅没有了亲人，而且没有了收入，甚至可能随时流离失所。"

米小妮想到了洋子。至少她的父母仍然是大学的老师，全家人有收入，有宽敞的住房，事情没有到糟糕透顶的程度。米小妮问爸爸："爸爸，科罗马他一定很难过吧？"

"小妮，你还记得鲁迅的小说《故乡》吗？少年时候的闰土在经历各种磨难之后，变得怎么样了？他变得木讷呆滞，这就是科罗马的状态。他早已不难过了，他木讷呆滞，像一个木头人。"熊教授在讲述中充满了对科罗马的同情："小妮，木讷呆滞，失去对生活的热情和信心，才是最可怕的事情。"

米小妮回忆起《故乡》里面的内容，少年闰土是如此活泼可爱，而中年闰土在经历了生活的磨难之后变得木讷呆滞，失去了动力，整个人如同行尸走肉一般，像一个木偶人。比经历这些悲剧更加不幸的是被悲剧打倒。米小妮虽然没有亲眼见过科罗马，但是从父亲的转述中，米小妮能够猜想到这个中年男人一定没有笑容，抱着活一天是一天的态度苟延残喘。

米小妮有些同情地说："爸，你认识的这位科罗马，他其实很无奈，他一个人没法应对，他的悲剧是大环境决定的，就像闰土的悲剧是那个时代决定的一样。"

熊教授说："没错，如果当地的政府能够更有效地应对，可能科罗马以及其他成千上万被泥石流影响的人们，不会失去对生活的信心。我在这里认识了一个埃塞俄比亚的同事，他的家人也在类似的一场大规模灾难中丧生，但是当地政府帮助他的家庭走出了阴霾。"——

社会治理和公共健康：埃塞俄比亚例子

塞拉利昂泥石流的故事到这里暂时告一段落了。这个故事表面上看，是一次由自然灾害引发的突发公共卫生事件。但仔细分析，其背后的地理因素、气候变化、植被破坏都是直接的诱因；居住条件落后，基础设施缺乏，内战带来的首都城市人口过度扩张，城市缺乏规划，是深层的政治和社会的原因。但是其根本原因，还是这个国家政府社会治理能力的缺乏。

在 2017 年泥石流之前，2014 到 2016 年塞拉利昂遭受了严重的埃博拉疫情，其间有超过 14,000 人感染，近 4,000 人死亡。在塞拉利昂第一例埃博拉病例发生几个月之后，全国已经沦陷；当邻国的埃博拉疫情已经得到有效控制的时候，塞拉利昂的埃博拉病例仍然在迅速增加。疫情期间还发生过数千居民突破隔离去寻找食物的事件，这从侧面反映出该国社会治理水平的落后。考虑到埃博拉疫情的应对不力，2017 年弗里敦泥石流的应对乏力似乎也不太意外。

和塞拉利昂政府形成鲜明对比，在非洲另一端的埃塞俄比亚政府，在应对类似的突发公共卫生事件上的反应则是可圈可点。

埃塞俄比亚位于非洲大陆东端，人口逾 1 亿，其首都为亚的斯亚贝巴。该国首都有众多垃圾填埋场，其中最大的是科希（Koshe）填埋场，该垃圾填埋场面积近 36 个足球场，已经存在将近半个世纪。这不仅是一个垃圾填埋场，更是许多人收集和转售垃圾的中转站，也是这些靠垃圾为生的人息歇之地。科希填埋场没有围栏，垃圾场和学校仅一墙之隔，没有足够的缓冲区。每年都有很多孩子出现咳嗽的症状，尤其在春季，孩子们会出现与垃圾直接相关的鼻窦炎症状。由于拾荒者出售从垃圾中回收的材料，人们非常容易患上与固体废物有关的疾病；政府报告显示，寄生虫感染、支气管炎、皮肤病、支气管肺炎、哮喘、痢疾和其他过敏疾病发病率很高，这些都是由于生活垃圾收集和处理不充分造成的。更常见的情况是，大量的垃圾最终被丢弃在露天垃圾场或排水系统中，威胁地表水和地下水的质量，并为害虫提供滋生地。露天焚烧和倾倒区的垃圾自燃是造成空气污染和难闻气味的原因，科希贫民区始终笼罩在刺鼻的臭气之中。可以说，科希垃圾场对当地居民的公共健康造成严重威胁，但要拔除这个存在了半个多世纪的公共卫生顽疾谈何容易。

2017 年 3 月 11 日，星期六，科希垃圾填埋场最大的山坡部分坍塌，并掩埋了在垃圾填埋场上建造的贫民窟。死亡人数在第二周的周三攀升至 113 人。随着对失踪者的搜寻，死亡人数有可能上升到 130 人。埃塞俄比亚政府也迅速响应，宣布从周三开始国家哀悼三天，为受害家庭发放丧葬费，并提供赔偿。更重要的是，埃塞俄比亚政府以此事为契机，关闭垃圾填埋场并将其移至新地点。

第二年的 8 月 19 日星期日，垃圾填埋场坍塌事故发生一年半之后。在发生事故地亚的斯亚贝巴郊区的科希垃圾填

埋场举行了瑞普（Reppie）垃圾焚烧厂揭幕仪式。这项耗资
1.18 亿美元项目是埃塞俄比亚政府与众多国际公司合作的结
果，其中包括：剑桥工业有限公司（新加坡），中国电力工
程有限公司，丹麦的兰博（Ramboll）工程咨询公司。这个
垃圾焚烧厂可以使用垃圾为燃料，驱动两台涡轮发电机产生
电力。这个垃圾焚烧厂计划在一年内将 35 万吨固体废物转
化为 50 兆瓦电能。这相当于每天处理 1,400 吨垃圾，约占
亚的斯亚贝巴产生垃圾的 80%。该项目解决了城市不断增长
的垃圾难题，又为首都居民多提供 30% 的电力，可谓一举
两得。

同样是突发事件，同样发生在 2017 年，塞拉利昂政府
没有采取行动，甚至灾后应对也乏善可陈；而埃塞俄比亚政
府却将危机转化为契机，消除困扰首都半个多世纪的公共卫
生顽疾。

进入 21 世纪，发展中国家的公共健康挑战呈现出新的
特点：一方面，传统的公共健康问题，传染病、贫困、清洁
饮用水问题等并没有消除；另一方面，新的公共健康问题又
不断涌现，气候变化、空气污染、新型传染病等。这些威胁
因素和传统因素有重大区别，这些因素影响范围广，并且全
球化放大了这些因素的影响；同时这些因素的破坏力比传统
因素更大。这些新的特征给发展中国家政府提出了新的挑
战，人们呼唤不一样的社会治理方式。

一个国家的公共卫生水平和该国的社会治理水平息息相
关。公共卫生是社会治理和政府执政能力的重要组成部分，
突发灾害应急响应又是公共卫生的重要组成部分。勇于开拓
的优秀的执政者能够事前采取行动，将灾害扼杀在摇篮中；
平淡无奇的普通的执政者，能够从灾害中获得教训；而甘处

下游的落后的执政者则不断遭受灾害的损失，而没能获得教训。

从国家角度来看，塞拉利昂和埃塞俄比亚的两次重大意外事故，虽然都造成了严重的人员伤亡，但是背后却反映了两个国家政府应急体制方面的差异。从个人角度来看，这两个故事都是众多家庭破裂的悲剧，其中塞拉利昂的故事更加可悲。政府的应对不力，使得受灾民众从痛苦变得麻木，最终变得失去希望。

米小妮想到这些，又想到了洋子。洋子一家还有希望，她可以继续替她哥哥体会这个美丽的世界，替她哥哥好好活着，经营好这个家庭，孝敬好父母，他们一家还没有完全失去希望。至于她自己，米小妮明白，事情更没有那么糟糕，她知道自己的生活仍然充满着希望，她要继续高中的学习，还要参加高考，以后努力实现去联合国工作的愿望。

"生活的道路虽然曲折和崎岖，但是充满着希望。"米小妮在心里想着。

25. 一座城市，一群贫民——城市贫困、环境恶化和公共健康

米小妮放下爸爸打来的电话，已经是半夜了，妈妈又打过来了。

"小妮，你没事吧。"妈妈焦急地说。

米小妮躺在被窝里面，抱着电话，听着妈妈的声音说："没事，妈妈，刚才遇到点事情，现在没事了。"

妈妈松了一口气："刚才我在床上，依稀梦见你了，梦见小时候你走丢了，在街道上哇呜地哭着叫妈妈。母女连

心，我就被惊醒了，打开手机，发现你给我打过电话。"

米小妮想起那次自己在大街上走失，在街道上哭得梨花带雨，路人都围过来。爸爸妈妈一会儿发疯似的沿路呼喊着米小妮的名字跑过来，一把抱着还在哭泣的米小妮。米小妮已经忘记了那会儿自己几岁，只记得当时爸爸还没有买车，租住的房子离爸爸学校很远。每天早晨爸爸都要和米小妮一起坐公交车去学校，爸爸教课，米小妮去幼儿园。公交车虽然是起点站，但是高峰期的人依然很多，爸爸就举起双手托着米小妮从公交车窗口先塞进车里面占上位置，然后再随人群挤上来。米小妮当时确实是"小"妮，身材娇小敏捷，每次都能给爸爸占上位置。下班一般是妈妈来接，坐公交车回去，路途比较远，米小妮记得有几次就在公交车上便溺在裤子里面。当时还是夏天，公交车上人挤人，又很闷热，大家纷纷用手捂住鼻子。

米小妮想起这些故事，嘴角浮起微笑，她把这些有趣的回忆和妈妈分享。她又想起后来全家人搬到学校宿舍里面了，上学近了不少。但米小妮每天都起得很晚，7点40早自习开始，7点10分米小妮才起床，她总会5分钟吃了早饭，然后骑车朝学校赶。因此小学时候的米小妮就已经有了很强的时间意识，她把学校打铃的时刻精确记录到了秒，又计算路上用的时间，甚至把红绿灯的时间也计算进去，所以米小妮总能踏着铃声走进教室。渐渐地，米小妮成了仅次于铃声以外的上课标志，全班甚至整个年级的同学，总怕在早晨上学的时候遇到一个背着米老鼠书包，梳着小辫子的女孩。

如果不幸遇见了，也不要太惊慌，只要确保走在她前面，就不会迟到。

"哈哈，小妮，当时有时候起晚了或者不想去上学，我还得和你合伙共谋，帮你请病假，给老师说你生病了。"妈妈在电话那头说。

米小妮想了想也笑了出来。是的，当时米小妮在床上躺着不动，直到父母愿意签病假条才起床。米小妮回忆起了和父母在一起快乐的点点滴滴，这些愉快的瞬间，就像此刻窗外星空中的明星那么闪耀。

"妈，你和我爸有没有什么特别难忘的回忆？"米小妮问母亲。她上次听父亲说过爱德华王子岛的旅游经历，她也想听听从母亲的角度有什么难以忘记的。

电话那头是沉默。

"妈，你怎么了？别难过啊。"米小妮觉得自己太不懂事了，别在母亲面前提起过去的事情。过去的事情越是美好，现在看来越是伤感。

"哈哈，没有。小妮，你刚才说这些以前的事情，让我想起和你爸当时谈恋爱时候好多有意思的事情。我都差点都笑出来了。今天时间不早了，就给你讲一个当时去印度的经历吧。"原来母亲沉浸在过去美好的回忆中，已经难以自拔了。记忆就是这样奇妙的，它总能筛选出奇妙美好的东西，供人们在事后追忆和叨念。

"那时你爸去印度参加一个学术交流活动，我也跟着去了，想活动结束之后在印度逛逛。后来你爸非要去孟买的贫民窟看看，说那是电影《贫民窟的百万富翁》的拍摄地，然后我们就兴冲冲地找了当地向导去看了，还认识了当地的制陶工人。"——

因为电影走红的贫民窟

丘尼拉尔是一位印度陶工，他和他的妻子、孩子和父母

7个人一起居住在达拉维（Dharavi）棚户区中一处60平方米的锡顶棚屋里。从经济和空间意义上来说，他们的生活与工作都是紧密不可分的：两层棚屋的底层被用于制造黏土锅的滚动轮机占用，而剩余的空间被新鲜生产的陶罐填满。他们的家族干这个行当已经好几代了，然而由于塑料和玻璃制品占据了越来越多的市场，陶制品的需求早已不如当年。丘尼拉尔也承认"陶罐制作是一种垂死的艺术"，不过目前他们一家并不准备搬到其他地方去，即使这意味着依然要与上千个邻居共用一个厕所，要整日地挤在轮机和炉子产生的噪音和粉尘的房屋中。因为这个地方的陶锅是如此有名，来自全国各地的人都会来这里购买他们的产品，如果搬到其他地方，他们会失去与客户的联系，也没有其他技能使一家人生存下去。这几年，他们也间或听到过政府打算重新规划达拉维的传言，不过目前还没有一个项目能对他们的生产生活产生什么实际影响。

随着《贫民窟的百万富翁》的大获成功，作为取景地的达拉维曝光度随之飙升，成为世界上知名度数一数二的城市贫民窟。于是，除了记者和国际组织的工作人员，达拉维也吸引了不少外国游客来一探究竟。不过，在实地观察后他们却发现，其实这片地区与大多数西方人对于"贫民窟"的印象有所不同。其中最明显的特点就是贫民窟和工业区混杂而居，你中有我，我中有你。

达拉维这种独特的格局还要从达拉维的形成历史说起。在18世纪，达拉维是一个红树林沼泽中的渔民聚集区，地势低洼，每年受到暴雨和洪水的威胁，供水、厕所、道路、住房都受影响。经过填海造陆，达拉维地区逐渐形成了更稳固的居住地。1887年，第一家制革厂迁入达拉维，后来此处陆续又建成了制陶厂和纺织厂。此时正值在英国殖民时期，达拉维得到迅速发展，部分原因是殖民政府逼迫了工厂和居民离开半岛市中心，以及外来的穷人迁移到达拉维。精明的商人把七成土地建为工厂，其余部分建成工人居住区。小企业为了留住工人提供了廉价的生活必需品，总体生活开销低廉，工作机会相对稳定，因此达拉维对失去了土地的种姓制度下的"贱民"们充满吸引力。再加上政策规定，在城市中没有明确产权的土地，穷人可以搭篷居住，达到一定年限就可以成为所占土地的主人，久而久之聚居于此的劳动人口激增。

　　1947年印度脱离殖民统治独立时，达拉维已发展成为孟买和全印度最大的贫民窟。时至今日，达拉维贫民窟2平方公里的土地上居住人数已经难以准确统计，各种调查结果众说纷纭，大概在60万–100多万左右，人口密度是纽约的30倍。由于居民来源多样，达拉维成为一个宗教和种族高度多样化的定居点，现在整个区域由80多个不同的社区组成，居民讲30多种语言，有各种宗教的27座寺庙、11座清真寺、6座教堂。虽然偶有像《贫民窟的百万富翁》中所描绘的宗教冲突，不过大部分时间混居的住户们都相处得分外融洽，信奉印度教的青年和穆斯林勾肩搭背的情况并不少见。

　　大美向米小妮提到的达拉维，是印度最大的贫民窟，也是全世界最大的贫民窟之一。只有巴西里约热内卢的法拉维才能与之相比。和法拉维不同的是，这个贫民窟的特点是当中有许多工业的存在——

达拉维：是贫民窟更是工业区

　　达拉维从经济角度来看体量不可轻视，这是和其他贫民窟有着天壤之别的地方。制陶、制革、纺织和废品回收为这里的四大主力产业，经过数十上百年的发展形成一个个高效运转的产业体系。生产链条成熟、分工细致，环节间无缝衔接。作为经济活动的蜂巢，达拉维的年营业额能超过 10 亿美元，被称为"穷人自创的经济特区"。据估计，约有 5,000 家企业在约 15,000 个单间的车间里经营，85% 的人都有负责的工作，工人每天的工作时间常常能达到 12 小时，一天下来能赚 3 到 10 美元。只不过这些产业依然非常原始，这里的小微企业实际上就是一间十几平方米的手工小作坊，基本靠人力和简单的工具进行生产。

但也不要因此就小看这些外表破破烂烂、摇摇欲坠的锡顶棚屋。由于处于孟买的市区范围内，并且被西部铁路和中央铁路夹在中间，同时靠近班德拉库拉综合商业区、机场、主要交通枢纽站和重要水道，达拉维有着得天独厚的地理位置，如今的达拉维交通十分方便。加之至今仍然存在的迁入需求，达拉维的房价每平方米甚至比外围的正规商品房还贵。

不过，高昂的地价和这里的生活质量丝毫不成正比，达拉维破败的外表，与在不远处矗立着的印度首富那座 27 层世界最贵房屋构成鲜明的对比。和开头时描述的丘尼拉尔家类似，达拉维的房子大多是分上下两层，下层是产业的生产作坊，上层住人，占地 50 – 70 平方米，由砖、水泥墙和波纹板屋顶建造。它们成千上万地连成一片，组成了达拉维这个外表破旧的棚户区。制造黏土锅的作坊上层有时也是一个木制阁楼，供成员们睡觉和吃饭。一般一个普通劳工家庭开始时约有 6 到 8 名成员，不过随着家族的规模越来越大，并且直到今天仍有新人不断涌入达拉维，棚户区的空间严重不足。但由于周围早已有楼房社区建成，因此达拉维只能进行垂直地增长，目前大多数区内房屋是双层甚至三层结构。

然而在这些棚屋内进行很多工种的工作环境也是十分恶劣的。与开头提到的丘尼拉尔家那样陶工家庭所面临的粉尘和噪音的危害相比，参与另一支柱产业——垃圾回收的家庭所面临的健康风险则更高。等待他们回收的塑料垃圾不仅包括了相对安全的食品包装（比如各类餐盒和水瓶），也包括生活废弃塑料（比如塑料容器和玩具等），甚至还有绝对安全风险高的医疗废弃塑料制品（包括输液用的针管、胶管之类）。垃圾运到达拉维后，先由人工进行分拣，工人们蹲在垃圾堆里挨个挨个把塑料按颜色分开，简单冲洗后把垃圾放进手摇驱动的机器里粉碎成颗粒状，装进大编织袋后出售给下游的其他作坊。由于未经处理的医用垃圾或化学垃圾都很有可能出现在垃圾堆中，当地政府要求工人们在作业时戴口罩和手套。然而由于防范意识较弱，在没有检查人员监督时，很多工人便会因为感觉不舒服或是不方便活动摘掉防护用具，将自己直接暴露在细菌病毒和其他有害物质之中。

大美又接着给女儿讲她和熊教授的印度贫民窟之旅。"当时我和你爸爸跟着向导在贫民窟里面走街串巷。那里面的道路宽度最多只能供一个人走过，如果是两个人迎面相遇，只能侧身勉强通过。很多地方只能低头，就像走在防空洞地道一样。当时我们雇佣的向导示意我们紧紧跟着，因为贫民窟里面道路错综复杂，手机地图上都无法显示。向导警告我们说：'一旦走丢，就永远走不出去了'。"大美描述得一点都不夸张，城市规划缺乏和基础设施缺位是贫民窟的"标配"——

城市规划缺乏和基础设施缺位

对于人口密度如此高的贫民窟而言，健康问题从来都不是某一个家庭的问题，而是与整个社区民众的健康息息相关的。达拉维居民在自行修建房屋时对土地近乎极限的利用，甚至使维持城市生活的基础设施都无处安放。虽然相比其他很多贫民窟，这里有电和自来水供应，已经略胜一筹。但事实上，自来水对于大多数人而言都难以直接获得，通常十户家庭才共用一个水龙头，且每天仅供应 3 小时。同时还存在非法连接和漏水的问题，导致大量自来水流失。另外，按照联合国《人类发展报告》中的估计，达拉维居民中平均每1,440 人只有 1 个厕所，而大约 80% 的居民都在使用公共厕所，狭窄而纵横交错的通道边上有开放式的下水道。当地的一条河流马希姆溪，被居民用于排尿和排便，城市中的开放式下水道也同样排入到这条小溪，这些都给传染病的传播提供了途径。

不卫生的环境使得诸如霍乱、白喉和伤寒等传统疾病的发病率很高——高峰时期区域内每天能有 4,000 例新增病例。同时，由于空气污染严重，肺癌、肺结核和哮喘等疾病在居民中很常见。达拉维长期受流行病之苦，数次出现了重大生命损失。1896 年，发生了一次重创达拉维的瘟疫，当时有近一半的人口死亡。1986 年又发生了大规模的霍乱流行事件，大多数患者是达拉维的儿童，到达医院的大多数患儿已经处于晚期和危重护理状态，死亡率异常高。近年来，达拉维又有了耐药结核病病例的报告。

缺乏合理的规划和必要的基础设施，导致达拉维在自然灾害面前也格外脆弱。这些摇摇欲坠的房子如此紧密地排在狭小的空间里，充满巨大的火灾风险。就在 2013 年 1 月，一场大火摧毁了许多贫民窟的房产，并造成人员伤亡。另外由于地处热带，全球变暖、无计划的城市扩张、环境恶化共同增加了洪水风险。2005 年，一场大规模的洪灾造成了大量人员伤亡和财产损失。新的研究表明，印度大部分地区的极端降水气象事件，尤其是导致大规模洪水的多日暴雨，正在变得越来越频繁。从 1950 年到 2015 年，印度中部地区极端降水事件增加了三倍，这对滨海城市孟买，尤其是原属于沼泽地至今无堤坝保护的达拉维而言，无疑是雪上加霜。在一个缺乏合理规划和基础设施的城市，自然灾害可以演变为严重的公共卫生问题。

曾有一家名为拉法基霍尔西姆的公司自 2012 年 4 月以来已经开展了一个项目，通过混凝土加固，让房屋在季风季节中为居民提供更好的保护。拉法基霍尔西姆通过机动人力车把混凝土运到贫民窟，以这种运输方法适应当地狭窄的巷道，并确实对一些房屋完成了改造，但尚存的工程量仍不可小觑。

"我还记得那天出门的时候，你爸爸吃了印度当地的生蔬菜，然后肚子慢慢开始不适，在贫民窟里面到处找厕所。当他听到向导说贫民窟里面每 1,440 人才共享一个卫生间的时候，你爸爸的脸都绿了。然后狠狠心，忍住了继续往前走。哈哈！"大美回忆起和熊教授早年旅游的有趣故事，忍不住要和女儿分享。

来自政府迟缓的行动

针对当地的环境，比如丘尼拉尔家的空气问题，孟买印度人民党领导的一家信托基金会在 2014 年发起了一项倡议，

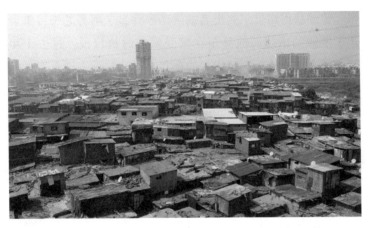

图 6-5　低矮的楼房，狭窄的街道，工业生产产生的烟尘，成为达拉维的标志。

计划帮助达拉维的陶工获得无烟炉。该项目一旦完成，将取代一百多个传统炉子。而考虑到陶工家庭经济能力极为有限，一家信息技术公司也站出来赞助信托公司筹集资金，帮助该地区的陶工能在无烟环境中制造陶罐。不过这一项目的推进速度缓慢，到 2018 年共取代了 4 台，平均推进速度为每年一台。另外，技能培训学院和电子商务门户网站也在考虑为居民提供就业机会。在医疗卫生方面，社区也拟建一所医院等医疗设施，但这对于上百万人的聚集群落来说显得杯水车薪。

　　另一方面，政府也尝试对整个社区进行大刀阔斧的重新规划，不过推进会更为困难。其实达拉维的居民确实盼望着政府帮助他们改善周边肮脏的环境，尤其是新官上任的时候。然而，每次他们的希望都会落空，达拉维已经越来越拥挤，并继续遭受严重的公共卫生问题。当政治家们这几年再次接近选民，并希望获得选民支持时，贫民窟居民协会主席、曾经获得诺贝尔奖提名的活动家乔金·阿普瑟姆带头表达了抵触的情绪。他甚至在接受采访时抗议说，过去十年间，国会负责这个选区代表的存在，对达拉维来说没有任何意义。

他的愤怒不无道理，最早从20世纪50年代起，达拉维重建计划的议题便已提出来，但由于缺乏金融银行和政府支持，这些计划大部分都失败了。20世纪60年代，关注贫民窟居住状况的社会活动人士提议的达拉维合作住房协会成立，向成千上万的贫民窟居民提供一些生活上的帮助，该协会共推出了338套公寓和97家商店。

政府正式开始较大规模的重建招标工作是在21世纪后。达拉维改造项目的规划于2003年首次被提出，此后已被提上印度许多政党的议程。马哈拉施特拉邦首席部长德文德拉·法德纳维斯在2014年上台时也做出类似的承诺。2004年重建费用估计在7亿美元，世界各地的公司都陆续参与竞标重建达拉维，包括一些知名的迪拜和新加坡的公司。到了2010年，估计的重建成本已经达到21亿美元。

马哈拉施特拉邦政府这两年又对重建项目进行了招标。总部位于迪拜的SecLink集团，计划为这个世界上最大的贫民窟提供数十亿美元用于改造。这项雄心勃勃的计划预计耗资约40亿美元，将拆除数以万计的破旧贫民窟房屋，并用数百座高达30层的塔楼取代。大约7万个家庭可能有资格获得不到30平方米的免费公寓，其面积"将和迪拜或新加坡的任何一个家庭一样"。他们希望将该地区变成"智慧城市"，拥有独立的商业和住宅区，并在附近已被污染海湾创建一个"纽约式中央公园"和一个"现代码头"，"在不破坏其社会结构的情况下，生活水平将得到提升。它可以是世界的榜样。"——这家公司如是告诉媒体。

如此绚丽的愿景自然引来了不少好评。在媒体采访中，一位15岁小姑娘表达了不用再排队上厕所的期待和兴奋之情，也有支持者认为该项目能够挽救数十万人的生命。

不过，重新回顾一下这个计划，明显能够发现其中的不和谐之处。迪拜这家公司给出的安置规模，很难完全覆盖现在达拉维的整体人口。政府也公开声明，只有在2000年之前定居的家庭才有资格获得免费住房，当局也打算就此年代进行统计。另有规定称，政府只承认底层建筑面积的合法性，二层以上建造的任何面积结构都被视为非法。这意味着政策一旦实施，反而会造成数以千计的家庭无家可归。

贫民窟的居民们从不反对重建达拉维使其变得更宜居。但批评人士认为，与开发公司口中所谓的"不破坏达拉维的社会结构"根本不可能实现。相反，重建会破坏达拉维的现有社会结构，批评者指责官员实际上在迎合房地产开发商。政府提供狭小面积的公寓，以及将达拉维产业转移到城市界限之外的方案，都是不被接受的。每户仅有的三十多平方米，显然并不能为平均成员近十人的家庭提供舒适的生活环境。居民们也担心，达拉维的小微企业可能根本无法适应搬迁，相关从业者将在迁居后直接丧失谋生手段。丘尼拉尔也说："我家祖祖辈辈一直在这里做陶工……我们的要求是，政府给我们更大的公寓，并分配我们单独的地块，以继续在达拉维本地进行的制陶业。"

这个耗资不菲的规划方案遭受到各方的争议：到2020年为止规划方案没得到正式实行。现在新冠肺炎来了，一切都发生了改变。

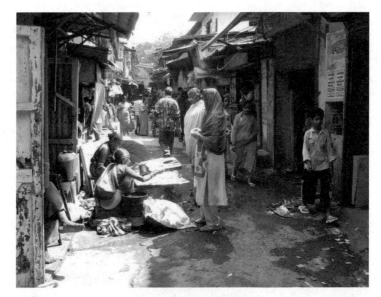

图6-6 达拉维贫民窟内景

"小妮，我们认识这个丘尼拉尔也是特别有缘分。当时我们在贫民窟的游览接近尾声，突然天降暴雨。印度孟买临近印度洋，夏天海洋上的季风会突然带来降雨，而且是一点预兆都没有，在10秒钟之内就可以从晴天转变为瓢泼大雨。当时我看到他们一家人手忙脚乱地把晾在户外的陶器搬进屋内，我就让你爸给他们让开道路。后来那家人还邀请我们进屋避雨，让你爸用厕所。他们家有抽水马桶，已经算是很富裕阶层。"妈妈继续给米小妮讲述他们当年在印度贫民窟的经历。

米小妮听着妈妈讲述她和爸爸在自己出生之前的甜蜜过往。米小妮开心地笑了，她眼前仿佛出现了两个中国游客，他们一脸惊恐地躲在印度贫民窟的一个角落里，看着天上的暴雨，和流过脚丫的污水。米小妮还在想象着，父母当时是不是尝试了印度当地的咖喱，以及熊教授吃了咖喱之后是否产生了体味。米小妮也在想，这么多年过去了，尤其是新冠肺炎疫情期间，当初热情接纳父母的丘尼拉尔一家是否还过得好？抑或是他们的生活已经得到改善，已经搬出了贫民窟？

在新冠肺炎夹击下的达拉维

新冠肺炎疫情来势汹汹。早在 2020 年 3 月，海外学者便要求对达拉维采取更严格的管控措施。虽然他们自己也清楚，严格管控对印度来说难度巨大。印度政府表态坚决，从三月底开始便实行"全国封锁"，也依靠自欺欺人低确诊病例得到了世卫组织的表扬，在各国学者面前印度尽显洋洋自得。然而正如本章开头所描绘的那样，真实感染的病例并不少，少的只是确诊而已。

回顾一下达拉维疫情前的生活状态，可以想象贫民窟的防疫有多么困难。社交隔离在这里是不可求的奢侈品，高人口密度是病毒的朋友。匮乏的个人防护令人担忧，焦虑的居民只能把手帕或衬衫袖子绑在脸上代替口罩。贫民窟里有许多人以打零工为生，全国封锁让他们失去了收入来源，很多人因此会很早开门做生意，希望能赶在警察上班之前尽可能赚到一些小钱，贫民窟内部的市场还在择机营业，这让管控失去效果。警察们的管理方式简单粗暴，使用推车、自行车封锁小巷，警告社区外的人远离；对违反禁令的人，就通过命令或用棍棒殴打以惩罚他们。更有相当一部分达拉维的居民根本不情愿留下。封锁后，已经有约 15 万人被迫搬家。在工作场所关闭、收入耗尽、背上债务之后，他们最终选择离开这个社区。这些返乡的人们在大街上组成了如节日游行般缓慢前行的队伍，无疑又促生了一个政府无力看管病毒传播的温床。

就在 2020 年 7 月，由第三方机构完成的一次抽样检测报告称，被检测的孟买居民有四分之一携带抗体；而达拉维的居民中，这个比例甚至已经超过一半。对于这些防疫能力薄弱的地区，最简单的"社交隔离"无法执行。这不是因为政治因素或是民众对"自由"的崇尚，而是一个受限于空间和设施条件不可能去完成的任务。网上甚至走红了一张疑似贫民窟居民为了自我隔离，戴着口罩蹲踞树上的照片。其实，在贫民窟的历史上，因传染病产生大量人员死亡，已有过多次先例。当下这个贫民窟的规模已经翻了几番，新冠疫情带来的损失将是空前沉重。

"除开达拉维贫民窟，孟买优美的景点其实很多，包括哈吉·阿里清真寺，甘地故居，维多利亚车站，印度门等等。我们去甘地故居的时候，你爸爸的腹泻又犯了，然后在博物馆里面到处找厕所，结果进了厕所之后发现没有手纸，只是在左手边靠近地面处有一个水龙头，你爸爸看了一眼又默默地出来了。"大美说到这里已经笑得说不出话了。

米小妮也听着听着笑了出来。估计父亲为了自己在女儿心中的光辉形象，从来没有把这些出丑的事情和女儿分享。但是在米小妮看来，这些出丑的瞬间，都是甜蜜的过去，原来爸爸妈妈曾经也如此亲密。

贫民窟：一个全球的问题

根据联合国人类居住规划署的定义，贫民窟（slum）是指居民遭受以下一种或多种家庭条件匮乏情况的区域：缺乏获得洁净水源的途径，缺乏改良的卫生设施，没有充足的起居面积，缺乏住房的耐久性和缺乏居住权保障。因此，在评估居民家庭时主要考虑的是这些生活条件特征。贫民窟的空间大小并没有明确的范围界定，它们可以是城市的一部分，也可能是整座城市本身；造成贫民窟的原因也各不相同；贫民窟整体的经济活动可能还颇为活跃，但社区内家庭生活低质量依然是它们共同的特征。

现如今全球各类型贫民窟总共生活着约有 10 亿居民，因为所居住地域的环境问题，他们承担着来自各个方面日益增加的风险。贫民窟居民们除了要面临一系列住房、交通、教育、环境等社会生活的压力外，更要面对来自群体性公共卫生的严苛挑战。根据相关调查结果显示，贫民窟居民受不同的气象条件和自然灾害影响的程度更大，寒冷时期供暖系统取暖设施的缺乏，夏天的热岛效应，都会导致贫民窟居民的死亡率增加。

从达拉维这个具有代表性的案例中，我们可以明白当地管理层与当地居民间产生矛盾的原因。同时，我们将会进一步发现，失败的城市治理对居民福祉，特别是健康问题有着难以推脱的责任。

米小妮放下电话，已经是后半夜了。她第一次了解到父母恋爱过程中如此多的美妙过往。虽然如今父母的关系令人遗憾，他们最终分道扬镳，没能白头偕老；但是他们过去相爱过，而且有过非常甜蜜甚至轰轰烈烈的爱情，他们曾经深深爱着彼此。父亲为了母亲从一个城市拎着两个箱子来到这座城市，母亲为了父亲放弃了不少的好工作。他们也一起携手游览了不少地方，留下了不少回味，米小妮都铭记在心。

她思索着以后等她恋爱的时候，也要和自己的爱人一起，去探寻父母昔日的足迹。父母的这些美好经历，就像黑夜中的繁星一样耀眼，虽然现实和结局如同夜空一般黑暗，但是无法掩盖繁星的光辉。

米小妮看着窗外的繁星，想象着父母美好的过去，沉沉地睡去。

第七部分
公共卫生与危机应对

26. 危机四伏中的冷漠目光——艾滋病威胁下的社会危机

一连多日，洋子都没有来上学，听说是陪同父母去美国料理哥哥后事。米小妮给洋子发信息也没有回复，估计在国外网络通信不畅。米小妮热切地期盼她的好朋友回来，她想用最近明白的道理来安慰洋子，帮助她走出困境。

茜茜也没有来上学，据说是去准备另外一个学生汇报。老师们选她去代表学校，参加省里面的一个学生汇报活动，主题就是环境和健康。茜茜不知道是潜心在家准备，还是已经出发去比赛了。想到茜茜盗窃自己汇报材料一事，米小妮仍然愤愤不平，对着茜茜空荡荡座位投去鄙夷的目光。

"小妮姐，你在看谁啊？"同桌王火灿看到米小妮盯着茜茜的方向，随口问了一句。

"哦，没事。王学霸，你在干吗啊？"

"嗨，还没有到上课时间，瞎看些新闻。最近在关注非洲艾滋病流行的事情。你看小妮姐，非洲的艾滋病已经到了普遍的程度，在那里输血很可能感染上艾滋病。"王火灿拿着手机给米小妮讲新闻。

非洲？艾滋病？米小妮立刻想到了自己的父亲。她和父母的关系最终缓和，她也逐渐接受了父母分开的事实。父女连心，母女连心，和父母的亲情是无法被外在的事实割断的。无论父母关系如何，他们始终是父母。米小妮和父母的联系又逐渐多了起来，虽然之前米小妮说不想见到父亲，但是父亲一直在非洲出差，米小妮也逐渐思念起来。现在王火灿提到艾滋病和非洲，她立刻担心起父亲的安危。

"小妮姐，你看，这个中国援非的医生，在当地就因为输血感染了艾滋病。太悲剧了。"王火灿一边看新闻，一边惋惜地感叹。

"王火柴！你别在旁边一边看新闻又一边打扰我学习！"米小妮突然不耐烦地对同桌吼道。王火灿吓得手机都差点掉到地上。

米小妮说完就大步走出教室，给父亲发去信息："爸，你们在非洲干什么啊？怎么要到期末才回来？"米小妮明显对父亲这一别几个月心存不满，现在又开始担心起父亲的安全。她希望爸爸能够赶快安全回来。"爸，你在非洲要注意安全。听说那里艾滋病非常普遍。"米小妮又补充道。

过了一会儿，米小妮仍然不放心，一个电话给父亲拨了过去。

熊教授接到电话，很开心地和米小妮聊了起来，又安慰女儿，自己所在的地区和国家艾滋病不是主要问题："小妮，你放心，艾滋病主要是东非那边的问题。我们这边其实挺好的。"

米小妮将信将疑地点了点头。

熊教授见女儿还不放心，就说："我最近倒是听到东非同事给我讲的故事。答应爸爸现在先回到教室去好好上课，晚上爸爸给你讲故事。"

米小妮这才安下心来，回到教室上课去了。

晚上，熊教授给米小妮讲了从同事亲耳听到的发生在东非国家艾滋病故事——

兰戈警长的日常工作

鲍勃·奥希博·兰戈（Bob Odhiambo Lang'o）是霍马湾（Homa Bay）地区的一名警长。除了正常的维持治安和社会秩序的工作外，兰戈警长的日常工作，就是随身带一条鞭子，在村子里面四处巡查。如果发现有男女在偷情，兰戈会用鞭子当众抽打这对男女，以示惩戒和羞辱。

兰戈警长对于偷情的特别惩罚措施，是和霍马湾当地特殊的情况分不开的。霍马湾位于维多利亚湖（Lake Victoria）的东岸，距离肯尼亚的首都内罗毕大概 300 公里。在肯尼亚，霍马湾是艾滋病患病率最高的地区。根据 2016 年的数据，在该地区有 19,000 名儿童感染了艾滋病毒，而其中只有 8,000 名患者被认定并治疗，约 150,000 名成年人被诊断患有艾滋病。艾滋病在该地区的流行率达到了 25% 令人震惊的程度。在 2020 年，该地区的流行率仍高达 19.6%，是国家平均值的 4 倍。正因为艾滋病的原因，霍马湾在整个肯尼亚有着比例极高的孤儿、寡妇和鳏夫。

维多利亚湖是世界上第三大淡水湖，湖畔人口众多。霍马湾有相当一部分人靠打鱼为生。这些渔民连续几个晚上打鱼而不回家，和女鱼贩住在一起。女鱼贩经常被迫与供应新鲜活鱼的渔民发生性关系，用她们的身体换取鱼。多年来，这个地区的政府一直否认这个问题的存在，直到现在才开始对这一问题引起重视。另外，当地婚外性行为猖獗，男女经常在晚上偷偷溜到足球场上行苟且之事，或者直接走进路边的小树丛……

头顶戴着绿帽子的当地男女纷纷找到兰戈警长，希望他出手遏制这种不良风气。同时，婚外情和无保护的性行为造成了艾滋病的蔓延，也让兰戈警长忧虑不已。他希望用鞭子能够遏制住艾滋病在当地快速蔓延的势头。他的努力受到了当地居民的普遍赞扬，帕梅拉·阿多（Pamela Adoyo），是当地一名普通的农家妇女。前段时间当她发现她丈夫偷情之后，就向兰戈警长报告了。

"警长帮了我大忙，他把我们小两口叫到他办公室开诚布公地交谈。警长后来把我家那个死鬼狠狠地抽了一顿，然后他就老实了，回家也早了，我们现在没事儿了。"阿多非常感谢兰戈警长的工作方法，甚至包括被惩戒的对象，也感谢兰戈警长。科林斯·奥尔朗（Collince Ollang）被兰戈警长逮住偷情，被当众鞭打和惩戒，他现在认为兰戈警长的行为是正确的，而且帮助他认清自己荒谬的行为。

当然，并不是所有人都认可兰戈警长的这项额外工作。

"如果你被发现和某人的老婆厮混在一起，应该让你偷情对象的老公去；干吗找警察啊！"当地一个居民说道。

一群年轻的乌干达女孩

肯尼亚的霍马湾在维多利亚湖的东岸。在维多利亚湖的北岸，是另一个非洲国家乌干达。福扎（Fauza）是乌干达一位普通的年轻女性，她的家靠水而居，父亲也靠打鱼为

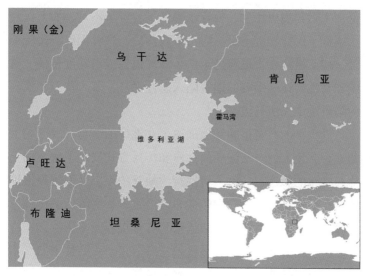

图 7-1　维多利亚湖、霍巴湾的位置示意图

生。福扎后来因为怀孕被父母赶出家门，迫于生计，福扎只能和其他的女性一道，用自己的身体挣钱。这些女性中的很多人在十几岁时就被父母赶出家门，她们几乎每人每天都与多人发生性关系。还有一些人和福扎一样感染了艾滋病或者其他性病。这些年轻女性，以每次交易约合人民币 9 元的价格出卖自己的身体，每天大概可以赚到 60 元。但是除开房租、警察的盘剥，拿到手的所剩无几；同时还要面对客人的赖账和殴打，和来自同行的竞争。由于妓院老板不让她们使用避孕套，像福扎这样年轻贫困的女性，是极易感染艾滋病毒的，她们冒着患病甚至失去生命的风险，赚取生活费用。

落后的经济、较低的教育水平、传统习俗和宗教文化等社会因素的相互影响与作用，增加了性行为传播艾滋病的风险和速度，政府财政收入乏力，债务压力巨大，因此难以提供大量资金用于艾滋病的防治，从而导致人民生活水平更低，生活环境更恶劣。教育水平低下，资金不足，加上医疗水平低、医疗物资不足、防治手段落后、患者无钱买药等原因，使艾滋病在肯尼亚乃至整个非洲以惊人的速度传播。贫困和艾滋病让受影响的地区陷入恶性循环，落入贫困和疾病的陷阱之中无法自拔。

低水平的教育也间接地加速了艾滋病的蔓延。缺乏相关的教育，使人们对艾滋病的性质和传播方式缺乏了解，加上传统文化的影响，一些人对性行为缺乏约束，又不重视保护措施，导致艾滋病的横向传播非常严重。一些落后的传统习俗和宗教思想也对艾滋病的流行具有直接或间接影响。在肯尼亚，现代的避孕方法为一些教堂所禁止，一些贫困妇女不得不到卫生条件不合格、医疗水平极低的非法诊所堕胎，既没有办法保障自身的生命健康安全，又增加了感染艾滋病病毒的可能。在非洲中部及东部的部落地区，按照传统，需要为第一次来经、丧夫、流产或堕胎的妇女进行的性清洁习俗。这种习俗被认为与艾滋病的传播有关系。性在非洲文化中是一个禁忌的话题，这也导致了人们对艾滋病的防治意识不强。

此外，非洲很多个国家艾滋病的检测和治疗手段落后。在马拉维、肯尼亚及南非，大约有10%感染艾滋病病毒的人发病，其中47%的人从未接受过艾滋病的检测和治疗。无国界医生艾滋病顾问范卡特森说："人们仍然很迟才接受诊断。我们需要新的方法，及早找出被遗漏的人，在他们病重才去医院或从未接受护理而死在家中之前，就找到他们。污名化与信息缺乏的现象仍普遍，导致病人延误治疗，或完全没接受检测或治疗。"

米小妮听了父亲讲述的故事之后，心里面非常不是滋

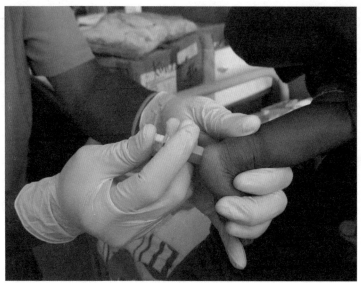

图7-2　干血纸片法（dried blood spot，DBS）将血样收集在卡片纸上，后续用质谱仪、荧光反应进行后续测量。这种测量方法对冷冻的需求减少，尤其适合在中低收入国家使用。这种方法的缺点是不够灵敏，不能作为诊断标准，但可以用于大规模流行调查和监控。

味。这个叫作福扎的女孩，说不定比她的年纪还小。自己能坐在明亮的教室里面读书，还在纠结怎么才能去联合国实习的事情；而这个同龄的小伙伴，只能在东非一个小村庄的破屋子里低廉地出卖自己的身体。

　　米小妮又关切地问父亲福扎的近况。她的眼前浮现出一个就像塞拉利昂的科罗马大叔那样，被岁月摧残，然后失去动力，变得木讷的形象。只是，这个年纪和自己相仿的福扎，是不是也早早地失去了生活的信念和希望呢？

　　熊教授回答说："我们之所以知道福扎的近况，就是因为她与众不同，和别人不一样。她在感染艾滋病之后，积极向联合国和其他组织求助，并把周围有同样遭遇的女孩组织起来了，宣传防艾滋病的有关知识。"

米小妮又了解到，福扎的组织在当地非常有名，所以熊教授的同事才能了解到相关信息。米小妮的眼前又出现了一个经受了打击，但是越挫越勇小姑娘的形象。虽然她因为艾滋病健康受损，或许身体已经出现了一些症状，但是这丝毫不能阻碍福扎勇往向前的勇气。这个社会深深伤害了福扎，但是福扎却用善良的心来回报社会。

米小妮又试着想了想，要是这件事情发生在自己身上，还能够这样豁达吗？还能够积极地对待这个社会吗？她不由得打了一个冷战，不敢相信，她不知道该如何面对这个残酷的现实。对比之下，米小妮觉得自己的情况完全不算太糟糕。她其实并没有失去什么，她的亲人朋友都还在，她的家庭仍然还在，只是父母不再是夫妻而已。想想这个福扎小姑娘，她的境况才是绝望和糟糕。

米小妮又问："在东非那里，类似的艾滋病病例多吗？这个问题是不是已经非常严重了？"

熊教授摇了摇头说："非常严重，已经不仅仅是一个健康问题了，而蔓延到社会方方面面，成为一个综合性的社会复杂问题。"——

被艾滋病蹂躏的土地

艾滋病的快速传播已经导致一些国家呈现出人口比例失衡、平均寿命降低、劳动人口减少和人才流失等妨碍经济发展的问题。一些非洲国家有高达25%的成人劳动力是艾滋病毒携带者，这些人口失去了工作的能力，同时又需要医疗保护和经济上的援助。此外，健康人口的减少也会导致军队人员不足，国家安全难以保障。这些问题又会导致本地区社会和国家各方面的衰退，进一步增加这些国家所面对的困难。

艾滋病对社会的影响，从个人、家庭延伸到整个社会。从个人和家庭层面来看，艾滋病会极大减弱个人的生产、消费能力，且艾滋病患者需要特殊高昂的治疗费用，增加家庭的经济负担。在组织层面，艾滋病会导致生产力下降，降低组织活力和经济收益。在社区和国家层面，艾滋病会诱发家庭不稳定、犯罪率升高等问题，这将增加社区和国家的各种开支；艾滋病患者难以创造社会财富，也导致经济发展缓慢，国家必须承担越来越沉重的与艾滋病相关的财政预算。

艾滋病对社会的影响也有很多直接的方面。比如在乌干达，司机群体中有很多艾滋病感染者，乌干达近年交通事故的增多与艾滋病在司机群体中蔓延有关。因为过多的交通事故，每年要损失5%的国内生产总值。又如由于艾滋病引起游客们的恐惧，使旅游业受到沉重打击。

阻止艾滋病的蔓延已成为当务之急。联合国艾滋病规划署在艾滋病大会上提出了2030年终结艾滋病的目标。就非洲的艾滋病现状来说，做出改变是当务之急，必须纠正一些社会治理上的误区。在南非总统姆贝基执政期间，艾滋病已达到了难以控制的地步，但政府并没有对此重视，反而提出"艾滋病是贫困造成的，而不是病毒""艾滋病没什么可怕，洗个热水澡就没事了"。正是这种初期的政策失误，导致了艾滋病在非洲的进一步蔓延。

如今非洲在防治艾滋病工作上已经做出了很大改变，国家和社区开始增强防治意识，提倡和推广暴露前预防、逆转录疗法，发放安全套，普及艾滋病教育、安全性行为教育，发放清洁的针管、注射器等工作。肯尼亚艾滋病男女患者的

和米小妮一起学习公共卫生

预期寿命已经分别提高至 61.3 岁和 66.6 岁，新发感染率也有所降低。虽然目前获得了一些成功，但第三世界国家在抗击艾滋病上还有很长的路要走，他们仍然面临着病毒耐药性、资金不足、来自美国的高昂药物专利费等问题。

如果能够在这些中低收入国家加强对于艾滋病的应对，就可以在 2015－2030 年间避免 2800 万艾滋病的感染病例和 2100 万与艾滋病相关的死亡，并在艾滋病治疗的费用方面每年节省 240 亿美元，这些节省下来的资金有利于国家其他方面的建设。同时艾滋病患病率的降低也能够增加社会的稳定，调和社会各方面的关系，这些改变都有利于国家发展。

如果说中低收入国家应对艾滋病面临医疗条件不足，民众防护意识薄弱的问题，那么高收入国家又会面临怎样的问题？

凯西之家的特殊客人

凯西之家（Casey House）位于多伦多市的伊莎贝拉大街 119 号。它是加拿大第一家也是唯一一家针对艾滋病毒携带者和艾滋病人的专门医院。1988 年，当凯西之家开门营业的时候，艾滋病在加拿大是一个被高度污名化的疾病。人们对疾病的恐惧使他们对此讳莫如深，以至于凯西之家的第一个病人是由身着危险化学品隔离服的医护人员护送过来。当病人来到凯西之家以后，患者受到了热烈的欢迎——这是他患病以来第一次受到心灵的触动。

绝大多数艾滋病患者会认为自己马上面临死亡，陷入绝望状态。他们的情绪会产生很大的波动，从一开始的否认演变为后来的焦虑、恐惧等情绪，甚至出现幻觉、妄想等症状。个别艾滋病患者或长期遭受他人的歧视，或由于经济原

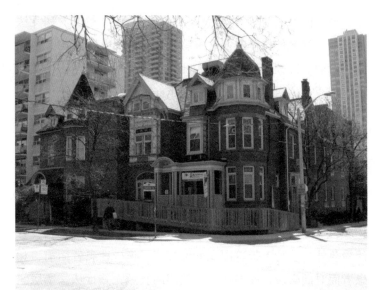

图 7 – 3　凯西之家（Casey House）位于多伦多的伊莎贝拉（Isabel-
la Street）大街和亨特利街（Huntley Streets）的交界处，是一家提
供艾滋病治疗和关怀的医院。

因难以得到必要的治疗，甚至会产生报复社会的心理，故意
感染他人。艾滋病是对人类威胁较大的疾病，目前无有效的
治疗措施，也会对大众产生心理影响，不少人"谈艾色变"，
对艾滋病患者有一些不良的刻板印象，一定程度上也激化了
群体间的矛盾，增加了社会中的不稳定因素。因此要应对疾
病导致的社会治理危机，患者和大众两方都应该得到及时有
效的心理疏导。这就是凯西之家成立的目的——消除对于艾
滋病人的歧视。

　　在凯西之家成立之前，艾滋病患者在医院受到冷遇。
"护士不愿意走到他们的床边，没人为他们提供食物。"凯西
之家现在的负责人乔安妮·西蒙斯（Joanne Simons）如是回

和米小妮一起学习公共卫生

忆。当时的人们缺乏对艾滋病必要知识，不了解艾滋病无法通过简单接触传播。凯西之家就是在公众对艾滋病的恐惧中开门营业。筹款和运营成为凯西之家需要考虑的问题，其创始人理查德·西尔弗（Richard Silver）就蜗居在伊莎贝拉大街的地下室里，为凯西之家化缘，直到凯西之家迎来了一位特殊的客人。

1991年10月，英国的戴安娜王妃（Princess Diana）来到了凯西之家。当时人们普遍担心接触艾滋病人会感染艾滋病，甚至患者的亲属去探视的时候，也要戴上口罩和穿上防护服，他们甚至不愿意拥抱自己患病的孩子。而戴安娜身着淡粉色外套，脸上带着阳光般的笑容，跪坐在患者面前，和患者面对面交谈，拥抱并亲吻他们的脸颊；并且从一个房间走到另一个房间，与患者和患者家属交谈，以期消除人们对艾滋病的恐惧和误解。

戴安娜访问凯西之家向人们指出消除艾滋病歧视的重要性。要消除艾滋病相关的歧视应从以下几个方面入手：首先要全面准确地传播艾滋病相关知识，剔除误导性信息。随着医疗的发展，艾滋病并不再是高致死性的疾病，而趋向于一种需长期服药的慢性病；以及很大一部分艾滋病毒感染者是通过母婴传播和血液传播而感染。此外还应改变恐吓式教育的做法，以减少大众对艾滋病的恐惧。另外，还要对医务人员进行职业道德教育，避免歧视在医疗场景中向其他人群的扩散。

不知道为何，在父亲讲到对艾滋病人歧视的时候，米小妮突然想到了李源。她和李源交往的过程中，逐渐了解到了他在小学和初中，在整个成长的过程中，都伴随着人们对他这个"没有父母要的孩子"的歧视。甚至，米小妮自己在第一次了解到李源身世的时候，第一反应也是廉价的同情混合着疏远的歧视，觉得李源和自己"不一样"。

现在，米小妮自己也遭受到了父母离婚的痛苦，她忽然觉得自己对李源的歧视是一种多么肤浅的优越感。仅仅几个月的时间，她就和李源没有了任何差异。由此看来，歧视和被歧视真是可以互相转变的。米小妮笑着摇了摇头。不过也感谢上天，自己的情况比李源要好太多，李源的母亲离开了家，父亲后来也不怎么管李源。而米小妮现在，仍然被父母的爱所包围。

歧视的代价

在艾滋大流行的第六年，纽约市格林威治村缺少治疗和药品，艾滋死亡率几乎 100%，恐慌引起一波谴责和针对同性恋的暴力反应，甚至医院都习惯性地拒收患艾滋病的濒死病人。愤怒的艾滋病患者们为了抗争求生存，建立起了一个个无党派多元化组织，致力于通过行动，终结恐艾危机。他们既是在与疾病搏斗，又是在向社会求生存，渴望用积极的态度与这种疾病作抗争，也在努力用他们自己的行动来减少个人悲剧，减少艾滋病引发的社会问题。

20世纪90年代，法国是欧洲艾滋病患者最多的国家，而法国政府成立的全法抗艾协会并没有履行相关职责，反而采取了漠视的态度，导致艾滋病人数量激增。面对政府的不作为，一群艾滋病患者成立了名为"艾滋病人团结展示力量联盟"的组织（AIDS Coalition To Unleash Power），用一种近乎极端的方式与政府对抗，控诉政府对抗艾药物的管制，又与医药公司对抗，指出他们对艾滋病治疗的不合理研究以及为了盈利而进行的饥饿营销。同时该组织致力于防艾宣传，他们在公众集会上举起标语游行，在学校内不顾老师与学生的冷眼，执着于宣传关于预防艾滋的知识，致力于增进公众和政府对艾滋病的认知。

从社会秩序的角度来看，这样的一个民间组织在旁人眼中无疑是一伙"暴徒"，他们的行为必然会影响正常的社会秩序，不利于社会的治理。如闯进学校影响教学秩序，在政府办公区、公司办公区进行暴力抗议等。大多数活动通常以抗议者被警察拖拽离场甚至逮捕而结束。但从人道的角度想想，这些艾滋病患者也是人，他们在直面死亡，同时承受着歧视和污名化的压力。他们无奈地发现，唯有愤怒和失控的行为才能引起注意，从而表达自己的诉求。如果不积极抗争，他们可能成为医药公司饥饿营销的对象，医药公司故意减缓药品供应以便从艾滋病患者身上榨取最后剩余价值。另外，这些艾滋病患者还同时面临种族歧视及其导致的不公平与贫穷。黑人聚居区的医疗资源贫乏，美国一些主要城市的黑人居住区方圆五英里内都没有医院。

如果不改变对艾滋病的歧视态度，整个社会都会为此付出代价。2019 年，佛罗里达州 27 岁男子拉希姆·艾基·博迪福德（Rasheem Ikey Bodiford）被判十年监禁。博迪福德 2016 年被诊断患有艾滋病，在明知自己患有艾滋病的情况下，仍然先后和两名女性发生性关系，却向对方隐瞒了自己的病史。

歧视，并不能使整个社会变得安全，只能使其变得更加危机四伏。

黑暗中的曙光

1996 年，美籍华裔科学家何大一提出了"鸡尾酒疗法"，即通过三种或三种以上的抗病毒药物联合使用来最大限度地抑制病毒的复制。这种疗法在问世之初费用十分昂贵，且存在明显的副作用和局限性。但经过医学专家的不断改进，费用已经大大降低，用药后取得了良好的疗效，使人们看到了希望的曙光。鸡尾酒疗法、抗反转录病毒疗法问世以来，艾滋病患者的生命状况越来越接近常人，生活质量有了很大提高。在各种宣传下，恐艾的观念也有所减少，艾滋病逐渐被理解为是一种慢性病，但人类与艾滋病的抗争远远没有结束。

美国卫生与公众服务部在未来五年计划将艾滋病新发感染者减少75%，在未来十年内将其减少90%。这一雄心勃勃计划是有科学依据的：首先，抗反转录病毒药物提高了感染者的生活质量，使他们更加健康，寿命更长，且降低了通过性行为将艾滋病毒传染给伴侣的风险；其次，"暴露前预防"药物能够将艾滋病病毒传播风险降低97%；第三，新的流行病学技术可以帮助确定更多的地区是否需要防控资源，以促进资源的合理分配。

虽然发达国家对艾滋病的防治有着很好的前景；但如果说人们已经完全"战胜"了艾滋病还为时过早。美国政府相关部门的数据表明，在减少艾滋病新发感染者方面，美国取得的进展已经停滞不前，甚至还面临新问题，其中最严重的就是阿片危机。每十个艾滋病新发感染者中就有一个是毒品注射者，对于这些问题，社会各个方面还要及时调整政策。

一种疾病的发生并不代表着灾难的来临，它不仅取决于人们看待疾病的态度，更依赖于社会各界做出的反应。

熊教授在最后，还满怀感情地讲了国内的艾滋病患者的故事，原来拥抱可以让世界变得更美好——

"一切都会好起来的"

2006 年 11 月，在一年一度的"艾滋病日"到来之前，长沙市街头举行了一场特殊的测试。"艾滋病人"小黄和小昊，举着告示牌"请给艾滋病人一次握手或拥抱"，在大街上落寞地等着路人的回应。

疑惑，恐惧，狐疑，路人纷纷对他们投来异样的目光。

其实小黄和小昊，都是当地某报社的记者，他们假扮艾滋病人求拥抱，一来呼吁大家消除对艾滋病患者的歧视，二来通过角色转变，设身处地体会作为艾滋病人被歧视的感觉。

2006 年，当时中国的艾滋病已经到了快速传播的阶段。2005 年底，中国内地累计报告艾滋病病毒感染者 135,630 例，其中艾滋病患者 31,143 例，累计死亡 7,773 例。年增长近 30%，防艾形势非常严峻。

2006 年 12 月 1 日，时任国务院总理温家宝，在中南海紫光阁，迎接了一批特殊的客人：来自全国各地的 15 位因艾滋病致孤的儿童和患儿。温家宝询问大家的近况和生活有什么困难，并勉励大家好好学习。在会面结束的时候，温家宝向小朋友们赠送文具和图书，并手扶小朋友们，把他们一一送上车。

回到本节开头提到的长沙街头的测试。

当小黄和小昊遭遇路人冷眼，孤独无助的时候，一个 20 多岁的女大学生腼腆地从人群中走了出来，从身后抱住了"艾滋病人"，并轻轻地说：

"一切都会好起来的。"

"世界以痛吻我，报之以歌。"米小妮想起了泰戈尔的这句诗。前面提到的那个叫福扎的姑娘，她因为生活所迫去卖身，染上艾滋病，却没有选择报复社会，而是用积极的态度去对待，甚至是回报社会。而这个叫博迪福德的男子，对社会展开报复，却让更多的无辜者受害。

我应该怎么对待伤害自己的人？像博迪福德这样睚眦必报，恣意恩仇？还是像福扎那样以德报怨，报之以歌？米小妮又想到了曾经伤害自己的茜茜，她曾经是自己的朋友，但她盗窃走了自己的梦想。

我应该怎么对待伤害过自己的人？她想到自己前几天最崩溃的时候洋子和刘晓原给自己的帮助。真的，人在最崩溃和绝望的时候，一个拥抱一个眼神就可以拯救他。她又想到了洋子，这段时间估计是她最难熬的时候，米小妮知道自己的帮助此刻对于洋子也十分重要。

人一生不可避免地会受到伤害，也会伤害别人。怎么保护自己不受伤害，受到伤害之后能自我修复，同时也避免伤害别人，这都是值得思考的问题。

突然米小妮有了疑问，她问父亲："爸爸，你伤害过别人吗？"

熊教授愣了一下，等了很久，缓缓地说："可能是你吧。我知道，我和你妈妈的决定，深深地伤害了你。"

米小妮沉默了，然后她又问："爸，你和我妈妈为什么决定要分开，我妈妈伤害过你吗？"

熊教授又沉默了，他在犹豫是否告诉米小妮："你妈妈曾经对我的伤害，我很难……"但他马上觉得说出这些故事，无疑又是对女儿的伤害："好了，米小妮，时间也不早了，你该休息了。"

在另一块大陆上，和米小妮聊完，熊教授这边早已过了下班的时间。他疲惫地收拾好行囊，准备回住处休息，然后问旁边同事："前几天那个感染艾滋病的哥们最近怎么样了？"

同事无奈地回复："不知道怎么样，连夜通过飞机送回国内了，看阻断药物是不是有效果。这件事情新闻都报道了。我也在微信群里面告诉其他的援非同志，让他们万分小心。"

熊教授点了点头："是的，尤其是咱们这里，艾滋病泛滥成灾，我们一定要做好自身防护。而且，小李，你就别告诉你女朋友和父母了，别让他们担心。"

同事小李点了点头："知道，我都说我这边好着呢，没有什么艾滋病流行。"

27. 烟笼雾锁下的车水马龙——经济发展中的空气污染事件

"小妮，小妮，我刚才从其他班同学那里听到一个消息。"王火灿突然过来神神秘秘地找到米小妮："据说你那天上台做汇报之前，有同学看到茜茜拿了你的书包，然后又拿着电脑在改幻灯片，而且她删除了不少的幻灯片。"

米小妮心中咯噔一下。难道，难道，那天自己幻灯片的丢失是茜茜动手脚删除了？

"那个同学还问茜茜：'你做幻灯片这么辛苦怎么要删除呢？'茜茜当时似乎有点慌张，后来说：'我怕时间不够，就删了一些。'那位同学也就没有再过问，但后来听汇报的时候才知道那个是你的汇报内容。"王火灿继续补充。

米小妮心如刀割，没想到自己曾经最好的朋友，不仅偷走了自己的汇报，还故意删除了自己的汇报内容，真是打击至深，她眼眶中一下充满了泪水。

"哎哟，小妮，你可别情绪激动。"王火灿慌忙去找餐巾纸递给米小妮。

"没事，王学霸。"米小妮摇摇头，她又想到了前几天父亲讲的非洲大陆那一个叫福扎女孩，以及她对苦难报之以歌的故事。

"米小妮，团委老师和孟老师找你，让你去他们办公室。"有同学在教室外面喊道。

进了办公室，米小妮发现茜茜也在那里，两人见面略显尴尬。团委老师对二人说："今年因为联合国经费削减的原因，招收实习生的计划取消了，这很遗憾。"米小妮听后心中哑然一笑，茜茜费尽心机以为得到了实习的机会，却没想到是一场空，而且失去了朋友。

"但是省里面要举行一个环境健康主题的学生艺术节，当中包括学生科研汇报活动，学校决定让你们俩组队参加。"团委老师继续说道。

孟老师也插话了："上次艺术节汇报的事情，就让它过去好了。现在你们俩都是学校里面最适合干这件事情的同学，希望你们能把握好机会，为学校赢得荣誉。你们有信心吗？"

茜茜看了看两位老师，又看了看米小妮，不吭声。

米小妮立刻开口了："艺术节的事情已经过去了。我愿意和茜茜一起，把汇报的事情做好，为学校在省里争得荣誉。"

"好！"团委老师拍了拍椅子扶手，站起来拍了拍米小妮的肩膀："需要什么支持给孟老师说声。祝你们马到成功！"

从办公室出来，茜茜跟在米小妮后面，大气都不敢出，半天才憋出话来："小妮，之前的事情……我……"

米小妮转过头微笑着对茜茜说："我们先讨论汇报的内容吧。这次去省里汇报，代表学校，咱们的内容准备得扎实一些。"

茜茜点了点头："喔，好。"

"茜茜，你准备了什么材料，先拿出来讨论一下吧。"

"有的，小妮，我觉得咱们还是汇报空气污染的内容，我找了一些资料你看看"——

埃塞俄比亚的空气污染问题

在撒哈拉以南非洲，有一半人口和70%以上的国家依赖生物质燃料作为家庭能源——例如秸秆、木柴等。在埃塞俄比亚95%以上的家庭使用生物质燃料——例如木材、粪便、木炭或农作物残渣——来满足做饭及家庭能源需求。生物质燃料燃烧产生有害烟气，成为室内空气污染的重要来源。室内空气污染每年导致 50,000 多人死亡，造成了埃塞俄比亚 5% 的疾病负担。

在使用生物质燃料的家庭中，日均的 PM2.5 的平均浓度高达 280 $\mu g/m^3$，最高浓度甚至会达到 12,739 $\mu g/m^3$。这些使用固体生物质燃料和传统炉灶的家庭，其室内一氧化碳水平要高得多。除了一氧化碳，二氧化氮也是重要的空气污染物。因为燃烧生物质燃料，家庭中的二氧化氮（NO_2）浓度也很高，平均浓度 97 $\mu g/m^3$ 远远超过了世界卫生组织的空气质量指南规定。落后的住房设计，窗户和独立厨房的缺失，在整个埃塞俄比亚都普遍存在，这都加剧了室内空气污染问题的程度。

除了室内空气污染问题外，埃塞俄比亚的室外空气污染问题也不容小觑。汽车柴油发动机工作时会产生大量的苯、多环芳烃、砷、醛和甲醛等有害物质，这些物质和细颗粒物一起被吸入人的肺部，增加了喉咙痛、慢性鼻炎和慢性咽炎的发生率。埃塞俄比亚全国有70%的车辆位于首都亚的斯亚贝巴，这使得首都的主要道路交通拥堵不堪。而且旧车使用柴油发动机的比例也很高。室内空气污染和交通引起的室外空气污染问题在埃塞俄比亚尚未引起广泛的重视。

对于空气污染的危害，埃塞俄比亚的农村也不能幸免。埃塞俄比亚农村多是大家庭，而且在室内居住时间长，房屋通风较差。农村居民是空气污染的受害者，但困扰他们更重要的是生计问题，空气污染问题还暂时无暇顾及。尽管首都亚的斯亚贝巴的大多数居民（95.5%）都意识到该市存在环境污染问题，但他们的知识水平和对环境污染的重视程度普遍较低，民众对于空气污染问题普遍是事不关己，高高挂起的态度。

尽管现阶段埃塞俄比亚政府制定有关空气污染的法律法规较少，但是该国较少的法律法规，一定程度上可以用于应对空气污染。例如，埃塞俄比亚宪法规定，所有人都享有清洁和健康环境的基本权利。该国制定的提升气候适应能力的绿色经济战略，可以被用来提升空气质量。1994年制定的能源政策强调保护环境的重要性，也可以被用于应对空气污染。

"总之，埃塞俄比亚乃至整个撒哈拉以南非洲都严重依赖生物质能源。生物质燃料的燃烧会产生严重的空气污染问题，再加上不合理的房屋布局，厨房和卧室相连，以及缺乏合适的炉灶，会造成人群暴露于高浓度的空气污染当中。"茜茜总结了一下刚才的重点。

"我又查阅了缅甸的空气污染问题，有类似之处。"茜茜继续讲述——

缅甸的空气污染问题

缅甸是全球遭受空气污染影响最严重的 20 个国家之一，缅甸空气污染的故事与埃塞俄比亚惊人相似。2011 年以来，随着缅甸城市化进程的快速推进，仰光的商业区人口增长迅速，一些工业区在仰光的郊区迅速发展起来。伴随着城市化而来的是城市的空气质量不断恶化，由于放宽了进口车辆的限制，仰光登记机动车在过去十年间的数量增加了六倍。截至 2018 年，仰光的人口为 740 万，而且仍然在增长当中；机动车保有量为 87 万辆，机动车的迅速增加导致空气质量迅速恶化。除了交通带来的空气污染，还有家庭使用生物质燃料（秸秆、木柴）等带来的室内空气污染，这些家用燃料通常效率低下，会导致室内细颗粒物含量猛增——这和埃塞俄比亚的故事惊人类似。

世界卫生组织的报告表明，不健康的生活环境导致成千上万的缅甸人过早死亡，其中四分之一的死亡归因于环境因素。空气污染正在成为缅甸城市发展的突出问题，已对人民的生命健康造成重大影响。尤其是在仰光地区，由于吸入的细颗粒物，成年人口中的肺癌、心血管疾病，以及儿童中的急性上呼吸道感染等疾病发病率迅速增加。根据世界银行的估计，在未来几年中，空气污染将在缅甸造成 45,000 多人死亡。缅甸的空气污染高于该地区的其他国家，是东南亚其他国家平均水平的两倍。对于 5 至 14 岁的缅甸儿童来说，颗粒物污染是所有威胁健康风险因素中最危险的。因此，需要用大量的监管措施来应对由于经济发展产生的空气污染问题，减少对环境和社会影响。

面对日益严重的空气污染问题，缅甸政府也采取了相应的行动。2016年，缅甸将环境影响评估程序加到现有的法律法规当中，为基础设施和工业区建设过程中的环境评估流程提供了支持和指导。在城市地区，机动车等移动排放源是空气污染的重要来源。机动车的年检除了确保机动车的安全性以外，还确保机动车排放水平达标。缅甸政府规定，车龄超过20年的旧车禁止在仰光市区注册登记。

"小妮，你觉得我找的资料怎么样啊?"茜茜用商量和试探的口吻问米小妮。

"嗯，总体还可以。我觉得咱们把题目定为发展中国家的空气污染问题。不过我在想能否讲一个大家都喜欢听的有趣的故事。"米小妮知道，公共卫生科普和宣传，引起读者的兴趣是关键。如果不能讲述一个有趣的故事，引起大家的共鸣，那么公共卫生的科普注定是失败的。不能像熊教授之前那样，写的公共卫生手稿，充满了教科书般的枯燥教导和干瘪的公式与定义。米小妮想，一定要和大家日常的生活相结合，浅显易懂，大家才能理解和认同公共卫生的知识。

与此同时，熊教授新一版的公共卫生手稿有了专家组的新一轮反馈。经过了前几次的失败，以及女儿的提醒，熊教授新一版的公共卫生科普书放弃了传统科普书的写作模式，没有放入任何公式和定义。他知道，每放入一个公式，这本书就会损失一半的读者——这不是他的原创，是当年霍金写《时间简史》时候，编辑对霍金说的。熊教授转而采用《苏菲的世界》的写作模式，讲述了一个小姑娘和她的父亲一起探索公共卫生知识的故事。从这个小姑娘日常生活中涉及的公共卫生内容出发，将这个学科的知识娓娓道来。而且，熊教授是带着热情做这件事情的，他想象自己是在为女儿米小妮写一本书，为了她的茁壮成长，为了她的健康未来。

回到米小妮这里，她还在苦思冥想一个有关发展中国家空气污染的案例，最好和大家的生活经历相结合。突然，她想到了自己的父母，想到了父母热恋时候在印度游玩的经历，回忆起了母亲给自己讲的故事，还有印度的雾霾，以及雾霾背后的政治博弈——

新德里印度门发生的抗议事件

印度门是一座用红色砂岩和花岗岩建造的，高达43米的凯旋门，用于纪念在第一次世界大战和第三次阿富汗战争中为英帝国战死的印度士兵。印度门上镌刻着13,300位阵亡将士的姓名。印度门在印度的地位，相当于中国的人民英雄纪念碑。2019年11月5日，星期二，超过1,500人在这座象征国家的印度门前逐渐聚集，他们手持标语，抗议印度新德里严重的空气污染问题。

"我们应该得到空气质量指数在50以下的空气！"一位抗议者手持的标语牌写到。

每年冬天到来的时候，由于季风季节结束，污染物无法扩散而逐渐在近地表积累；同时，城市临近的旁遮普邦（Punjab）和哈里亚纳邦（Haryana）的农民在收割水稻和播种小麦时焚烧秸秆等废料产生浓烟，加剧了空气污染。整个印度北方出现严重空气污染事件。其中，新德里多个监测站点的空气质量指数已经在 2019 年 11 月 3 日周日开始超过 999。国内的朋友可能对此比较熟悉，俗称——"爆表"。空气污染水平达到有历史记录以来的最高水平，黄色的有毒烟雾笼罩着这座拥有 1,800 万人口的城市。学校暂时关闭，机场航班取消；大量居民出现眼睛灼热、持续咳嗽和头疼的症状；政府发布临时的指令要求机动车单双号限行。

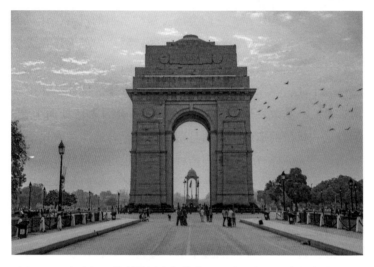

图 7-4 印度门上镌刻着因参加英帝国军队而失去生命的印度士兵的姓名。每年国庆日，印度门都要举行大规模的纪念活动，印度总理会拜谒印度门。同时印度门也是新德里各项社会抗议的地点。2019 年 11 月 5 日，印度门目睹了一场抗议空气污染的运动。

新德里空气污染的成因

新德里遭受严重空气污染的原因，是临近地区农业焚烧秸秆所致，这背后却牵扯到国家农业生产的问题。

印度曾经饱受饥荒的困扰。建立在化肥、农药、农业机械和灌溉基础之上的"绿色革命"改变了这一情况。旁遮普邦和哈里亚纳邦变成了粮仓，为全国生产大批量的小麦和大米。小麦在冬季播种到来年收获；大米的生长则和夏季的季风周期相吻合。绿色革命在带来足够粮食的同时，也带来了水源和空气的污染。农业机械在收割完农作物之后，田地中剩下的残茬较高，会对农民造成伤害。残茬的这部分不适宜作为动物饲料，在田地里自然降解速度也慢，更重要的是，如果不清除这些残茬，它们会危害播种水稻的机器，让机器卡住。焚烧，可以轻松解决这一问题，燃烧的灰烬还是天然肥料——总之，焚烧秸秆的原因和咱们国内情况基本一致。

鉴于此，专家们也提出了许多解决方案。例如，印度政府在推广一款改良版的播种机械，它不会因为秸秆而卡壳。但是这一机械的造价昂贵而且费油，对于普通印度农民而言难以接受。同样有一种处理秸秆的机器也可以将秸秆切碎并且散布在田地中，但是同样地，价格昂贵，一般的农民根本无能力购买。有人可能会问，那为什么不把秸秆作为燃料使用？首先，将大量的秸秆从田地中运回住处本身就费时费力，农民也是会计算时间成本的；其次，秸秆在灶炉内燃烧又产生了室内空气污染的问题。

印度面临的空气污染问题，表面上看是农业生产方式的问题；但归根到底，还是经济发展程度限制了清洁能源在生产方式上的大规模采用。清洁空气并不是免费的，而是需要投入资金和技术来获取的。当然，政治精英的漠不关心，社会关注度的不足，也加剧了空气污染问题的恶化。

正如当地的环保组织创始人巴拉蒂·查特维迪（Bharati Chaturvedi）所言："空气污染在印度还不是一个政治问题。没人向政府清楚地表达诉求。"

印度社会主流媒体的沉默

查特维迪是正确的。当前的印度空气污染并不被认为是一个问题。

新德里由印度中央政府和德里地方政府共同管理。新德里的空气污染来源是临近邦农业生产焚烧的秸秆所致。但是在印度联邦制的政府体制之下，中央政府和邦之间，各个邦之间，并未很好地合作沟通，共同控制空气污染；何况各个邦和中央政府会分属于不同的政党，有各自政党的小算盘。对于跨越邦边界的跨境污染，印度现有的政府体制更是应对不力。印度最高法院曾对空气污染问题提出过批评，但是没有造成太大的改变。人们就算对空气污染不满，也不知道谁该对此负责。

除了政治体制的羁绊，政治精英们也不关注空气污染问题。印度总理莫迪（Narendra Modi）虽然热衷发表全国讲话，但是对于空气污染问题则保持沉默。新德里的地方选举在 2020 年 3 月举行，但是空气污染也没有成为竞选各个政治派别的主要议题。当然，并不是所有的政治精英都对空气污染问题表示沉默。反对党印度国民大会党议员高拉夫·果戈（Gaurav Gogoi）打算提出一项新的空气污染治理法案，以取代 1981 年制定的类似法律。这项新法案是按照美国1963 年版本的《清洁空气法》制定的。这项法案不太可能获得通过，但至少能引发公众对此的辩论。果戈在接受媒体采访的时候表示："空气污染不仅仅是一个环境问题，更是一个威胁健康的公共卫生问题。"

印度空气污染的健康危害

果戈的评论非常到位，空气污染正在威胁印度民众的健康。阿文德·库玛（Arvind Kumar）是新德里市的一名胸外科医生。库玛医生说，三十年前，他的肺癌患者中有90%是吸烟者；而今天，只有50%的肺癌患者是吸烟者；10%的肺癌患者才30岁。"这种年龄结构的变化令人震惊。"库玛惊叹道。

43岁穆罕默德·伊斯兰（Mohammad Islam）在新德里街头靠出卖劳动力骑人力车为生。面对日益严重的雾霾，他也不得不戴上了口罩。他对自己未来的工作和生活感到担忧。他说，由于空气污染的原因，他近年来患上了慢性咳嗽的症状，让他每天的工作时间减少了4个小时。随着2019年入冬空气质量的持续恶化，伊斯兰先生说："我不知道自己还能坚持多久……我呼吸急促，感觉窒息，就像有人在掐住喉咙让我喘不过气来。"

根据知名杂志《柳叶刀》全球疾病负担显示，空气污染是印度的第五大健康杀手，给印度造成严重的社会经济负担。在新德里，有超过一半的儿童，大约是200万人，肺部功能有问题。全印度每年死亡人口的12.5%，约67万人，是由于空气污染造成的；降低印度的空气污染，会让全体印度人多活1.7年，其中印度北方的居民更会延长2年左右的寿命。

"小妮，这个故事是不是应该总结一下？就像写文章最后来个升华？"

"这个故事我回去还会完善，让它变得更加生动吸引人。至于升华，我觉得可以这么写。"米小妮想到了父亲之前给她讲过很多发达国家曾经的环境污染的事件。现在看到的环境质量较好的国家，美国、英国、日本等国，在历史上都发生过严重的环境公害事件。米小妮经常听父亲对这些事件的

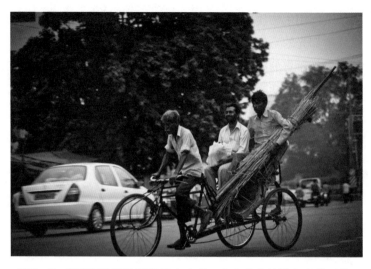

图 7 – 5　印度街头随处可见的人力车。人力车夫长期在室外工作，暴露于严重的空气污染当中；严重的空气污染威胁着他们的呼吸系统和心血管系统。

评述是——"发展的问题需要发展来解决"，用动态和发展的眼光来看待如今的污染问题——

发展的问题还需要发展来解决

这些发展中国家面临的空气污染问题，表面上看是由于发展导致的：城市化的普及，导致机动车保有量进一步增加，使空气污染程度恶化；工业化水平提高，导致工业源的排放增加。但是往深层次分析，发展中国家的空气污染问题都是经济发展程度较低导致的。换言之，都是"穷"病：印度完全可以用新型的农业收割机械来处理收获之后的秸秆问题，但是因为经济能力无法负担新型的农业机械，只能一把火焚烧了事；埃塞俄比亚的普通家庭肯定也知道液化天然气干净方便，是更优质的家庭能源，但是价格因素让他们不得不继续使用生物质燃料；大家都知道使用高排放标准汽车可以缓解仰光的空气污染问题，但是又有多少仰光人愿意负担价格更加昂贵的高排放标准汽车？

环境经济学当中的库兹涅茨曲线描绘了污染水平和经济发展水平之间的倒 U 形关系：随着经济发展程度提高，原本没有污染的未发展地区，在逐步工业化的过程中，污染程度会增加；一旦经过某个拐点之后，随着工业化完成和服务业的发展，经济发展会让污染程度逐渐降低。发展中国家尚未到达上述的拐点，所以经济发展在现阶段会带来更加严重的空气污染问题。

那是不是说，库兹涅茨曲线是每个国家面对经济发展和环境议题时候的宿命？每个国家不得不走上"先污染后治理"的老路？

未必。库兹涅茨曲线是归纳性质的统计规律，它并不是颠扑不破的真理。新经济尤其是数字经济的兴起，为人们提供了一条不同于传统工业化的经济发展新路径。这也许为某些经济体逃出库兹涅茨曲线的诅咒提供了可能性。至少，我们可以通过新技术的使用，让库兹涅茨曲线的拐点来得早一些；让最高污染程度降低一些。

空气污染和发展中国家社会治理

以上发展中国家面临的空气污染问题，从分析过程中都可以看出国家治理的缺位。印度、埃塞俄比亚和缅甸，面对空气污染问题，鲜有强有力的政府干预行动，政府的角色是缺位的。空气污染应对初期的国家治理缺失，也许是一个普遍现象而且很难避免。以上故事反映了发展中国家的政府治理不到位，相关法规缺失，导致空气污染问题没有能够得到

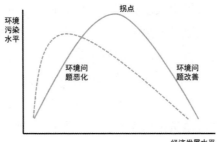

图 7-6 库兹涅茨曲线描述了环境污染和经济发展水平的一般规
律。最开始，随着经济发展，污染水平会增高，但越过拐点之后，
经济发展会让环境污染水平下降（蓝色实线）。新技术的到来，
让我们能够走不同于传统的新的经济发展道路，使得拐点提早来
临，让最高污染程度下降（蓝色虚线）。

及时应对，从一个环境问题演变为环境健康问题。其背后折
射的，是该国整个社会对空气污染问题的忽视，整个国家和
精英阶层根本没有意识到空气污染是一个问题，或者他们有
更多重要的事情，发展经济，稳定社会，还来不及考虑空气
污染问题。

正如我们在美国应对空气污染的历史过程中观察到，对
空气污染认识不足，可能是每个国家应对空气污染过程中必
须经历的一个过程。美国在 20 世纪早期更加关注经济增长，
某些人认为空气污染是经济增长的必要代价；第一次世界大
战期间，战争刺激工业生产，人们更是认为忍受来自工业生
产的空气污染是一种"爱国"行为。这一社会思潮，反映到
政府政策上，就体现为政府对空气污染基本上鲜有作为；司
法体系在面临环境损害案件的时候，对于空气污染的制造者
更加偏袒。今天的发展中国家正在重复美国昨天的故事。这
些发展中国家面临更加严峻的经济发展问题、扶贫问题，整
个社会也普遍关注这些更为紧迫影响生存的议题，所以空气

污染暂时没有被摆上议事日程。反映到政府政策上，就表现为政府对环境议题的不热情，对于空气污染议题的忽视。

纵观历史，世界各国政府对于环境问题，至少是对于空气污染问题的应对，大都是被动的；换言之，有点"马后炮"。尽管有识之士会"先天下之忧而忧"，提前意识到环境问题和公共健康负担而大声疾呼。环境问题，在人类近代史上，很少成为社会治理的主题。然而，某些重大的环境灾害事件——如伦敦烟雾之于英国，洛杉矶光化学烟雾之于美国，北京雾霾之于中国——让社会大众不再沉睡，让政治精英开始正视早已存在的环境问题和公共卫生问题。

尾 声

"福兮祸之所倚，祸兮福之所伏。"严重的空气污染带来严重健康和经济损失的同时，也是社会变革和进步的催化剂，它无情地告诉人们，现在的社会发展模式出了问题。

之前，整个印度社会的大众还是如鲁迅笔下的铁屋中沉睡，对于空气污染问题视而不见，然后慢慢地被空气污染闷死。2019 年 11 月 5 日晚上新德里印度门抗议事件，这些聚集人群手中抗议空气污染的标语振聋发聩，叫醒了该国的某些政治精英，他们终于开始严肃考虑空气污染问题了。2020 年 10 月 28 日，在严重的新冠疫情期间，印度成立了一个专门委员会，统筹协调解决新德里周边的空气质量问题，参与方包括新德里市政府，故事中提到的焚烧秸秆的旁遮普邦、哈里亚纳邦，以及拉贾斯坦邦和北方邦，并且制定了针对违反空气污染治理的严厉措施，包括罚款和监禁。看来，印度政府开始正视空气污染问题了。

也许多年之后，当我们回顾印度乃至整个发展中国家治理空气污染进程的时候，会将新德里印度门抗议作为标志性事件加以铭记。

　　米小妮对茜茜说："除了以上的内容，我觉得咱们需要在汇报中体现发展中国家空气污染问题的复杂性，它和社会治理各方面紧密相连，许多社会因素彼此交织，还会产生意料之外的后果。发展中国家快速发展经济，发展工业，使用廉价的能源，却造成了空气污染问题。就像咱们政治课本上写的，事物的两面性。"

　　说到这里，米小妮突然有所感悟，明白了一些事情。她以前认为这个世界是简单的，此刻突然意识到这个世界的复杂，人们行为都会有正面和负面的后果。只带来正面或负面的行为都是很少的。很多时候，我们不得不在所作所为的正面负面后果之间权衡。米小妮相信，家庭也是复杂的，她知道父母是爱她的，非常爱她，她相信父母一定是在决定离婚时仔细权衡了怎么做对她的成长有利。哪一个父母不希望给孩子一个完整的家庭？哪一个父母希望孩子生活在破碎的家庭中？米小妮意识到，她可爱的父母，一定是仔细斟酌了这个问题，才能两害相权取其轻。这个世界是复杂的，很多时候也许找不到两全其美的解决方案，就像没法找到既让米小妮平静地健康成长，又让父母的婚姻维持。

　　米小妮想起小时候父母争吵的场景，想起自己害怕他们争吵，甚至不惜损害自己的听力，给耳机播放特别摇滚和嘈杂的音乐。这些回忆，都被她压在心里，不忍心翻阅。

　　也许，就像父母所言，他们离开，确实是为了自己好。这个解决方案不是两全其美，但也许是最佳的方案了。

　　想到这里，米小妮释然了，她原谅了父母，原谅了这个世界，也原谅了曾经伤害过她的人。然后，她微笑着对茜茜说：

"茜茜，你曾经对我做过的事情，我原谅你。"

28. 万籁俱寂的乡村小镇——多氯联苯中毒与环境公害事件

米小妮和李源的关系就这么不温不火地发展着。

这天晚上，李源照例约米小妮去操场约会。走到操场远离教学楼那侧的小树丛下，李源停住了，盯着米小妮在夜空下被教学楼灯光照亮的清秀的脸庞，李源张开双臂，照例抱向米小妮。李源想重温上次在米小妮住家楼下得到的温存。米小妮顺势往后一躲闪。

李源扑了一个空。

"小妮，你怎么了？"

米小妮有点难以启齿，她犹豫了半天，终于开口了："李源，我感谢你之前陪伴我，但我觉得咱们还是做普通同学比较好。"

李源非常地失望，他有些恼火地问："为什么，难道因为我是一个没有父母要的孩子吗？"

米小妮有些难过地告诉他："其实，其实，我父母也分开了……李源，我对你挺有好感的。但我，我还是想把重心放在学习上面。"

说罢米小妮毫不犹豫地转身离开，留下李源一个人孤独地待在原地。

把重心放在学习上当然只是一个借口。通过高一这一年的许多事情，米小妮明白了一个道理，她最开始对于李源的那种难以名状的感情，其实只是父爱的缺乏，她总在寻找一个父亲的替代者。米小妮从小由祖辈抚养，缺乏和父亲的接触；回到父亲身边之后，父亲又忙于工作；进入青春期，她因为叛逆又拒绝和父亲交流。因为父亲的缺位，她总在寻找一个人替代父亲的角色，这个人曾经是李源，甚至刘晓原也承担了一部分。

而最近自己家庭的变故，米小妮和父母的沟通交流多了些，关系还拉近了些，她和父母之间的隔阂慢慢消失了。她知道了父母内心的想法，知道了父母甜蜜的过去，以及父母对自己最深沉的爱。她内心中躁动不安的俄狄浦斯情结得到了缓解和释放。她在心底接纳了父亲，发现了父亲一直以来对自己的爱，并接受了来自父亲的爱。同时她也接受了父母不在一起的事实。她明白，虽然自己很希望父母在一起，但是父母也是两个个体，他们也有选择如何生活的权利。而且，或许，父母分开，对于他们俩，对于自己，都是最好的选择。她感谢父母给了她生命，但是她不强求父母最终还得生活在一起。

在告别李源之后，米小妮骑车去了洋子家。是的，刚才她收到消息，洋子一家从美国料理完后事回来了。

洋子独自在家，洋子的父母去公安部门办一些证明材料去了。洋子看上去像是变了一个人，沉默寡言，洋子的家中显眼位置放着洋子哥哥的遗像。见到米小妮，两个女孩紧紧地拥抱在一起。

"洋子，一切会好起来的，一切会好起来的。"米小妮在洋子的耳边轻轻地念叨。

在洋子家，洋子给她讲了她哥哥的很多故事。她哥哥19岁就告别她和父母，独自到异国他乡的底特律读大学，学的是工程自动化，这是他自己选择的专业。她的哥哥特别具有当一位优秀工程师的天赋，在大学期间就申请了几项专利。就在出事的当天，洋子的哥哥还在电话中绘声绘色地讲述他们在做的一个机器人项目。

米小妮陪洋子看了她哥哥的电脑，一起看了电脑中她哥哥绘制的插图。洋子一边看一边流泪："我哥哥才 22 岁，他的人生才刚刚开始。"然后泣不成声。

米小妮抱住洋子，她想到了父亲提到的著名数学家伽罗华。如此有天赋的一个年轻人，他凭借一己之力创造现代数学，却止于 21 岁的璀璨年纪，因为决斗如繁星般陨落。米小妮想，伽罗华的一生虽然短暂，但是他燃烧过，耀眼地燃烧过，而且发出夺目的光芒，虽然短暂，但足以划过无知的夜空，留在人类的史册上。没人会否认伽罗华度过了辉煌的一生。

亲爱的洋子啊，你的哥哥虽然英年早逝，但是他的人生精彩过。

死者已经离去，对于活着的人，生活还会继续。

米小妮想到她和茜茜在准备汇报工作时搜集到的资料，一个死亡小镇平凡家庭的故事。面对生活中的不幸和磨难，这个死亡小镇上的一个平凡家庭，有着他们自己的答案。——

末日般的死亡小镇

护士雪莉·贝克（Shirley Baker）在开门前熟练地戴上了医用口罩和手套，并习惯性地检查是否佩戴正确。怎么，这是要进手术室吗？不，她只是出门去修剪自家的草坪而已。打开前门，我们看到的却是一幅奇怪景象：贝克家的草坪被一圈高高的钢丝网围着，上面还挂满了"生物危害"的标志。这不是某部灾难片的场景，这真实的场景就发生在美国的安尼斯顿（Anniston）。

安尼斯顿是亚拉巴马州卡尔霍恩县（Calhoun County, Alabama）的一个小城市，历史上曾生产化学品。这座 2.4 万人的小镇因为受到污染，许多人家都被挂上了"生物危险"的标志，而其中大部分的住户都是黑人。这些受到污染的社区大多已破败不堪，还有随处可见的"生物危害"标志，到处是受污染的植物、草地、小河，废弃的房屋被植被覆盖，教堂里空无一人。由于土地和河水都受到了污染，居民们不得不放弃自家的花园，只能在已消毒的塑料桶里种植绿色蔬菜。孩子们就在这样的环境中玩耍着，却出奇地安静和沉默。而社区中的失业者们则默默地与癌症、瘫痪、记忆丧失等疾病做斗争。

雪莉的丈夫大卫·贝克称，这里的孩子似乎比一般孩子行动迟缓，且体弱多病。大卫的弟弟在 16 岁时就已去世，而他的女儿则出现诸多行为问题，只能在特殊教育班上上课。大卫说，街上有个 10 岁的女孩得了子宫癌，附近还有几个孩子一出生大脑就出现了问题。

对于安尼斯顿的居民来说，电影中世界末日般的场景就真实地发生在眼前，对他们的大多数而言，想要逃离这样的地方，却没钱可逃，也无处可逃。

这里的小镇静悄悄。

"邪恶"公司与"致命"化学品

到底是什么原因让安尼斯顿变成如今这般"静悄悄"？

这就不得不提一家曾经享誉全球却又备受争议的美国农业生物技术公司——孟山都公司（Monsanto Company）。孟

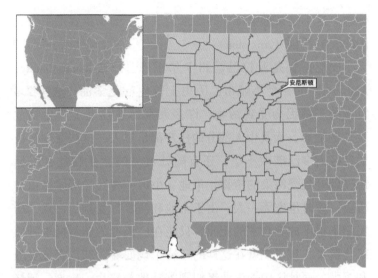

图 7 - 7　安妮斯顿和亚拉巴马州的位置示意图

山都公司早期靠生产糖精（甜味剂）起家，之后随着公司的不断扩张，孟山都将其触角延伸至更多产品：阿司匹林、塑料、橡胶、合成纤维、除草剂、杀虫剂等等。同时，孟山都也是转基因种子的生产商，占据了多种农作物种子大部分的市场份额。同样孟山都也因其几样产品给环境及人类造成过巨大的伤害，其中包括导致了寂静春天的有机氯类杀虫剂DDT，和越南战争期间美军喷洒在越南土地上含有剧毒物质的二噁英落叶型除草剂橙剂，它在战后给越南留下了至少50万畸形儿童。因此世人也将孟山都公司称为"生化武器库"和"最邪恶的公司"。不过，孟山都公司如今已经成为历史，它于2018年被拜耳公司（Bayer Corporation）收购。

　　孟山都公司还有一项"致命"产品，也是本次事件的"主角"——多氯联苯。1929年，斯旺化学公司（the Swann Chemical Company）开始在安尼斯顿建厂并生产多氯联苯。

1935 年，当时的孟山都工业化学公司（Monsanto Industrial Chemicals）收购了斯旺公司，并接手了这家工厂继续生产多氯联苯。直到 1971 年，孟山都公司才停止在安尼斯顿生产多氯联苯。工厂在运作期间，向毗邻的南区垃圾填埋场和其他几处地点倾倒有害废物，同时将含有多氯联苯的废水排入一条小河沟，这条小河沟最终汇入雪溪（Snow Creek）和乔科洛科溪（Choccolocco Creek）。有报道称，这家工厂每天要向雪溪排放约 113 公斤含有多氯联苯的废水。雪溪正位于安尼斯顿黑人居住区的中心地带，这种情况一直持续到 1969 年。在此期间，美国各级政府均没有相关法规来监管多氯联苯的制造、销售、分销及处置过程。

那么，孟山都公司在这几十年间不停地向当地环境排放多氯联苯究竟是一种怎样的化学物质？

多氯联苯——臭名昭著的持久性有机污染物

多氯联苯（polychlorinated biphenyls，PCBs）曾是工业上非常重要的化学品，因其难溶于水，易溶于有机溶剂。多氯联苯用途广泛，可作绝缘油、热载体和润滑油等，还可作为许多种工业产品的添加剂。

多氯联苯属于持久性有机污染物（Persistent Organic Pollutants，简称 POPs）。这类污染物能够持续存在于环境中，难以降解；可以通过食物链在生物体内富集，对生物体健康逐步产生损害；同样由于其持久性有机物可以随着自然媒介或者生物体做长途迁徙，危害更广阔的区域。世界这么大，多氯联苯也想去看看。

作为持久性有机污染物中的一员，多氯联苯容易蓄积在脂肪组织，造成脑部、皮肤及内脏的疾病，并影响神经、生殖及免疫系统。多氯联苯会对儿童大脑造成不可逆的损伤。其结构类似于甾体类激素，可通过胎盘和乳汁进入胎儿或婴儿体内，产生神经毒性。低水平的多氯联苯暴露会导致儿童的学习记忆能力降低。而大剂量多氯联苯中毒的儿童则表现为生长发育持续性迟缓、肌张力过低、痉挛、行为笨拙、低智商等。

多氯联苯的致癌作用也已得到证实，它被列入世界卫生组织国际癌症研究机构的"一类致癌物"清单，美国环境保护署（U.S Environmental Protection Agency，EPA）则将其归类于"可能致癌物"（probable human carcinogen）。

被隐藏的真相终浮出水面

从 1935 年到 1971 年，孟山都公司用倾倒或以掩埋的方式处理了数万磅含多氯联苯的废料，还有许多化学废料就堆放在垃圾场，这严重污染了安尼斯顿的水源、土壤、空气。更可怕的是，当地居民对此毫不知情。30 多年间，居民们照旧呼吸这里的空气、在花园里种植蔬菜、在河里钓鱼、在溪水中游泳，对自己身处在危险之中一无所知，直到因多氯联苯中毒而不明不白地死去。

大卫·贝克的弟弟特里（Terry）就是其中一员。大卫和特里小时候经常在附近的树林里玩耍，在受污染的小溪里戏水。后来，特里患上了肺癌、动脉硬化和脑瘤。1970 年，大卫眼睁睁看着特里痛苦地死去。这年，特里才 16 岁。

46 岁的丹尼斯·钱德勒（Denise Chandler）也是多氯联苯污染事件的受害者。童年时期，她曾时常和哥哥在附近一个被污染的小河沟里玩耍。她回忆道："我们让小船漂浮在水上，然后涉水而行，但我们当时不知道水中含有多氯联苯。"几十年后，他们在接受检测后才得知他们的血液中多氯联苯含量依然很高。如今，钱德勒患有结节病，这是一种多系统多器官受累的自身免疫性疾病。她的哥哥在 40 岁时死于肾衰竭，生前饱受各种疾病的折磨。不仅如此，钱德勒的三个孩子中有两个被诊断为学习障碍。

讽刺的是，尽管饱受多氯联苯毒害，但安尼斯顿却在 1978 年被评为"全美城市"（All - American City），似乎在告诉世人安尼斯顿与其他环境优美的城市一样适宜居住。然而就在第二年，雪溪的水开始变红，这让居民们越发怀疑他们的社区存在化学物质暴露。1996 年，安尼斯顿的一个垃圾场开始出现泄漏问题。终于，在孟山都公司停止生产多氯联苯 20 多年后，居民们才逐渐意识到污染问题的严重性，并开始采取行动。不幸的是，恶果早已酿成。多年来化学废料被肆意倾倒，无人监管，已经彻底毒害了安尼斯顿黑人社区的土地。

作为前工会组织者的大卫·贝克，在目睹了亲人被病痛折磨、不幸离世的惨剧后，决心要为安尼斯顿居民争取公正的对待。为此大卫在 1998 年建立了"反对污染"的维权组织。在社区居民的强烈诉求下，自 1999 年起，美国环境保护署对安尼斯顿及周围的环境进行了采样，证实了安尼斯顿及其周边地区的土壤、沉积物、地表水、地下水以及空气都被多氯联苯污染。

此外，美国毒物和疾病登记署（Agency for Toxic Substances and Disease Registry，ATSDR）在 2005 - 2007 年期间开展了对安尼斯顿社区居民的健康调查工作（Anniston Community Health Survey，ACHS），他们将结果与 2003 - 2004 年的美国国家健康和营养调查（National Health and Nutrition

Examination Survey，NHANES）的结果进行了比较，发现安尼斯顿居民体内的多氯联苯水平比一般非裔美国人高出约 3 倍，比 40 岁以上的白种人高 2 倍。

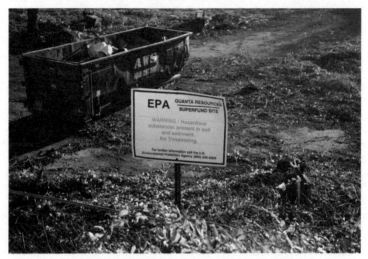

图 7-8　因为填埋场而导致的土壤、水体被污染的事件非常常见。在类似的污染事件中，常常见到多氯联苯的身影。在美国有专门"超级基金法案"来应对类似的环境损害事件。图片展示的是美国联邦环保署在一个污染地点设立的警示标语，上面写着："土壤和沉积物中包含有害物质。禁止通行。"

　　米小妮常常在想，如果她生活在这个死亡小镇安妮斯顿，她会怎么办？面对亲人纷纷因为环境污染离世，自己的家庭因为过度贫困而无处可去，她会怎么办？米小妮不敢想象，她不知道自己届时是否有勇气承担，迎接生活的挑战。但是故事的主角，小镇的贝克一家显然有着不同的答案，他们没有选择向命运屈服，而是选择团结起来，向不公的命运发起挑战。

旷日持久的维权和杯水车薪的赔偿

面对居民们的愤怒，孟山都公司刚开始无动于衷，完全没有将其当回事。但随着安尼斯顿居民多氯联苯中毒的证据越来越多，孟山都公司也坐不住了，先是将其工业化学纤维业务分离出来，成立了一家名为首诺（Solutia）的独立公司，目的是将接踵而来的化学品相关诉讼和责任扔给首诺，从而确保孟山都品牌不受影响。同时孟山都还开始试图收购受到严重污染的房产，包括当地的一座教堂。这些举动让安尼斯顿居民更加相信一件事：尽管一直矢口否认，但其实孟山都公司早就清楚倾倒多氯联苯的危害性。

事实如他们猜测的一样。

早在1966年，孟山都就聘请了密西西比州立大学教授丹泽尔·弗格森（Denzel Ferguson）调查安尼斯顿多氯联苯污染对健康的影响情况。弗格森带领的生物学家团队将蓝鳃鱼放入当地的小溪进行实验，震惊地发现25条鱼在3分半钟内全部死亡。生物学家随即提出需要对居民们就污染问题发出警报，并且清理水域，然而，孟山都公司未采取任何措施。

为了维护自身的正当权益，忍无可忍的安尼斯顿居民对孟山都公司提起集体诉讼，指控该公司在明知多氯联苯危害的情况下向当地水源供水系统倾倒多氯联苯长达数十年之久。2001年4月，这场诉讼以当地居民获赔4,300万美元达成和解。2003年，陪审团裁定孟山都公司的工厂导致安尼斯顿被多氯联苯污染。孟山都和首诺公司同意支付6亿美元进行赔偿，然而首诺公司在当年即宣布破产。

面对如此困境，大卫·贝克没有退缩，而是选择向大名鼎鼎的黑人律师约翰尼·科克伦（Johnnie Cochran）寻求帮助。在科克伦的辩护下，安尼斯顿事件的受害者从孟山都、首诺、辉瑞等公司处共获得 3 亿美元的赔偿，尽管这些公司都不承认有任何损害行为。

这笔赔偿看似金额庞大，但扣除诉讼费和律师费，安尼斯顿居民实际只能拿到赔偿金的 47%（约 1.42 亿美元），而且这部分钱分摊给了 18,447 名原告。成年人每人仅获赔 9,000 美元，儿童每人获赔 2,000 美元。这些因多氯联苯污染而被疾病缠绕一生，甚至丧失劳动力的受害者，这笔钱显然是杯水车薪。剩余赔偿金中的 5000 万美元则用来设立健康诊所，帮助解决当地居民因环境污染而出现的健康问题。居民们原本期待通过诉讼得到的经济补偿可以改变他们现有生活状况，但并未如愿。健康诊所也因为资金短缺，不得不在 2017 年关闭。

米小妮第一次听到这个故事的时候，心中其实有很多遗憾和不甘。她为居民最后得到的可怜赔偿而愤愤不平。但是她最后想明白了，面对孟山都这样的资本巨兽，一般人毫无反抗之力，贝克一家带领全镇人民反抗，而且有了一定的补偿，本身就是一大胜利，已经是在当时环境下最好的结果。而且，贝克一家展现出的反抗精神，告诉我们遇到挑战和困难的时候，应该怎么办，应该有什么样的精神。

米小妮想起，父亲曾经对她说过，人生有三次成长，第一次成长是知道自己不是这个世界中心的时候，第二次成长是知道再怎么努力也无能为力的时候，第三次成长是明知只有一点希望也要全力以赴的时候。米小妮明白了孟老师上课讲到孔子"知其不可而为之"的勇气。贝克一家之所以让米小妮动容，就是这种知其不可而为之的勇气和坚毅，最后还成功了。

米小妮又把目光转向身边泪眼婆娑的洋子。洋子啊，我过段时间把这个故事也讲给你听，希望你能走出人生的阴霾，勇敢地站起来。

米小妮刚才想到的这个故事，其实背后牵扯到了更加复杂的土壤污染和修复的问题，总的来说，一旦污染发生，其处理和修复是非常困难的过程——

污染容易，恢复难

此次事件曝光后，安尼斯顿受污染地区被列入由超级基金设立的"国家优先治理名单（National Priorities List）"中，美国政府部门通过超级基金替代方案（Superfund Alternative Approach）来解决安尼斯顿的环境清理问题。孟山都公司和首诺公司在亚拉巴马州环境管理部（Alabama Department of Environmental Management）和美国环境保护署的监督下，采取了多种措施防止多氯联苯在安尼斯顿进一步扩散，包括对住宅房屋和其他设施进行环境清理工作。清理区域主要包括污染区域内的住宅区、雪溪周边的非住宅区、工厂及相邻的2个垃圾填埋场、乔科洛科溪及其漫滩。环境清理的工程十分浩大，时至今日安尼斯顿的清理工作仍在继续。根据美国环境保护署网站上的清理日程显示，最晚的一项清理和补救工作预计在2022年完成。

此外，科学家们通过研究发现，除了因职业暴露而接触多氯联苯，食用受污染的食品（尤其是鱼类和牲畜），是多氯联苯进入到人体最重要的途径。相比之下，通过呼吸吸入和皮肤接触多氯联苯对身体的影响比食用污染食品小得多。

因此，亚拉巴马州公共卫生部（Alabama Department of Public Health）于1990年代就在乔科洛科溪和雪溪发布了"禁食鱼类"的建议，至今依然有效。

有关安尼斯顿居民健康的众多研究均指出，体内多氯联苯水平的高低对高血压、糖尿病、高血脂等一些慢性病的发生有直接促进作用，研究还发现孩子智商较低与父母体内较高的多氯联苯水平相关。可见，多氯联苯对安尼斯顿居民的伤害是长久的、持续的，甚至他们的下一代也会受到影响。

噩梦何时不再重演

在安尼斯顿多氯联苯污染事件中，尽管受害者们获得了赔偿，污染地区也正在治理，一切看似已得到了圆满的解决。但现实却如本文开头所介绍的场景一样，安尼斯顿依然有不少居民难以摆脱所处的困境。他们的身体遭到化学物质毒害，疾病导致失业、返贫等一系列问题，而这些问题似乎找不到解决的方法。大卫·贝克还在准备提起下一场诉讼，然而却已力不从心，身心俱疲的居民们早已不像当初那样坚定团结。

我们不禁疑惑：孟山都公司明知多氯联苯对安尼斯顿环境和居民会造成可怕的影响，为何仍一边大肆倾倒多氯联苯废料，一边极力掩盖事情的真相？或许孟山都公司有理由相信他们的"恶行"不会付出太沉重的代价。

65岁的安尼斯顿居民奥珀尔·斯克鲁格斯（Opal Scruggs）说："他们（孟山都公司）认为我们是愚蠢的文盲，所以没有人会注意到发生在我们身边的事情。"正如本文多次提及，安尼斯顿受污染严重社区多数居住的是黑人，这不禁会让人们想到"环境种族主义"（environmental racism）。有数据显示，在美国境内少数族裔（包括非洲裔美国人、拉美裔美国人、亚洲裔美国人和太平洋岛屿居民及北美印第安人）是受环境污染影响最大、最直接的受害群体。同时，美国环境污染问题也多发生在低收入社区中。少数族裔、低收入群体往往社会经济地位较低、政治力量薄弱，导致他们在保护自身环境权益的斗争中常常处于不利地位。环境问题、公共卫生问题、社会问题在这里交织在一起，共同损害着社会边缘人群的健康。

另一方面，孟山都作为一家大型跨国公司，深谙"大树底下好乘凉"的道理，长期与美国政府保持着"良好"的关系，甚至对于政府内部的政策制定都具有影响力。或许正是基于这些原因，即使之前人们已经为不少环境污染事件付出过惨痛的代价，但"邪恶公司"孟山都依旧不为所动，最终让安尼斯顿居民陷入无尽的噩梦当中。

这里的春天也静悄悄

多氯联苯作为持续性有机污染物的一员，让安尼斯顿变得"静悄悄"；同样，受到 DDT 影响的大地、森林、江河也变得"静悄悄"。

1874 年，蔡德勒在实验室中首次合成 DDT；1939 年，瑞士化学家米勒（Paul Hermann Müller）发现了 DDT 的显著杀虫效果，并将其应用于杀虫剂与农药制造。1944 年，斑疹伤寒的阴影笼罩在意大利那不勒斯的盟军部队营地。这是一种由虱子传播的急性传染病，常见于战争后和自然灾害后，又称战争伤寒。斑疹伤寒在一战期间收割了数十万士兵的生命。为了杀死虱子这一传播媒介，盟军大规模使用 DDT 对场地、士兵与平民进行喷洒。奇迹出现了，短短 3 周后，虱

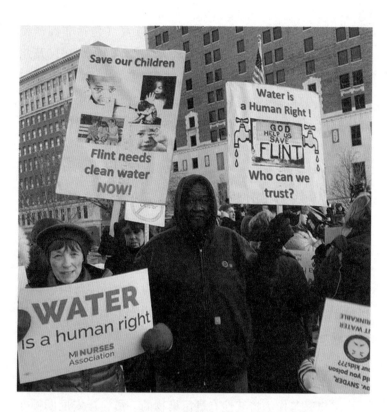

图 7 - 9　2016 年美国密歇根州的弗林特市（Flint）发生水危机事件，当地的自来水被污染。和安尼斯顿的情况类似，该市 10 余万居民，60% 是非洲裔黑人。污染严重的地区，通常也是有色族裔、低收入人群居住的地区。环境健康问题在不同的国家具体表现形式略有差异，但往往是和社会公平问题，阶级问题联系在一起的。

子从营地消失，斑疹伤寒不再传播，人类历史上第一次阻止了斑疹伤寒的流行，而 DDT 也正式通过战争登上世界舞台。

　　人们惊喜地发现，这种杀虫剂对昆虫有极大的杀伤力，对人类与哺乳动物却是"完全无害"的，因此 DDT 的热潮席卷全球。农业学家、公共卫生学家对其大加赞赏，为了证明其安全有效，美国政府甚至向正在吃饭、游泳、散步的人直接喷洒 DDT 并录制成影片传播，商家请来模特拍摄广告，制造了 6,000 余种商品供消费者选择。DDT 的大量使用在二战期间阻止了霍乱、伤寒等流行病的流行，在世界范围内遏制了疟疾、脑炎等疾病的传播，挽救了亿万生命。喷洒过 DDT 的农田因没有害虫侵袭增产显著，使有限的农田养活更多的人口。人们在家中使用罐装的杀虫剂、浸过杀虫剂的橱柜纸来享受没有昆虫侵袭的美妙生活。1948 年，米勒获得诺贝尔奖，DDT 走上巅峰。

神坛的光环下，阴影悄然而至。1958 年，海洋学家蕾切尔·卡森（Rachel Carson）收到好友哈金斯夫妇的一封来信。信上称，马萨诸塞州政府租用一架飞机喷洒 DDT，飞过哈金斯夫妇的私人禽鸟保护区上空。几天后，他们惊奇地发现许多鸟儿纷纷死去。鸟儿死去的春天，显得格外静悄悄，就和受到多氯联苯污染的安尼斯顿小镇一样死寂。

蕾切尔·卡森开始注意到 DDT 对生态系统的影响。越来越多的证据表明 DDT 像多氯联苯一样，会随着食物链积累并对鸟类等生物产生致命影响，美国国鸟白头雕也险些因此灭绝。DDT 性质稳定，它的积聚性和难降解性会对生态系统造成深远的影响。南极的企鹅和人类的乳汁当中都检测出了 DDT。尽管 DDT 在控制疟疾和蝗灾方面的贡献突出，停用 DDT 会使全球几亿人面对疾病与饥饿的威胁，但蕾切尔·卡森著作《寂静的春天》的出版，和随之而来的轰轰烈烈环保运动，让上市仅仅二十余年的 DDT 陆续被各国禁用。

尾声：持续性有机污染物——难以治理的顽疾

遭受 DDT 影响的森林，小鸟还尚未重新开始歌唱，安尼斯顿的小镇居民就开始遭受多氯联苯的折磨。不知道下一个遭受持久性有机物毒害的受害者此时此刻又在何地经受着折磨。

2001 年 5 月，致力于保护环境和人类健康免受持久性有机污染物危害，减少和最终消除持久性有机污染物的《斯德哥尔摩公约》在瑞典表决通过。虽然公约得到通过，但是消除持久性有机污染物（POPs）的斗争才刚刚开始。

以 DDT 为例，以欧盟为代表的发达国家在技术与资金上都占有绝对优势，在检测与替代品的研发上拔得头筹。以中国为代表的发展中国家则在逐渐取代与寻找替代品上寻求平衡，以期在特殊和紧急的情况下仍能使用 DDT。非洲国家迫于传染病防治的压力，禁用杀虫剂将付出惨痛的生命和经济代价，在公约中处于弱势一方。尽管如此，公约在资金与技术上达成了世界范围的合作，具有消除 POPs 的积极意义。同时，这份公约会受各国利益牵扯，在推进效果上仍待时间检验。

那里的春天曾经静悄悄，希望以后不再如此。

洋子的父母从公安局带着疲倦回来了。米小妮向他们问好，并和洋子说再见。米小妮离开洋子家的时候，又想到了安尼斯顿死亡小镇的故事，贝克一家现在的生活怎么样了？无论如何，他们总会带着伤痛，带着亲人离世的悲伤，迎着生活给他们的痛苦，努力地生活着。

"洋子，我有好多话想对你说，过几天我好好讲给你听。"米小妮对洋子挥手告别，往自己家走去。

29. 蠢蠢欲动的魑魅魍魉——气候变化下的传染病爆发风险

米小妮和茜茜把每天的空闲时间都花在了准备汇报上。爷爷奶奶也给予米小妮最大的支持，在米小妮觉得崩溃的时候，奶奶会端上一碗冰镇银耳粥，用于消暑降温；爷爷则会给米小妮讲她爸爸当年准备高考的故事来鼓励米小妮。妈妈经常打电话来远程鼓励，爸爸在电话里也给米小妮出主意，提供了很多素材。熊教授告诉米小妮，他的公共卫生书稿也再一次提交给了科学院，似乎得到了积极的反馈。

虽然过得很忙，米小妮仍然抽空去陪陪洋子，洋子的情绪在慢慢恢复，但要完全走出阴影估计需要一段时间。米小妮去声乐教室越来越少了，但她也时不时地过去给刘晓原加油打气，他马上就要参加特长生考试。

终于有一天，米小妮在声乐教室里，鼓起勇气对刘晓原道了歉："圆脸哥，哦，刘晓原同学，我之前挖苦过你，还说你不适合练唱歌。我觉得我当时太幼稚了，现在我想道歉，并祝你在下个月的考试中取得好成绩。"

临走的时候，米小妮对刘晓原说，"晓原哥，明天我还继续来给你加油打气！你一定可以考上自己心仪的大学。"

刘晓原也对米小妮说："小妮妹妹，明天你就别来了，好好准备下周在省里艺术节的汇报吧。你和茜茜准备了这么久，你们的汇报一定会非常精彩！预祝你们汇报一切顺利。让评委们领略你们的风采！"

米小妮和刘晓原互相鼓励一番之后告别。

米小妮第二天没有去声乐教室，不是因为忙，而是因为她在家里生病不起。米小妮感到发热、头痛、关节痛，甚至皮肤上起了红色的疹子。后来到了医院，经过医生诊断，得到一个大家略微陌生的病——"登革热"，需要居家隔离。医生和米小妮的爷爷奶奶很疑惑，登革热这种典型的热带疾病，怎么会在这里？但躺在床上休息的米小妮大概知道为什么登革热会出现在这座城市——

今年的蚊子不一般

登革热是一种由登革病毒引起的，由蚊子传播的传染病，在我国属于乙类传染病。米小妮的发病症状就是登革热的典型症状，除此之外，还有疲惫、厌食和恶心等。登革热的传播主要是依靠雌性埃及伊蚊（*Aedes aegypti*）以及白纹伊蚊（*Aedes albopictus*），就是我们俗称的"花蚊子"。排水沟、水桶、花盆、汽车轮胎等任何可能积水的地方，都可能成为蚊卵发育的温床。虽然绝大部分登革热患者都能够康复，而且愈后良好没有后遗症，但是1-5%的死亡率外加巨大的感染人数，会成为严重的医疗负担；此外登革热暂时没有疫苗和特异性抗病毒药物，加大了预防和治疗的难度。米小妮目前属于轻症登革热，在医生的建议下注意补水，基本上可以很快痊愈。

但是其他人就没有这么幸运了。世界范围内每年有5000万到5亿人感染登革热，造成50万人住院，其中大概25,000人死亡。而2020年的登革热疫情在东南亚国家尤为严重，新加坡在2020年5月到9月期间确诊病例已经超过了2万例，其中死亡19人。面对有史以来最严重的登革热疫情，新加坡国家环境局在2020年7月24日宣布开展为期两周的全国灭蚊大行动，并给全民具体防蚊和灭蚊指导。除了新加坡，老挝、泰国、菲律宾都面临严峻的登革热疫情。

近年来登革热呈快速传播的趋势。1970 年的时候，只有 9 个国家有登革热疫情；而现在，登革热疫情出现在 100 多个国家，全球所有的地区都没能幸免。仅仅世界卫生组织统计到的感染人数，在过去 20 年间就增长了 8 倍，从 2000 年的 50 万增长到了 2019 年的 420 万。2019 年的数字已经创纪录，而 2020 年登革热疫情比 2019 年更加来势汹汹。

不受控制的城市扩张，给蚊子创造了无数赖以生存的温床。全球化带来的大规模人口流动在登革热传播中扮演重要角色。此外还有气候变化的因素，充沛的降水和升高的气温让更多的地区适宜蚊子生存，扩大了登革热的传播和影响范围。

不仅是米小妮不幸染上的登革热在快速传播，其他过去基本已经绝迹的疾病，近些年来在气候变化的加持下，也有死灰复燃的趋势，比如中国的甲类传染病霍乱和鼠疫，西尼罗河病毒、疟疾、痢疾等等——

霍乱，气候变化助长的祸乱

长久以来，"霍乱"一词已在人们心中享有与灾难、祸乱等词等价的地位，而对于那些饱受其害的人们来说，这种传染病更是一场挥之不去的阴影。

孟加拉国地处南亚次大陆的东北部，坐落于一片诸多河流流经的三角洲平原之上。这是世界上人口密度最高的国家，在大约同山西省面积的土地上（14.7 万平方公里），却生活着接近 5 倍的人口（1.7 亿人）。孟加拉国毗邻印度洋，受到了较为明显的季风影响：冬季（约 11 月至次年 2 月）气候宜人，而雨季（约 7 月至 11 月）则降水集中，洪涝灾害屡见不鲜。长期湿热的气候为当地提供了优越的作物培育条件，以充足的粮食供养了大量人口，却也使之无法摆脱一个令人生畏的疾病——霍乱。

孟加拉国每年有大约 10 万人感染霍乱，全国有 2300 万人生活在霍乱的高危区域，6900 万人生活在中危区域。每年霍乱的医疗费用达 1.72 亿美元，占全国健康总支出的 12%。在近代历史上，霍乱曾数次在这里起源、爆发。进而形成世界范围的大流行，造成大量的人员死亡。1991 年的孟加拉国的霍乱大爆发造成了逾 20 万人感染，8,000 人死亡。

在我国，霍乱作为甲类传染病，其危害性有目共睹。大体而言，霍乱是食用受细菌污染食物或水源引起的一种急性肠道感染，不当的预防措施和较差的卫生条件极易促进其迅速传播。在疾病流行的重灾区，大批感染的人们可能出现突然的腹泻症状，伴随着剧烈的呕吐。而体内电解质与体液的迅速流失使得病人体内的循环、肌肉等系统相继出现紊乱，让病人进入虚脱的状态，如果无法得到及时有效的治疗，严重者可能死亡。这种传染病其特点为发病迅速，使其较难在短时间内得到有效控制。

近年来，随着气候变化研究的深入，研究人员估计气候变化会助长霍乱的传播。霍乱和其他传染病一样，并不是随时随地都在人群中散布流传，而是具有一定的前提条件和发生条件，受限于特定的时间与空间范围。一旦时机适宜，传染病就会以令人惊讶的速度蔓延开来。有的传染病多发于热带或亚热带地区，也有的会在一年中的夏季或者是雨季集中爆发。烈性传染病霍乱在正常的年景，该疾病的病原体——霍乱弧菌可能只是蛰伏在孟加拉国的某几条溪流之中，与水体中的各种浮游动物处于共生关系。而到了当地温暖的夏秋季节，这潜伏的危险就会像火药桶那样一触即发。水体温度升高，致使浮游动植物的繁衍加快，一方面进行光合作用调整水中的氧气浓度、pH 值，为霍乱弧菌提供合适的生活环境；另一方面，大量丰富的浮游动物提供了细菌的食物，以及丰富多样的传染途径。因此，饮用水中就会有较高的概率被大量繁殖散布的霍乱弧菌污染。只要人们饮用此类被霍乱弧菌污染的水源，就有极大的风险感染霍乱，迈出了人类被感染的第一步，接下来就是人传人的过程。在过去，传染病虽然一时受限于各种条件暂时没有爆发，气候变化的大背景给这些传染病逃脱"潘多拉魔盒"创造了机会。

通常而言，这些传染病的传播往往依赖某些自然因素。那些以无脊椎动物（蚊虫、蜱螨等，多为昆虫）为媒介的传染病（如上文提到的登革热），需要有适宜的温度湿度等条件让传播媒介大量繁殖；而经水源传播的传染病，则需要适宜的水体环境让病原体生存繁殖。这些病原体在自然环境下的繁殖，经由中间的寄主或媒介传播，并最终感染人群。我们通常的防控思路都集中在最后一个环节，即阻止传染病在人群间传播。但前面的繁殖和传播环节的作用仍不容小觑。我们所讨论的气候变化对于传染病的影响，就是气候变化在很大程度上改变了病原体原有的生活环境，或者是改变了其中间寄主的生活范围，从而让传染病突破了原来的地理隔离等限制，影响到了人类社会。

在更广阔的视角观察，波及多个大洲并导致大量病人发病死亡的霍乱大流行（例如二十世纪九十年代的霍乱大流行），可能与厄尔尼诺现象脱不开干系。基于之前累积的孟加拉国霍乱发病情况，并与厄尔尼诺南方涛动指数的时间比对分析，发现两者明显相关。厄尔尼诺为媒介动物和病原体提供了更加适宜的生存环境和更辽阔的生存空间，其伴随的大范围干旱和热带气旋等自然灾害使得气温升高，加速霍乱弧菌的繁殖。同时，涌入内陆的海水使得内陆水体的盐度变得更加适宜细菌生存，盐度的变化甚至还会影响病毒基因的表达。

霍乱，气候变化助长的祸乱。

气候变化下蠢蠢欲动的魑魅魍魉

在气候变化的大背景之下，并不是只有登革热和霍乱在上蹿下跳，而是多种传染病上演的一场群魔乱舞，意图对人类的医疗防线展开疯狂反扑。鉴于传染病病原体及其生活史的多样性，其传播的方式也有多元化的趋势。在这里，我们选取几种比较典型的传染病进行介绍，以增进对其传播方式的了解，从而明确气候变化与传染病的关系。

西尼罗河病毒

在 1999 年，美国纽约的炎热夏天。起初，没有人预见到疾病大流行将要来临，当地卫生官员观察到纽约市鸟类尤其是乌鸦死亡数目增加。在 9 月 7 日至 9 日期间，布朗克斯动物园的工作人员发现了两只鸬鹚、两只圈养的智利火烈鸟和一只亚洲野鸡的死亡。动物园对这些鸟进行的尸检，尸检的结果显示这些鸟有不同程度的脑膜脑炎和严重的心肌炎。同时，从 8 月 23 日起，纽约市陆续出现了脑炎病例。到了 9 月 28 日，纽约市出现了 25 例病例，周边的县市以及韦斯特切斯特县（Westchester）出现 8 例，拿骚县（Nassau）出现 4 例。其中还有 4 例死亡病例，这些病例都发生在 68 岁以上

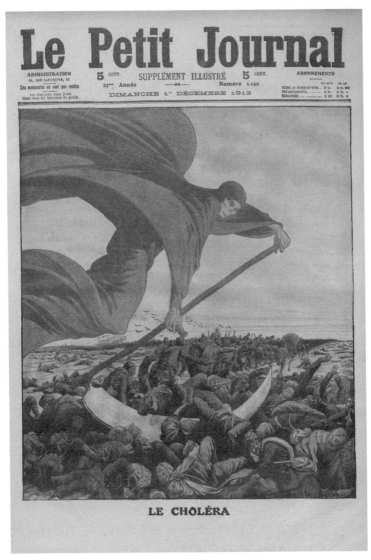

图 7 – 10　霍乱在人类历史上曾造成了大量的死亡。就像这幅 20 世纪初法国报纸所画的，霍乱像死神一样收割着生命。

和米小妮一起学习公共卫生

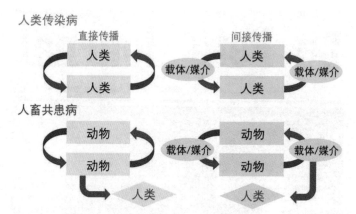

图7-11　传染病传播大致有人－人直接传播、动物－人直接传播，以及相应通过载体的几种传播方式。这些传播方式各有特点，但大多数是由原生动物、细菌、病毒以及一些体型较大的寄生虫作为病原。

的人群中。一名8月下旬发病的病例患者报告说于当年6月曾前往非洲，其余病患都没有非洲旅行史。当纽约医生为脑炎病例井喷增长而焦头烂额，却又对疾病源一头雾水时，一位动物园的首席兽医特蕾西·麦克纳马拉（Tracey McNamara）率先找到答案。由于她所在动物园的部分鸟类因严重脑炎死亡，根据对各类动物疾病的了解，麦克纳马拉凭借敏锐感觉，认定感染鸟类和人类的是尚未在当地出现的一种疾病。

尽管美国疾控中心一开始因常理否定了她的观点，但几周后，他们试探性的检测说明，这些鸟类并非死于多数意见认为的圣路易斯脑炎（St. Louis encephalitis），而是在西半球首次发现的西尼罗河病毒（West Nile virus）。自此之后，这种疾病在美洲大陆上定居下来。

西尼罗河病毒所引发的病症，会引起人类的高烧症状，也可侵染神经系统引发脑炎。除了人类，这种病毒还可以感染鸟类、马和其他的哺乳动物。这种病毒经蚊虫宿主进行传播，大多情况下流行于非洲、热带地区。而在当时，由于气候闷热条件使得美国一些城市中的净水系统无法有效流通（为蚊虫幼虫的繁殖提供了良好条件），为动物园非洲鸟类携带的病毒提供了有利的传播契机，使该病第一次在美洲大陆上较大规模地扩散开来。尤其是气候变化导致的气温升高和降雨频率的变化，为西尼罗河病毒适应美国的气候创造了条件。

疟 疾

疟疾是一种为大众熟知的传染病，其病原体是疟原虫，一种单细胞的原生生物。疟原虫主要是通过蚊和人类两个宿主完成其完整的生活史。在蚊虫的体内，疟原虫进行有性生殖，产生后代；而在人类体内，疟原虫通过无性生殖大量增殖。这种疾病因为疟原虫的种类不同可能会表现一些别样的症状，但总体而言会使人体全身发冷、发热、多汗，俗称"打摆子"。长期发作后，可引起贫血和脾肿大。该疾病早期曾在我国大量流行，但随着卫生条件的极大改善，也渐渐得到了控制。但是疟疾依然是世界上的五大寄生虫病之一，每年仍有数十万人因此而死亡。

疟疾也是一种比较明显受到气候变化影响的传染病。据近来的研究，随着全球变暖效应的加剧，蚊子（疟原虫的寄主之一，通过吸取人类血液传播疟疾）的自然栖息地可能会发生一定的迁移。温度、降雨和湿度的增加可能导致高海拔地区携带疟疾的蚊子扩散，从而传播到之前没有疟疾的地方；在疟疾已经流行的低海拔地区，温度升高会改变蚊子中寄生虫的生长周期，使其生长更快并传播更多，加重疾病流行的程度。

疟疾还和厄尔尼诺现象有关联。在干燥的气候中，雨水可以为蚊子提供良好的繁殖条件。气候变化导致大气中湿度增加，而高温导致的干旱可能使河流变成一系列小水池，成为蚊子繁殖的理想场所。在哥伦比亚和委内瑞拉，与厄尔尼诺现象有关的干旱使疟疾病例在近年来增加了三分之一以上。在南部非洲，一些国家在经历了异常的强降雨之后，又遭受了疟疾流行。在斯里兰卡，季风周期紊乱之后，疟疾的风险增加了三倍，直到人们不得已使用了 DDT 来控制蚊子的传播，情况才有所好转。而 DDT 的使用又会导致一系列其他的环境和健康问题……

鼠　疫

鼠疫同霍乱一样，是我国规定仅有的两种甲类传染病，由此足以见其传染性之强。在历史上鼠疫曾引起了骇人听闻的欧洲黑死病，夺走了当时欧洲近三分之一人口的生命。鼠疫与疟疾不同，它是一种细菌感染引起的疾病，由鼠疫耶尔森菌（Yersinia pestis）引起。鼠疫种类较多，有腺鼠疫、肺鼠疫等等，相对流感等其他广泛分布的传染病，其致病性强，死亡率高。在发病的患者中，其主要症状表现为发热、毒血症症状、淋巴结肿大、肺炎、出血等。如果得不到及时的救治，病人很快就会死亡。通常情况下，该病菌会在啮齿类动物中通过蚤类相互传播，但是当人类接触到这些得病的啮齿类动物时，它也会传染给人类。在通过跳蚤完成跨物种传播之后，如果是肺鼠疫，还可以通过飞沫在人群内部进一步传播。

现在的一些研究表明，鼠疫与气候变化存在多方面的互动关系，如啮齿动物寄生物跳蚤本身的生命周期受到温度变化影响，而气候变化也可能导致啮齿类动物在空间上迁移，改变原有的分布地域等。非洲的岛国马达加斯加常出现季节性的鼠疫。其中，在 2017 年 8 月爆发的尤为严重，马达加斯加卫生部向世卫组织总共报告了 2,348 例确诊和疑似鼠疫病例，202 人因鼠疫死亡。这是由于气候变化的大背景，气温升高，气候变得更加潮湿，这都促进了跳蚤的繁殖。而且，马达加斯加地区森林砍伐严重，使得越来越多的老鼠从森林进入农田和村庄，进入人类社会的生活圈。然而，马达加斯加的医疗设施落后，当地民众并不相信医疗机构和医院，进一步放任了鼠疫疫情的发展。

气候变化与鼠疫之间的关系可能非常复杂。在中国北方，气候原本干燥少雨，气候变化导致的降水增加，实际上增加了鼠疫的发生，这可能与湿度和植被增加为老鼠提供更多食物有关；而在中国南方，气候温暖湿润，强降水实际上减少了鼠疫的发生，可能因为洪水淹死了老鼠。2020 年的夏天，我国大部分地区迎来了 1998 年以来最大的强降雨天气，进入夏天以来，内蒙古的巴彦淖尔市确诊多例腺鼠疫的病例。这可能是气候变化大背景下，鼠疫传播加强的例证。

痢　疾

痢疾是一类症状的泛称，可以就病原细分为细菌性痢疾和阿米巴痢疾等。在这里，主要介绍由细菌引起的细菌性痢疾（bacillary dysentery），它是由志贺氏菌属（Shigella Castellani，又称痢疾杆菌）所引起的肠道感染疾病。这种疾病所导致的病情轻重与其寄主本身的免疫力、细菌的数量与致

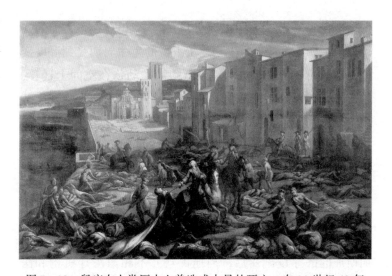

图 7 - 12　鼠疫在人类历史上曾造成大量的死亡。在 14 世纪 40 年代的时候，被称为"黑死病"的鼠疫席卷欧洲，造成 7500 万到 2 亿人死亡。之后，鼠疫多次袭击欧洲。本图展示的是法国画家米歇尔·塞雷（Michel Serre）笔下的 1720 年法国马赛的大瘟疫。这次鼠疫疫情造成了大约 10 万人死亡。

病力有关，当受到细菌污染的水源、食品进入消化道后，分泌毒素，使得肠道发生病变，产生肠黏膜炎症，引起发热症状，严重者发生休克，器官衰竭。该疾病多发于青少年以及儿童群体之中，应当尽早诊断与治疗。

细菌性痢疾和温度、降水、相对湿度、地表蒸发量都有正向关系，随着全球变暖效应不断加强，细菌性痢疾在我国的一些城市和农村地区的感染风险持续升高。其中的原由可能是温度升高和降水增加，直接增加了细菌的繁殖和存活的时间。另外，气候变化下的高温和落后的卫生条件，会影响食物的生产、运输和储存，间接帮助细菌性痢疾的传播。

对于米小妮的病情，最开始医生们诊断为轻症登革热。米小妮也积极治疗在家休养，准备调整好身体去参加全省学生艺术节的汇报。但是过了几天之后，米小妮的发烧症状没有好转，甚至有加重的趋势，爷爷奶奶连忙把米小妮送进了医院。同时也告知了米小妮的父母，父亲连夜坐飞机从非洲回来，母亲也从外地赶过来。

米小妮这时候隐约地感觉，这次又要和艺术节汇报无缘了。病床上，在她陷入昏迷之前，她接通了茜茜的电话。电话那头，茜茜明显已经带着哭腔了："小妮，你赶快好起来吧，我感觉一个人搞不定这个汇报。我才知道到时候不仅有汇报内容，还有问答环节，我一个人肯定镇不住场子的。"

米小妮躺在病床上，有点虚弱地对茜茜说："茜茜，你要相信自己，其实你在学校艺术节那天讲得挺好的。现场的效果比我去讲要好很多。你的演讲非常棒，你一定可以发挥好的。我可能真的和这个汇报无缘。"

茜茜焦急中夹杂着愧疚："小妮，我一直想向你道歉。艺术节那天，我真的做得很不好，我当时也想去联合国实习。我看到你的报告内容非常优秀，就想多借鉴借鉴，然后又产生了不好的想法。而且，你那天报告的后面幻灯片是我删除的。对不起，我真的很抱歉。"

米小妮微笑地说："茜茜，我已经原谅你了。过去的事情就过去吧。咱们把省艺术节这个汇报做好。"

"小妮，你真的不能来吗？你为这个汇报付出了这么多。"

米小妮已经感觉不太舒服，她已经不能说话了。从准备学校艺术节到省学生艺术节的过程，米小妮已经明白了，奋斗的过程远远比结果有意义。她很享受准备汇报，奋力拼搏的过程，她第一次知道自己原来可以这么有冲劲，完全不是父母和老师说的拖拖拉拉的"懒羊羊"。现在没办法去省学生艺术节亲自汇报，确实非常遗憾。但是米小妮不后悔，她来参加的目的已经达到了。

是的，过程比结果重要。米小妮又想到了自己的父母，虽然父母的结果是令人唏嘘，但是他们热烈真诚地相爱过，而且他们有了爱情结晶可爱的女儿米小妮；米小妮又想到了洋子的哥哥，虽然洋子的哥哥不幸殒命无法再继续优秀下去，但是他曾经优秀和闪耀过，为学术发展做出过贡献。给时光以生命，而非生命以时光。

让我们回到让米小妮染上登革热的气候变化事件上——

人类该怎么办？

如何来解决气候变化导致的传染病扩散和蔓延？既然原因在于气候变化，而气候变化的根本原因是人类排放的温室气体——主要是二氧化碳。二氧化碳的浓度从工业革命之前的 0.028% 上升到如今的 0.04% 以上。那么最根本的解决方案是减少二氧化碳的排放。但是影响地球气候的，并不是我们排放了多少二氧化碳，而是大气中存在多少二氧化碳。由于二氧化碳可在大气中存在几个世纪，所以我们不仅要减少二氧化碳的排放，还需积极去除大气层中我们曾经排放的二氧化碳。

但是，把大气中的二氧化碳去除到工业革命之前的水平，意味着我们将要去除大约 6000 亿吨的二氧化碳。想想这背后的技术和经济的可行性，都让人头皮发麻。而且，近年来地球气温的升高，地球的冰川已经融化，地球缺少了反射太阳光的镜子；就算二氧化碳浓度回到从前，这些冰川也不可能回来，因此地球的气候也永远不会回到从前的样子。气候变化就是一个不可逆的单行道，没有回头的可能。

那么留给人类的选项，只能是努力适应气候变化下传染病流行的新趋势。

人们研究传染病与气候变化的关系，就是为了更好地利于研究成果对之后的疾病发生进行更好防控。在长时间的摸索中大致形成了三种研究方式。第一种，研究近期的疾病发生与气候变化得到的证据；第二种，着眼于长期气候变化背景下，对传染病产生影响的各种指标；第三种，则是利用以上两种证据来创建可预测模型，从而判断特定条件下的传染病情况。目前，这些方法已多有运用并取得了一定的效果。比如，在 2004 年科学家建立了描述霍乱爆发的动力学模型，通过与孟加拉国相关数据的拟合发现，气候变化因素与人群免疫状况是影响霍乱流行的关键性因素，这有利于建立霍乱的提前预警系统。

然而，"解铃还须系铃人"，我们同样也可以通过改善气候变化的状况来遏制近来愈加严重的传染病防控局势。在之前提到，霍乱的流行与反常气候现象厄尔尼诺有着千丝万缕的关系，洪水和干旱容易导致水源被污染的概率明显增高，增加人与含病原体水源接触的机会。如果无法改善现有的异常气候，那么只能退而求其次，通过预测异常气候的发生，进而推测大规模的传染病流行时间与地点，为公共健康问题提供一种解决的思路。

展望未来

生态环境的改变，自然疫源地的迁徙和扩大，引起各种传染病的暴发流行，这是气候变化问题所附带的间接影响。

这些疾病的蔓延是环境和人类以及其他生物相互作用的结果。为了解决这一棘手问题，不同领域的学者需要通力合作，寻求一种综合各学科的方法。这将是一个综合人类社会知识技能的良机。当然，这需要整合许多大跨度的学科，不仅包括生命科学，还包括社会科学。这就需要采取一种新的办法，对未来的非科研专业人员进行传染病预防和应对方面的培训。

但是，问题的最后，还是落到实际操作和政策落地的问题上。上面的讨论其实忽略了很多现实中的政治操作问题，谁该为气候变化买单？造成气候变化的始作俑者——温室气体排放大户，主要是发达国家——并不是遭受气候变化影响最深的国家。这是空间上的不平等问题。另外，我们现在迟迟没有采取行动，是否对子孙后代公平？这是时间上的不平等问题。据说路易十五曾经无耻地说过"我死后，哪管洪水滔天。"① 这句话，或许是描述现代人对待气候变化漠然态度最为贴切的描绘和最为辛辣的讽刺吧。

作为气候变化的受害者，米小妮此刻正躺在病床上，接受着病痛的煎熬。她在恍惚间，似乎又回到了小时候走丢的那条街道，哭喊着叫爸爸妈妈，但是爸爸妈妈依然没有出现。米小妮似乎感觉站在街道边，抹着眼泪，等着父母的到来。

爷爷奶奶在病床边，一刻不停地守着米小妮，给米小妮降着体温，脸上充满了愧疚。米小妮在病床上仍然呼唤着父

---

① 这句话的原文是"Après moi, le deluge"（英文：After me, the flood）。直译过来应该是"我死之后，将会洪水滔天"。但考虑到错误的汉语译本已经流传甚广，本书在此不做过多讨论。

母。虽然米小妮接受了父母离开的事实，但是哪个小孩不希望父母能恩爱地在一起呢？米小妮从心底还是希望父母能和好，希望这个家能完整维持下去。奶奶在电话里面给熊教授和大美说话的时候，已经带着哭腔："小妮希望见到你们回来，小妮希望见到你们一起回来。"

奶奶一边给米小妮换着毛巾降着体温，一边安慰米小妮说："小妮啊，爸爸妈妈马上就要回来，马上就要一起回来了。"

"是吗，奶奶，父母要一起来接我了？"米小妮用微弱的声音问道。她不知道自己是在病床上，还是在小时候走失的那条街道边。持续的高烧已经让她意识模糊了，她只能在病床上躺着，在记忆中曾经走失的街道边迷茫地徘徊着。她等待着，等待着父母的来临。

终于，病房的门打开了，米小妮的父母……

和米小妮一起学习公共卫生

参考文献

1. 从印度鼠疫到中国的非典——不同的时代，相似的轨迹

［1］WHO/CDS/CSR/EDC/99. 2 Plague Manual: Epidemiology, Distribution, Surveillance and Control ［R］. Https://www. who. int/csr/resources/publications/plague/whocdscsredc992a. pdf? ua = 1.

［2］Tulip Mania of the 17th Century ［R］. Https://www. managementstudyguide. com/tulip-mania-of-17th-century. htm

［3］Komulainen, Tuomas, Currency Crises in Emerging Markets: Capital Flows and Herding Behaviour（October 23, 2001）. BOFIT Discussion Paper No. 10/2001, Available at SSRN: Https://ssrn. com/abstract = 1016021

［4］中国队 0-0 平巴西队中巴友谊赛全场技术统计 ［N］. 新浪网. http://sports. sina. com. cn/n/2003-02-12/2140390510. shtml

［5］Update 28 – Affected areas, status of SARS outbreaks in individual countries ［R］. 2003 - 04 - 12, Https://www. who. int/csr/sars/archive/2003_ 04_ 12/en/

［6］广东非典回顾之危情篇—谣言四起抢购风肆虐［N］新浪网，2003-

6-15. Https：∥news. sina. com. cn∕c∕2003-06-15∕02311171144. shtml

［7］非典型肺炎引起的食盐抢购风潮［N］. 盐政网，2003-02-19.
http：∥www. yanzheng. com∕html∕news∕ztdy∕ztdy∕200302∕922. html

［8］非典时期非常采购：目击沈阳的超市"抢购风"［N］. 新华网，
2003-05-07. Https：∥business. sohu. com∕68∕50∕article208965068.
shtml

［9］一个非典谣言的典型路径［N］. 新浪网，2003-05-13. Https：∥
business. sohu. com∕61∕52∕article209225261. shtml

［10］山西破除迷信：鞭炮驱不走瘟神科学防治才是真［N］. 新浪网，2003-
05-08. Https：∥news. sina. com. cn∕c∕2003-05-08∕10261036897.
shtml

［11］防非典何必出此歪策？湖北天门有人放鞭炮驱邪［N］. 新浪网，
2003-05-06. http:∥news. sina. com. cn∕c∕2003-05-06∕11481032057. html

［12］Sivaramakrishnan K. The return of epidemics and the politics of global-
Local health［J］. American journal of public health. 2011，101（6）：
1032-41.

［13］1994 Surat plague has many lessons for India on how to beat coronavir-
us［N］. theprint，2020-03-14. Https：∥theprint. in∕health∕1994-
surat-plague-has-many-lessons-for-india-on-how-to-beat-corona-
virus∕379531∕

［14］让-诺埃尔·卡普费雷. 谣言［M］. 上海：人民出版社，2018.

［15］A new study suggests fake news might have won Donald Trump the
2016 election ［N］. washingtonpost，2018-04-03. Https：∥
www. washingtonpost. com∕news∕the-fix∕wp∕2018∕04∕03∕a-new-
study-suggests-fake-news-might-have-won-donald-trump-the-
2016-election∕

［16］US election：Fake news becomes the news［N］. BBC，2016-11-
07. Https：∥www. bbc. com∕news∕world-us-canada-37896753

［17］Bovet A，Makse H A. Influence of fake news in Twitter during the
2016 US presidential election［J］. Nature communications. 2019，2；

10 (1): 1–4.

[18] Thousands Flee Indian City in Deadly Plague Outbreak [N]. The New York Times, 1994–09–24. Https://www.nytimes.com/1994/09/24/world/thousands–flee–indian–city–in–deadly–plague–outbreak.html

[19] 1994 Surat plague has many lessons for India on how to beat coronavirus [N]. theprint, 2020–03–14. Https://theprint.in/health/1994–surat–plague–has–many–lessons–for–india–on–how–to–beat–coronavirus/379531/

[20] Ramalingaswami V. Psychosocial effects of the 1994 plague outbreak in Surat, India[J]. Military medicine. 2001, 166(suppl_ 2):29–30.

[21] 孔飞力. 叫魂 [M]. 上海: 三联书店, 1999.

[22] The Surat Plague and its Aftermath [N]. montana. Https://www.montana.edu/historyug/yersiniaessays/godshen.html

[23] 薛澜, 张强. SARS事件与中国危机管理体系建设 [J]. 清华大学学报（哲学社会科学版）, 2003 (04): 1–6 + 18.

[24] 何凤生. 由抗击“非典”引发的对突发事件应急机制的思考 [J]. 安全, 2003 (S1): 9–10 + 14.

[25] 程新宇. 从SARS看影响我国传染病预防的伦理社会因素 [J]. 现代预防医学, 2003 (03): 466–469.

[26] 彭宗超, 钟开斌. 非典危机中的民众脆弱性分析 [J]. 清华大学学报（哲学社会科学版）, 2003 (04): 25–31.

[27] 都杨, 吴群红, 郝艳华, 孙宏, 高力军, 宁宁, 梁立波, 和沛森. SARS突发事件中大众健康教育信息需求调查及对策研究 [J]. 中国卫生经济, 2007 (04): 29–31.

图1–1 图片获取自 unsplash。

图1–2 图片获取自维基共享资源, 原作者为 meg and rahul, 使用 CC–BY–2.0 版权协议。

图1–3 图片来自 Https://www.sciencefriday.com/

图1-4 图片获取自维基共享资源，原作者 wellcomingimage，使用 CC-BY-4.0 版权协议。

2. 我想问你从哪里来——疾病溯源和公共卫生体系

［1］ N. Y. C Hired 3，000 Workers for Contact Tracing. It's Off to a Slow Start ［N］. The New York Times，2020-06-21. Https：//www. ny-times. com/2020/06/21/nyregion/nyc-contact-tracing. html

［2］ 甲型H1N1流感蔓延路线图：全球化加速病毒传播 ［N］. 新浪网，2009 - 05 - 03. Https：//news. sina. com. cn/w/2009 - 05 - 03/032517733365. shtml

［3］ Maxmen A. Ebola detectives race to identify hidden sources of infection as outbreak spreads ［J］. Nature. 2018，564 （7735）：174-6.

［4］ 中疾控：北京后续发生新的感染的风险较低，疫情已得到有效控制 ［N］. 新华网，2020-07-10. http：//www. xinhuanet. com/politics/2020-07/10/c_ 1126221911. htm

［5］ 寻找 "零号病人"，为什么是瘟疫史上的一件大事 ［N］. 搜狐网，2020-02-21. Https：//www. sohu. com/a/374852855_ 99997500

［6］ Liu D，Shi W，Shi Y，Wang D，Xiao H，Li W，Bi Y，Wu Y，Li X，Yan J，Liu W. Origin and diversity of novel avian influenza A H7N9 viruses causing human infection：phylogenetic，structural，and coalescent analyses ［J］. The Lancet. 2013，381 （9881）：1926-32.

［7］ Butler D. How disease detectives are fighting Ebola's spread ［J］. Nature News. 2014.

［8］ How does virus genome sequencing help the response to COVID-19? ［N］. UKRI，2020-03-25. Https：//coronavirusexplained. ukri. org/en/article/und0001/

［9］ Ruth Hart. And The Band Played On：Politics，People and the Aids Epidemic by RandyShilts(Penguin，Harmondsworth，1987)pp. xxiii + 630，paper ＄24.95，ISBN 0 - 14 - 011130 - 1 ［J］. Prometheus，1989，7 （2）.

图1-5 图片获取自维基共享资源，原作者美国疾病与控制中心，使用 CC-BY-4.0 版权协议。

图1-6 图片获取自维基共享资源，原作者 Corpse Reviver，使用 CC-BY-3.0 版权协议。

图1-7 左图原作者为曹雪芹，右图原作者为国立过敏与传染病研究所（National Institute of Allergy and Infectious Diseases），两张图片均获取自维基共享资源。

图1-8 图片获取自维基共享资源，原作者是美国国家医学和健康博物馆（National Museum of Health and Medicine Follow），使用 CC-BY-2.0 版权协议。

3. 惊心动魄的公共卫生战役——20世纪初的东北鼠疫

[1] Arthur P. Stanley，1889. Historical Memorials of Canterbury［M］. London：John Murray.

[2] 任璐，于耀洲.1910—1911年齐齐哈尔地区鼠疫问题浅析［J］. 理论观察，2019（01）：8-11.

[3] 白丽群.1910～1911年东北大鼠疫与哈尔滨公共卫生体系的建立［D］. 黑龙江省社会科学院，2015.

[4] 张春艳.1910—1911年东北鼠疫灾害及应对措施［J］. 兰台世界，2014（28）：77-78.

[5] 王柏林.1910年鼠疫与东三省社会生活研究［D］. 哈尔滨师范大学，2014.

[6] 管书合.1910—1911年东三省鼠疫之疫源问题［J］. 历史档案，2009（03）：91-96＋103.

[7] 王哲. 国士无双伍连德［M］. 北京：世界知识出版社，2020.

[8] 邓云特. 中国救荒史［M］. 北京：商务印书馆，2017

图1-9 图片获取自维基共享资源，图片属于公共领域。

图1-10 图片获取自维基共享资源，图片属于公共领域。

图1-11 图片获取自维基共享资源，图片属于公共领域。

4. 当户外行走都变得危险——气候变化、热浪与人类健康

［1］ Raymond C，Matthews T，Horton RM. The emergence of heat and humidity too severe for human tolerance ［J］. Science Advances. 2020, 6 (19)：eaaw1838.

［2］ 田颖，张书余，罗斌，马守存，周骥. 热浪对人体健康影响的研究进展 ［J］. 气象科技进展，2013, 3 (02)：49-54.

［3］ 谈建国, 黄家鑫. 热浪对人体健康的影响及其研究方法 ［J］. 气候与环境研究, 2004 (04)：680-686.

［4］ 王敏珍, 郑山, 王式功, 尚可政. 高温热浪对人类健康影响的研究进展 ［J］. 环境与健康杂志, 2012, 29 (07)：662-664.

［5］ Australia's biggest forest fire ever rages on near Sydney ［N］. euronews, 2019-12-21. Https：//www. euronews. com/2019/12/21/australia-s-biggest-forest-fire-ever-rages-on-near-sydney

［6］ Yes, Australia has always had bushfires：but 2019 is like nothing we've seen before ［N］. theguardian, 2019-12-25. Https：//www. theguardian. com/australia-news/2019/dec/25/factcheck-why-australias-monster-2019-bushfires-are-unprecedented

［7］ Australian bushfires：the story so far in each state ［N］. theguardian, 2019-12-24. Https：//www. theguardian. com/australia-news/2019/dec/24/australian-bushfires-the-story-so-far-in-each-state

［8］ India wilts as temperature hits 50 degrees Celsius ［N］. phys. org, 2020-03-20. Https：//phys. org/news/2020-05-india-wilts-heatwave-temperature-degrees. html

［9］ 吴珍, 金银龙, 徐东群. 热浪对健康的影响及其应对措施 ［J］. 环境卫生学杂志, 2013, 3 (3)：256-260.

［10］ 杨冬红, 杨学祥. 厄尔尼诺事件和拉尼娜事件的成因与预测 ［J］. 沙漠与绿洲气象, 2008, 2 (05)：1-1

图2-1 图片获取自维基共享资源, 原作者 Christopher Michel, 使用CC-BY-SA 2.0 版权协议。

图 2-2 图片获取自维基共享资源，原作者 anagh，使用 CC-BY-SA 2.0 版权协议。

5. 从水俣病到镉大米——食物中的重金属

[1] 湖南问题大米流向广东餐桌[N]. 南方日报, 2013-02-27. http：// epaper. southcn. com/nfdaily/html/2013-02/27/content_ 7168346. htm

[2] 张秋月. 土壤污染治理问题研究——以镉大米事件为视角 [J]. 法制与社会, 2017 (03)：77-78.

[3] 刘珊珊. 大米镉含量分析及镉结合蛋白的分离纯化 [D]. 武汉轻工大学, 2014.

[4] 土壤污染致稻米含镉超标, 中国大米污染分布图. 土地资源网：http：//www. tdzyw. com/2011/0215/9636. html. 2011 年 02 月 15 日

[5] 杜丽娜、王海燕等. 金属镉污染及其毒性研究进展 [J]. 环境与健康杂志. 2013, 30 (2)：167-174

[6] 李婧、周艳文等. 我国土壤镉污染现状、危害及其治理方法综述 [J]. 安徽农学通报. 2015, 21 (24)：104-107.

[7] 史志诚. 1953-1956 年日本水俣事件 [A]. 中国毒理学会毒理学史专业委员会 (Section of Toxicological History of CST)、西北大学生态毒理研究所 (Institute of Eco-toxicology of NWU)、毒理学史研究室 (Division of Toxicological History). 毒理学史研究文集 (第六集) [C].：西北大学生态毒理研究所, 2006：3.

[8] 浜尚亮. 环境污染公害之日本水俣病事件 [J]. 人民公安, 2016 (Z1)：74-78.

[9] 宋德玲. 日本水俣病事件的历史反思——以熊本水俣病事件为中心 [J]. 长春师范学院学报, 2001 (01)：20-23.

[10] 董立延. 水俣病：现代社会的一面镜子——从公害发源地到环境模范都市 [J]. 福建论坛 (人文社会科学版), 2013 (07)：179-183.

[11] 贾峰. "水俣病事件" 50 周年祭 (1956-2006) [J]. 世界环境, 2006 (03)：80-81.

［12］刘立坤．从日本水俣病事件说起……［J］．农村青少年科学探究，2010（Z1）：83-84.

［13］南京一小学查出镉超标大米［N］．2019-06-25．凤凰网江苏：http：//js. ifeng. com/a/20190625/7500981_ 0. shtml.

图2-4图片获取自维基共享资源，图片属于公共领域。

6. 前车之覆，后车难鉴——历史上反复出现的重大空气污染事件

［1］美国洛杉矶光化学烟雾事件［J］．世界环境，2009，（4）：7.

［2］洛杉矶烟雾事件［J］．世界环境，2010，（3）：7.

［3］负天一．那些年各国遇到的烟雾事件［J］．中国战略新兴产业，2014，（2）：46.

［4］冬雪．洛杉矶治理雾霾的艰难历程［J］．百科知识，2013，（9）：35-38.

［5］杨洁，赵辉兵．多诺拉烟雾事件与美国现代环境政治初兴［J］．经济社会史评论，2020，（2）

［6］康爱彬，李燕凌，张滨．国外如何治理大气污染［J］．公民与法治，2017，（4）：36.

［7］多诺拉烟雾事件［J］．世界环境，2010，（5）：7.

［8］姜立杰．"多诺拉事件"与美国历史上的卫星城环境问题［J］．前沿，2006，（6）：162-165.

［9］伦敦烟雾事件［J］．世界环境，2014，（1）：7.

［10］金博文．1952年英国伦敦烟雾事件原因探析［J］．安庆师范学院学报（社会科学版），2014，第33卷（2）：87-90.

［11］张榕．从世界十大环境污染事件看环境污染后果及对策［J］．当代化工研究，2019，（2）：6-8.

［12］郭强．光化学烟雾的形成机制［J］．山东化工，2019，第48卷（2）：210-213.

图 2-5 图片获取自维基共享资源，原作者莫奈，使用 CC-BY-4.0 版权协议。

图 2-6 图片获取自维基共享资源。

图 2-7 图片来自 Raymond M. Coveney，获取自维基共享资源，使用CC-3.0 版权协议。

7. 微塑料更是"危"塑料！——微塑料对环境和公共健康的危险所在

[1] 张思梦，查金，孟伟，祁光霞，任连海，冯春华，高鹏，吕峥. 环境中的微塑料及其对人体健康的影响［J］. 中国塑料，2019，33（04）：81-88.

[2] 和晓楠. 降解塑料的发展现状分析［J］. 高科技与产业化，2020（02）：56-62.

[3] 郭桢丽，张刚. 微塑料环境行为及污染防治研究进展［C］. 中国环境科学学会（Chinese Society for Environmental Sciences）. 2019 中国环境科学学会科学技术年会论文集（第二卷）. 中国环境科学学会（Chinese Society for Environmental Sciences）：中国环境科学学会，2019：842-848.

[4] 龙邹霞. 厦门湾海洋塑料垃圾和微塑料时空分布及对人类活动响应研究［D］. 中国地质大学，2019.

[5] 塑料摄入对海鸟的非致命影响［J］. 世界环境，2019（05）：93.

[6] 张思梦，查金，孟伟，祁光霞，任连海，冯春华，高鹏，吕峥. 环境中的微塑料及其对人体健康的影响［J］. 中国塑料，2019，33（04）：81-88.

[7] 张士春，庞美霞，赵洪雅，丁莉，唐勇军，代建国，童金苟，金刚. 海产食品微纳塑料污染现状与危害［J］. 食品安全质量检测学报，2019，10（09）：2689-2696.

[8] Microscopic animals are busy distributingmicroplastics throughout the world's soil［N］. The Conversation，2020-6-25. Https：//theconversation. com/microscopic-animals-are-busy-distributing-microplas-

tics-throughout-the-worlds-soil-141353

［9］Plastics in cosmetic products［N］. IKW. Https：∥www. ikw. org/ikw-english/beauty-care-topics/detail/plastics-in-cosmetic-products-406/

图 2-9 图片获取自维基共享资源，原作者为 Colocho，使用 CC BY-SA 2. 5 版权协议。

图 2-10 图片获取自维基共享资源，原作者为 F. Kesselring，FKuR Willich，使用 CC BY-SA 3. 0 DE 版权协议。

8. 厕所革命——你身边的公共卫生革命

［1］易明. 厕所革命，面子和里子［J］. 北京纪事，2019，(11)：78-80.

［2］和晓强. 印度的厕所革命［J］. 当代工人，2020，(1)：50-52.

［3］徐宁. 厕所革命悄然兴起［J］. 大自然探索，2019，(3)：68-73.

［4］董超. 厕所革命：要文明，也要健康［J］. 家庭医药·快乐养生，2019，(9)：58.

［5］金艳芳. 旅游厕所革命的制约因素与对策研究［J］. 建筑工程技术与设计，2018，(11)：44.

［6］钱春弦. 握紧"文明尺度"、改造"方便角落"——就"旅游厕所革命"专访国家旅游局局长李金早［EB/OL］. 2015-03-17.

［7］周星，周超. "厕所革命"在中国的缘起、现状与言说［J］. 中原文化研究，2018，6 (1).

［8］江苏省农村改厕调查（下）：小厕所，开启乡村振兴一扇窗［N］. 南方日报，2017-12-07. http：∥jsnews. jschina. com. cn/jsyw/201712/t20171207_ 1247889. shtml

［9］Jason Gale（撰文），Bibhudatta Pradhan（撰文），Anshika Varma（摄影），贾慧娟（译）. 印度厕所革命［J］. 商业周刊（中文版），2018（23）：37-44.

［10］李方恩. 女王一声叹息，引发厕所革命［J］. 文史博览，2019，(10)：68.

［11］潘奕，叶扬. 技术专家眼中的中国厕所革命［J］. 世界建筑，

2019，(6)：32-35.

[12] 陈云祖．厕所革命问题管窥［J］．中国科技纵横，2018，(15)：254-256.

[13] 哈拉尔德·格林德尔，托弗·A·拉森，庞凌波．厕所革命：现代市与城市贫民窟中对水污染控制的改善与废水再利用［J］．世界建筑，2019 (06)：36-39＋126.

[14] Peter-Varbanets M, Zurbrügg C, Swartz C, Pronk W. Decentralized systems for potable water and the potential of membrane technology ［J］. Water research. 2009 Feb 1；43 (2)：245-65.

[15] 李运龙，李仲宇．"厕所革命"——"1＋N 驿站式"公共设施设计探究与反思［J］．美与时代·城市，2020，(2)：68-69.

[16] 谢晗进．一种智能潮汐厕所：CN201811064739. 3［P］. 2019-01-01.

[17] 刘杰，白佳茵，王怡文等．"厕所革命"背景下第三卫生间的认知及建设调查研究［J］．江苏商论，2018，(6)：117-121.

[18] 吕洪良．无障碍厕所：厕所革命新范式［J］．中国残疾人，2019，(2)：46-47.

[19] 齐钰．"厕所革命"重塑城市文明新理念［J］．人口文摘，2018，000 (004)：P. 28-30.

[20] 陈欣．我国城市公厕现状及发展对策分析［J］．智富时代，2019 (2)：144-144.

[21] 小康不小康，厕所是一桩：农村热盼"厕所革命"［N］．武汉拓美环保，2018 - 06 - 05. http：//www. whtmgs. com/news/hydt/248. html

[22] 印度有3.5亿多妇女等待厕所站成排可绕地球四圈［N］．搜狐网，2017-12-08. Https：//www. sohu. com/a/209157639_ 117351

[23] 江天晓．"厕所革命"的推动者——看光大置业如何将脏乱差的旅游公厕改造成生态环保型卫生间［J］．城市开发，2017 (01)：59-61.

[24] 陈小梅．从第六次公共图书馆评估标准看地市级图书馆员职业能力建设［J］．中国科技纵横，2018，000 (015)：252-

图2-11图片获取自维基共享资源，图片属于公共领域。

9. 米小妮为爱节食减肥——饮食和人类健康

［1］Teenager 'blind' from living off crisps and chips ［N］. BBC News, 2019-09-03. Https：//www. bbc. com/news/health-49551337

［2］How Black Communities Are Bridging the Food Access Gap［N］. BBC News, 2020-07-07. Https://civileats. com/2020/07/07/how-black-communities-are-bridging-the-food-access-gap/

［3］Richard D. Semba, 2007. Handbook of Nutrition and Ophthalmology ［M］. Humana Press.

［4］Stein AD, Pierik FH, Verrips GH, Susser ES, Lumey LH. Maternal exposure to the Dutch famine before conception and during pregnancy：quality of life and depressive symptoms in adult offspring ［J］. Epide-miology（Cambridge, Mass. ）. 2009 Nov；20 （6）.

［5］Food desert. Wikipedia ［EB/OL］. ［2020-07-24］. Https：//en. wikipedia. org/wiki/Food_ desert

［6］McEntee J, Agyeman J. Towards the development of a GIS method for identifying rural food deserts：Geographic access in Vermont, USA ［J］. Applied Geography. 2010, 30 （1）：165-76.

［7］Afshin A, Sur PJ, Fay KA, Cornaby L, Ferrara G, Salama JS, Mullany EC, Abate KH, Abbafati C, Abebe Z, Afarideh M. Health effects of dietary risks in 195 countries, 1990－2017：a systematic a-nalysis for the Global Burden of Disease Study 2017 ［J］. The Lan-cet. 2019, 393 （10184）：1958-72.

［8］Get the Scoop on Sodium and Salt. American Heart Association ［EB/OL］. ［2020-07-24］. Https：//www. heart. org/en/healthy-living/healthy-eating/eat-smart/sodium/sodium-and-salt

［9］Pimenta E, Gaddam KK, Oparil S, Aban I, Husain S, Dell' Italia

和米小，一起学习公共卫生

LJ, Calhoun DA. Effects of dietary sodium reduction on blood pressure in subjects with resistant hypertension: results from a randomized trial [J]. Hypertension. 2009, 54 (3): 475-81.

[10] Wilkinson MJ, Manoogian EN, Zadourian A, Lo H, Fakhouri S, Shoghi A, Wang X, Fleischer JG, Navlakha S, Panda S, Taub PR. Ten-hour time-restricted eating reduces weight, blood pressure, and atherogenic lipids in patients with metabolic syndrome [J]. Cell metabolism. 2020, 31 (1): 92-104.

[11] Christakis NA, Fowler JH. The spread of obesity in a large social network over 32 years [J]. New England journal of medicine. 2007, 357 (4): 370-9.

[12] Zhu B, Haruyama Y, Muto T, Yamazaki T. Association between eating speed and metabolic syndrome in a three-year population-based cohort study [J]. Journal of epidemiology. 2015, JE20140131.

[13] Chen Y, Tong Y, Yang C, Gan Y, Sun H, Bi H, Cao S, Yin X, Lu Z. Consumption of hot beverages and foods and the risk of esophageal cancer: a meta-analysis of observational studies [J]. BMC cancer. 2015, 15 (1): 1-3.

[14] Vaccaro A, Dor YK, Nambara K, Pollina EA, Lin C, Greenberg ME, Rogulja D. Sleep loss can cause death through accumulation of reactive oxygen species in the gut [J]. Cell. 2020, 181 (6): 1307-28.

图 3-1 图片获取自维基共享资源，原作者为 Christopher Boitz，图片属于公共领域。

图 3-2 图片获取自维基共享资源，原作者为 Elvis Batiz，使用 CC-BY-SA 2.0 版权协议。

图 3-3 图片获取自 pixabay。

图 3-4 图片获取自维基共享资源，原作者为 SoHome Jacaranda Lilau，图片属于公共领域。

［1］ Warburton DE, Nicol CW, Bredin SS. Health benefits of physical activity: the evidence ［J］. Cmaj. 2006, 174 （6）: 801-9.

［2］ Cauley J A, Giangregorio L. Physical activity and skeletal health in adults ［J］. The Lancet Diabetes & Endocrinology. 2020, 8 （2）: 150-162.

［3］ Benefits of Physical Activity. CDC ［EB/OL］. ［2020-07-24］. Https: //www. cdc. gov/physicalactivity/basics/ pa-health/index. htm

［4］ WHO and the International Olympic Committee sign agreement to improve healthy lifestyles ［EB/OL］. ［2020-06-13］. Https: //www. who. int/news-room/detail/07-01-2011-who-and-the-international-olympic-committee-sign-agreement-to-improve-healthy-lifestyles.

［5］ Guthold R, Stevens G A, Riley L M, et al. Worldwide trends in insufficient physical activity from 2001 to 2016: a pooled analysis of 358 population-based surveys with 1. 9 million participants ［J］. The Lancet Global Health. 2018, 6 （10）: e1077 - e1086.

［6］ Tuso P. Strategies to increase physical activity ［J］. The Permanente Journal. 2015; 19 （4）: 84.

［7］ Karuppannan S, Sivam A, Koohsari M, Sivam A. Does urban design influence physical activity in the reduction of obesity. A review of evidence ［J］. The Open Urban Studies Journal. 2012, 5: 14-21.

［8］ Jillian Pennacchio. Local Walking Paths Promote Physical Activity in Yonkers, New York ［EB/OL］. ［2020 - 07 - 24］. Https: //nccd. cdc. gov/nccdsuccessstories/showdoc. aspx? s = 15364&dt = 0

［9］ Manz K, Mensink G, Finger JD, Haftenberger M, Brettschneider AK, Lage Barbosa C, Krug S, Schienkiewitz A. Associations between physical activity and food intake among children and adolescents: Results of KIGGS wave 2 ［J］. Nutrients. 2019, 11 （5）: 1060.

［10］ Sallis J F, Bull F, Guthold R, et al. Progress in physical activity over the Olympic quadrennium ［J］. The Lancet, 2016, 388 （10051）: 1325-1336.

和
米
小
姬
一
起
学
习
公
共
卫
生

[11] Reis R S, Salvo D, Ogilvie D, et al. Scaling up physical activity interventions worldwide: stepping up to larger and smarter approaches to get people moving [J]. The Lancet, 2016

[12] McMillan A G, May L E, Gaines G G, et al. Effects of Aerobic Exercise during Pregnancy on 1 - Month Infant Neuromotor Skills [J]. Medicine and Science in Sports and Exercise, 2019, 51 (8): 1671 - 1676.

[13] Boutaugh M L. Arthritis Foundation community-based physical activity programs: Effectiveness and implementation issues [J]. Arthritis Care & Research, 2003, 49 (3): 463 - 470

[14] Anderson J M. Evaluation of the PACE exercise program and its effect on self-efficacy, pain, depression and functional ability [J]. Atlanta: Emory University, 1991.

[15] Garne - Dalgaard A, Mann S, Bredahl TV, Stochkendahl MJ. Implementation strategies, and barriers and facilitators for implementation of physical activity at work: a scoping review [J]. Chiropractic & manual therapies. 2019, 27 (1): 1-3.

[16] Sjøgaard G, Christensen J R, Justesen J B, et al. Exercise is more than medicine: The working age population's well-being and productivity [J]. Journal of Sport and Health Science, 2016, 5 (2): 159 - 165.

[17] Maugeri A, Medina-Inojosa JR, Kunzova S, Barchitta M, Agodi A, Vinciguerra M, Lopez-Jimenez F. Dog ownership and cardiovascular health: results from the Kardiovize 2030 Project [J]. Mayo Clinic Proceedings: Innovations, Quality & Outcomes. 2019, 3 (3): 268-75.

图 3-5 图片原作者 bruce mars，获取自 unsplash。

图 3-6 图片获取自 unsplash。

图 3-7 图片原作者 robertoaiuto，获取自 pixabay。

11. 谁来养活未来100亿人——气候变化下的粮食危机

［1］Colorado high peaks losing glaciers as climate warms. National Science Foundation ［EB/OL］. 2016 – 01 – 12 ［2020 – 07 – 24］. Https：//www. nsf. gov/discoveries/disc_ summ. jsp? cntn_ id = 137309

［2］In the Mountains, Climate Change Is Disrupting Everything, from How Water Flows to When Plants Flower. Inside Climate News ［EB/OL］, 2019–10–07 ［2020–07–24］. Https：//insideclimatenews. org/news/07102019/mountain–climate–change–disruption–glaciers–water–eco-systems–agriculture–plants–food

［3］JonathanMoens. Andes Meltdown：New Insights into Rapidly Retreating Glaciers ［EB/OL］. 2019 – 10 – 07 ［2020 – 07 – 24］. Https：//e-360. yale. edu/features/andes–meltdown–new–insights–into–rapidly–retreating–glaciers

［4］Steff Gaulter. El Nino's effect on Peru［N］. Gulf–Times, 2015–07–26［2020–07–24］. Https：//www. gulf–times. com/story/448730/El–Nino–s–effect–on–Peru

［5］Rice as food. Ricepedia ［EB/OL］. ［2020–07–24］ http：//ricepe-dia. org/rice–as–food

［6］Depenbusch L, Klasen S. The effect of bigger human bodies on the fu-ture global calorie requirements ［J］. PloS one. 2019, 14（12）：e0223188.

［7］Zabel F, Putzenlechner B, Mauser W. Global agricultural land re-sources – a high resolution suitability evaluation and its perspectives until 2100 under climate change conditions ［J］. PloS one. 2014, 9（9）：e107522.

［8］潘根兴, 高民等. 气候变化对中国农业生产的影响 ［J］. 农业环境科学学报, 2011, 30（9）：1698–1706

［9］周广胜. 气候变化对中国农业生产影响研究展望 ［J］. 气象与环境科学, 2015, 38（1）：80–94

［10］阿马蒂亚·森. 贫穷与饥荒 ［M］. 北京：商务印书馆, 2019

[11] 斯塔夫里阿诺斯. 全球通史（上）: 第 7 版 [M]. 北京: 北京大学出版社, 2006

图 3-9 图片原作者为 CSIRO, 获取自维基共享资源, 遵守 CC-BY-3.0 版权协议。

图 3-10 图片原作者为 Abubakar Adrees, 图片获取自维基共享资源, 使用 CC BY-SA 4.0 版权协议。

12. 烟草背后资本的力量——为何控烟阻力重重?

[1] Cheng CY, Huang SS, Yang CM, Tang KT, Yao DJ. Detection of third-hand smoke on clothing fibers with a surface acoustic wave gas sensor [J]. Biomicrofluidics. 2016, 10 (1): 011907.

[2] Sleiman M, Gundel LA, Pankow JF, Jacob P, Singer BC, Destaillats H. Formation of carcinogens indoors by surface-mediated reactions of nicotine with nitrous acid, leading to potential thirdhand smoke hazards [J]. Proceedings of the National Academy of Sciences. 2010 Apr 13; 107 (15): 6576-81.

[3] MattBartosik. 'Third-Hand Smoke' Dangerous to Kids, Scientists Find [N]. NBC News, 2009-01-05 [2020-07-24]. Https://www.nbcchicago.com/news/local/third-hand-smoke-dangerous-to-kids-scientists-find/1891415/

[4] Roni Caryn Rabin. A New Cigarette Hazard: 'Third-Hand Smoke' [N]. The New York Times, 2009-01-02 [2020-07-24]. Https://www.nytimes.com/2009/01/03/health/research/03smoke.html

图 3-11 图片原作者为 James Albert Bonsack, 图片属于公共领域。

图 3-13 图片获取自 pixabay。

13. 改善健康的公共卫生措施: 避孕套

[1] Rainey Horwitz. Ann Trow（Madame Restell）（1812 - 1878）. The

Embryo Project Encyclopedia［EB/OL］.［2020-07-24］.Https：//
embryo. asu. edu/pages/ann-trow-madame-restell-1812-1878

［2］安妮·科利尔. 卑微的套套：安全套进化史［M］. 上海文艺出版
社，2013.

［3］李瑛. 复方口服避孕药安全性研究进展［J］. 实用妇产科杂志，
2014，30（07）：481-483.

［4］范俊，董白桦. 口服避孕药与宫颈癌关系的研究现状［J］. 国外
医学（计划生育分册），1996（04）：193-196.

［5］Intrauterine Device（IUD）for Birth Control. Healthlinkbc［EB/OL］.
［2020-07-22］Https：//www. healthlinkbc. ca/health-topics/tw9516

［6］Condom Fact Sheet in Brief. CDC［EB/OL］.［2020-07-24］. Ht-
tps：//www. cdc. gov/condomeffectiveness/brief. html

［7］靳琰. 中国与瑞典、美国学校性教育比较研究［D］. 华东师范大
学，2007.

［8］徐杨. 天津开展安全套工程宾馆饭店等场所提供安全套［N］. 新
浪新闻，2004-08-06［2020-07-24］. http：//news. sina. com. cn/
c/2004-08-06/07293309389s. shtml

［9］任翔，周恒. 成都开出首张防艾罚单酒店没配安全套罚款三千
［N］. 新浪四川. 2014-01-10［2020-07-24］http：//cd. bend-
ibao. com/news/2014110/48622. shtm

［10］五星级酒店怕羞? 大多不配安全套［N］. 深圳晚报. 2012-12-
01［2020-07-24］http：//news. sina. com. cn/c/2012-12-
01/094025706464. shtml

［11］宾馆酒店摆放安全套不得作卖淫嫖娼证据［N］. 新民晚报.
2008-03-30［2020-07-24］. http：//news. sina. com. cn/c/2008-
03-30/145813657669s. shtml

［12］赵蕴娴. 深圳地铁站避孕套广告风波，人们为何谈"性"色变
［N］? 新京报. 2019-08-11［2020-07-24］Https：//new. qq. com/
omn/20190811/20190811A067XS00. html

［13］贺佳雯，许佳. 中国性教育现状：有老师想上，学校也给不出

和米小妮一起学习公共卫生

课时［N］. 南方周末. 2019-08-30［2020-07-24］Https：//
new. qq. com/omn/20190830/20190830A0LR5T00. html

［14］卢通. 性教育读本太直白"吓到"家长官方称内容没问题［N］.
新京报. 2017-03-04［2020-07-24］http：//www. xinhuanet. com//
local/2017-03/04/c_ 1120566745. htm

［15］王珍. 中国大陆"避孕套"产品传播现状研究［D］. 湘潭大
学，2013.

［16］周素仪，韩原原. 育龄女性避孕方法和避孕效果情况调查［J］.
中外医学研究，2012，10（20）：68-69.

［17］郑晓瑛，陈功. 中国青少年生殖健康可及性调查基础数据报告
［J］. 人口与发展，2010，16（03）：2-16.

［18］赵芮，张磊，富晓星，苏春艳，张玉萍. 中国 11 省市青少年性
与生殖健康知识、态度及行为调查［J］. 中国公共卫生，2019，
35（10）：1330-1338.

［19］宁丽峰，原思渊，郭颖志，周越，邹燕，李鹏，佟以欣，果吉
尔锑. 天然胶乳橡胶避孕套安全性研究进展［J］. 中国计划生
育学杂志，2013，21（08）：557-560.

［20］二战美国大兵性病的预防和治疗用品［EB/OL］. 2016-01-26
［2020-07-24］http：//www. 360doc. com/content/16/0126/09/
11453545_ 530610912. shtml

［21］Andrew Adam Newman. Pigs WithCellphones，but No Condoms［N］.
The New York Times，2007-06-18［2020-07-24］. Https：//
www. nytimes. com/2007/06/18/business/media/18adcol. html

图 3-14 图片原始出处为 Anthony Comstock，fighter：some impressions of
a lifetime of adventure in conflict with the powers of evil（1913）by
Charles Gallaudet Trumbull。图片获取自维基共享资源，图片属
于公共领域。

图 3-16 图片由原作者安德伍德公司（Underwood & Underwood Compa-
ny）于 1922 年拍摄，图片获取自维基共享资源，图片属于公

共领域。

图 3-17 图片来自惠康收藏馆（Wellcome Collection gallery），获取自维基共享资源，使用 CC-BY-4.0 版权协议。

14. 一根香肠引发的法案——美国食品药品监管局的简史

［1］Upton Sinclair. The Jungle［M］. Penguin Classics：1985.

［2］菲利普·希尔茨著. 姚明威译. 保护公众健康：美国食品药品百年监管历程［M］. 中国水利水电出版社，2005.

［3］赵文斌. 美国历史上三大药品安全事件：小儿磺胺制剂、军营黄疸肝炎大爆发和孕妇"海豹胎"［N］. 上观新闻，2018-12-02［2020-07-24］Https：//www. jfdaily. com/news/detail? id=116710

［4］Frederick Dove. What's happened to Thalidomide babies?［N］. BBC News，2011-11-03［2020-07-24］. Https：//www. bbc. com/news/magazine-15536544

［5］Katie Thomas. The Unseen Survivors of Thalidomide Want to Be Heard［N］. BBC News，2020-03-23［2020-07-24］. Https：//www. nytimes. com/2020/03/23/health/thalidomide-survivors-usa. html

［6］Donovan KA，An J，Nowak RP，Yuan JC，Fink EC，Berry BC，Ebert BL，Fischer ES. Thalidomide promotes degradation of SALL4，a transcription factor implicated in Duane Radial Ray syndrome［J］. Elife. 2018 Aug 1；7：e38430.

［7］MortonMintz. 'Heroine' of FDA keeps bad drug off the market［N］. Washington Post，1962-07-15［2020-07-24］. Https：//www. washingtonpost. com/wp-srv/washtech/longterm/thalidomide/keystories/071598drug. htm

［8］许俊才. 美国食品药品监督管理局百年发展历程带给我国药品监管体系的启示［J］. 世界临床药物，2008（07）：56-59.

［9］US Regulatory Response to Thalidomide（1950-2000）. The Embryo Project Encyclopedia［EB/OL］. 2014-04-01［2020-07-24］. Https：//embryo. asu. edu/pages/us-regulatory-response-thalidomide-

1950-2000

[10] Frederick Dove. What's happened to Thalidomide babies？［N］. BBC News，2011－11－03［2020－07－24］. Https：//www. bbc. com/news/magazine-15536544

[11] Katie Thomas. The Unseen Survivors of Thalidomide Want to Be Heard［N］. New York Times，2020－03－23［2020－07－24］. Https：//www. nytimes. com/2020/03/23/health/thalidomide-survivors-usa. html

[12] 郑郁蓁. 7月起食品禁用人工反式脂肪［N］. 中国时报，2018－05-16［2020-07-24］. Https：//www. chinatimes. com/newspapers/20180516001393-260114？chdtv

[13] 靳忻. 反式脂肪被禁 "吃货" 会问的五个问题［N］. 联合早报，2019－06－06［2020－07－24］. Https：//www. zaobao. com/znews/singapore/story20190606-962540

图4-1 图片原作者为美国食品药品监管局，图片获取自维基共享资源。

图4-2 图片作者为特伦斯·威尔斯本人，图片获取自维基共享资源。

图4-3 图片来源于国立卫生研究院（National Institute of Health），获取自维基共享资源。

15. 雪域高原的重生——藏区脱贫中的包虫病攻坚战

[1] 精准扶贫关注 "包虫病患者" 群体［EB/OL］. 2016－03－09［2020－07－24］http：//tv. cctv. com/2016/03/09/VIDEUND5F6w8dvta4vTgRWuZ160309. shtml

[2] 唐群科，张瑛，乔建. 囊型包虫病的治疗现状与进展［J］. 寄生虫病与感染性疾病，2019，17（04）：242-245.

[3] 张靖维. 藏羊包虫病的危害及防控介绍［J］. 中国畜禽种业，2019，15（09）：141.

[4] 温浩，刘文亚，邵英梅等. 包虫病影像诊断技术和手术治疗进展［J］. 国际医学寄生虫病学杂志，2009，36（5）：299-306.

［5］许隆祺．我国西部地区重大寄生虫病的危害及对防治工作的反思
　　　［J］．中国寄生虫病防治杂志，2002（01）：5-7.

［6］邵军，王志鑫，阳丹才让，任利，候立朝，周瀛，王海久，樊海
　　　宁，王虎．青藏高原地区泡型包虫病患者住院费用影响因素分析
　　　［J］．中华疾病控制杂志，2018，22（02）：168-172.

［7］艾力亚力·艾力，孙立，李波霖，温浩．中国包虫病患者经济负
　　　担研究的系统评价［J］．中国循证医学杂志，2019，19（12）：
　　　1416-1422.

［8］多吉战都，武建华主编．第七篇人民生活7-2 城乡居民家庭人均
　　　可支配收入及指数．西藏统计年鉴［M］．中国统计出版社，2019

［9］曾利辉，田美蓉，张茜惠，王淼，李谦，万学红，程南生，龚启
　　　勇，刘伦旭，黄进，李正赤．以需求为导向的甘孜健康扶贫模式
　　　探索与实践［J］．华西医学，2020，35（02）：215-219.

［10］罗辉，仲格嘉．青藏高原地区包虫病综合防治的探索与实践
　　　　［J］．中国藏学，2018（02）：24-27.

16. 古老文明古国焕发生机——新中国的爱国卫生运动

［1］代宏刚．20世纪50年代甘肃省爱国卫生运动初探［D］．西北师
　　　范大学，2011.

［2］邓智旺．新中国成立初期爱国卫生运动中的社会动员［J］．兰台
　　　世界，2011（29）：74-75.

［3］李洁，高俐．"运动""指令"及"参与"：爱国卫生运动社会动
　　　员方式的转变——一个国家治理理念转向的解释框架［J］．四川
　　　行政学院学报，2019（04）：46-53.

［4］李媛媛．20世纪50、60年代沈阳地区爱国卫生运动述论［J］．
　　　佳木斯职业学院学报，2016（07）：79-81.

［5］石超．国家——社会视角下建国初期的爱国卫生运动探析［J］．
　　　世纪桥，2017（12）：23-24.

［6］肖爱树．1949～1959年爱国卫生运动述论［J］．当代中国史研
　　　究，2003（01）：97-102＋128.

［7］ 肖灵. 新中国成立初期民族地区爱国卫生运动与国家治理效能研究
［J］. 西南民族大学学报（人文社科版），2020，41（06）：23-29.

［8］ 一九五六年到一九六七年全国农业发展纲要（修正草案）［J］.
农业科学通讯，1957（11）：596-603.

［9］ 周恩来. 中央人民政府政务院关于一九五三年继续开展爱国卫生
运动的指示［J］. 中医杂志，1953（01）：2.

17. 被埋藏的定时炸弹——爱河浪漫名字背后的苦涩的悲剧

［1］ Ronnie Greene. From homemaker to hell-raiser in Love Canal. The center of public integrity［EB/OL］. 2013-04-16［2020-07-24］. Https：//publicintegrity. org/environment/from - homemaker - to - hell - raiser-in-love-canal/

［2］ Love Canal Chronologies. University of Buffalo［EB/OL］.［2020-07-24］. Https：//library. buffalo. edu/archives/lovecanal/about/chronologies. html

［3］ Love Canal & Lois Gibbs 35 Years Later. Living on earth［EB/OL］.［2020-07-24］. Https：//www. loe. org/shows/segments. html？programID = 13-P13-00050&segmentID = 7

［4］ Lois Gibbs speaks atRemTech 2014［EB/OL］.［2020-07-24］. Https：//vertexenvironmental. ca/2014/11/11/love-canal/

图 4-4 地图底图来自 open street map，使用 CC-BY-2. 0 版权协议。

图 4-5 图片原作者为美国联邦环保署，图片获取自维基共享资源，图
片属于公共领域。

图 4-6 图片原作者为美国联邦环保署，图片获取自维基共享资源，图
片属于公共领域。

18. 接种还是不接种——疫苗是否会导致儿童自闭症？

［1］ 国家儿童免疫规划疫苗接种程序表［EB/OL］.［2020-07-24］. http：//www. jingbian. gov. cn/msbw/ylws/jbyf/ymcczn/18445. htm

［2］ Rappuoli R，Pizza M，Del Giudice G，De Gregorio E. Vaccines，new opportunities for a new society［J］. Proceedings of the National Academy of Sciences. 2014，111（34）：12288-93.

［3］ Brian Deer. MMR：the truth behind the crisis［M］. Sunday Times，2004.

［4］ Hornsey MJ，Harris EA，Fielding KS. The psychological roots of anti-vaccination attitudes：A 24-nation investigation［J］. Health Psychology. 2018，37（4）：307.

［5］ JonPalfreman，Kate McMahon. The Vaccine War. Frontline［EB/OL］. 2010-04-27［2020-07-24］. Https：∥www. pbs. org/wgbh/frontline/film/vaccines/

［6］ VincentIannelli. Dan Burton on Vaccines and Autism. vaxopedia［EB/OL］. 2016-10-09［2020-07-24］. Https：∥vaxopedia. org/2016/10/09/dan-burton-on-vaccines-and-autism/

［7］ Jenny McCarthy："We're Not An Anti-Vaccine Movement … We're Pro-Safe Vaccine". PBS［EB/OL］. 2015-03-23［2020-07-24］. Https：∥www. pbs. org/wgbh/frontline/article/jenny-mccarthy-were-not-an-anti-vaccine-movement-were-pro-safe-vaccine/

［8］ 李媛. 上世纪末一篇《柳叶刀》掀起"疫苗犹豫"，如今已成全球健康威胁. 搜狐网［EB/OL］，2019-04-14［2020-07-24］. Https：∥www. sohu. com/a/307917107_ 387800

［9］ Measles RubellaImmunisation Campaign：One Year On［EB/OL］. 2013-07-18［2020-07-24］. Https：∥www. gov. uk/government/publications/measles-rubella-immunisation-campaign-one-year-on

［10］ 让-弗朗索瓦·萨吕佐. 疫苗的史诗［M］. 北京：中国社会科学出版社，2019

［11］ Fitzpatrick M. The end of the road for the campaign against MMR［J］. British Journal of General Practice. 2007，57（541）：679-679.

［12］ Taylor B，Miller E，Farrington C，Petropoulos MC，Favot-Mayaud I，Li J，Waight PA. Autism and measles，mumps，and rubella vac-

和米小妮一起学习公共卫生

cine：no epidemiological evidence for a causal association［J］. The Lancet. 1999，353（9169）：2026-9.

［13］Jain A，Marshall J，Buikema A，Bancroft T，Kelly JP，Newschaffer CJ. Autism occurrence by MMR vaccine status among US children with older siblings with and without autism［J］. Jama. 2015，313（15）：1534-40.

［14］Madsen KM，Hviid A，Vestergaard M，Schendel D，Wohlfahrt J，Thorsen P，Olsen J，Melbye M. A population-based study of measles，mumps，and rubella vaccination and autism［J］. New England Journal of Medicine. 2002 Nov 7；347（19）：1477-82.

［15］Wakefield AJ. MMR vaccination and autism［J］. The Lancet. 1999，354（9182）：949-50.

［16］Wakefield AJ，Murch SH，Anthony A，Linnell J，Casson DM，Malik M，Berelowitz M，Dhillon AP，Thomson MA，Harvey P，Valentine A. RETRACTED：Ileal-lymphoid-nodular hyperplasia，non-specific colitis，and pervasive developmental disorder in children［J］.［2020-07-24］. Https：//www. sciencedirect. com/science/article/pii/S0140673697110960

［17］Offit PA. Vaccines and autism revisited—the Hannah Poling case［J］. New England Journal of Medicine. 2008，358（20）：2089-91.

图5-1 图片获取自维基共享资源，图片属于公共领域。

图5-2 图片获取自 pixabay

图5-3 图片原作者为"斐波那契蓝"（Fibonacci Blue），图片获取自维基共享资源。

图5-4 图片获取自维基共享资源，原作者威廉·詹姆斯（William James），使用 CC-BY-4.0 版权协议。

19. 软骨藻酸与失忆症——气候变化如何影响人类健康

［1］蕾切尔·卡逊. 寂静的春天［M］. 北京：北京理工大学出版

社, 2015

[2] 牛翠娟, 孙儒泳等. 基础生态学: 第3版 [M]. 北京: 高等教育出版社, 2015

[3] 马尔克斯. 百年孤独 [M]. 范晔, 译. 海口: 南海出版公司, 2011

[4] 虞秋波, 高亚辉. 拟菱形藻软骨藻酸研究进展 [J]. 海洋科学, 2003, 27 (8): 26-29

[5] 李国栋, 张俊华等. 气候变化对传染病爆发流行的影响研究进展 [J]. 生态学报, 2013, 33 (21): 6762-6773

[6] 杨国静, 杨坤等. 气候变化对媒介传播性疾病传播影响的评估模型 [J]. 气候变化研究进展, 2010, 6 (4): 259-264

[7] 陈菊芳, 齐雨藻等. 大亚湾拟菱形藻水华及其在生物群落中的生态地位 [J]. 海洋学报, 2005, 27 (1): 114-119

[8] 吴多加, 李凤琴. 软骨藻酸与人类健康关系研究进展 [J]. 卫生研究, 2005, 34 (3): 378-381

[9] 曾四清. 全球气候变化对传染病流行的影响 [J]. 国外医学医学地理分册, 23 (1): 36-38

[10] 李钧. 中国沿海贝类中的毒素研究 [D]. 山东: 中国科学院海洋研究所, 2005

[11] McKibben SM, Peterson W, Wood AM, Trainer VL, Hunter M, White AE. Climatic regulation of the neurotoxin domoic acid [J]. Proceedings of the National Academy of Sciences. 2017, 114 (2): 239-44.

[12] Wright JL, Boyd RK, Freitas AD, Falk M, Foxall RA, Jamieson WD, Laycock MV, McCulloch AW, McInnes AG, Odense P, Pathak VP. Identification of domoic acid, a neuroexcitatory amino acid, in toxic mussels from eastern Prince Edward Island [J]. Canadian Journal of Chemistry. 1989, 67 (3): 481-90.

[13] Hales S, Weinstein P, Woodward A. Public health impacts of global climate change. Reviews on Environmental Health. 1997, 12 (3):

和米小姐一起学习公共卫生

20. 空气为何这样 "香甜" ——科学研究如何助力空气污染治理

[1] Clean Air Act, 42 U. S. C. 7401 etseq.

[2] Ashford NA, Caldart CC. Environmental law, policy, and economics: Reclaiming the environmental agenda [M]. Mit Press, 2008.

[3] Oberdörster G, Sharp Z, Atudorei V, Elder A, Gelein R, Kreyling W, Cox C. Translocation of inhaled ultrafine particles to the brain [J]. Inhalation toxicology. 2004 Jan 1; 16 (6-7): 437-45..

[4] Ultrafine Particles: Characterization, Health Effects and Pathophysiological Mechanisms. EPA [EB/OL]. [2020-07-24]. Https: //cfpub. epa. gov/ncer_ abstracts/index. cfm/fuseaction/display. highlight/abstract/1098

[5] McCray LE, Oye KA, Petersen AC. Planned adaptation in risk regulation: An initial survey of US environmental, health, and safety regulation [J]. Technological Forecasting and Social Change. 2010, 77 (6): 951-9.

[6] Particulate Matter (PM) Standards - Table of Historical PM NAAQS. EPA. [EB/OL]. [2020-07-24]. Https: //www3. epa. gov/ttn/naaqs/standards/pm/s_ pm_ history. html

[7] Reitze Jr AW. The legislative history of US air pollution control [J]. Hous. L. Rev. . 1999, 36: 679.

[8] Reitze AW. Air pollution control law: compliance and enforcement [M]. Environmental Law Institute; 2001.

[9] Di Q, Wang Y, Zanobetti A, Wang Y, Koutrakis P, Choirat C, Dominici F, Schwartz JD. Air pollution and mortality in the Medicare population [J]. New England Journal of Medicine. 2017, 376 (26): 2513-22.

21. 糖和脂肪：罪魁祸首和背锅侠——失败的糖监管政策如何酿成？

[1] Kearns CE, Schmidt LA, Glantz SA. Sugar industry and coronary heart disease research: a historical analysis of internal industry documents [J]. JAMA internal medicine. 2016, 176 (11): 1680-5.

[2] Scientists Dispel Sugar Fears, Sugar Association Press Release [EB/OL]. [2020-07-24]. Https: //archive. org/stream/472416-scientists-dispel-sugar-fears/472416-scientists-dispel-sugar-fears_ djvu. txt

[3] 刘晓雪, 段营. 美国食糖产业规模及其结构的动态演变——基于1959—2017 年的数据 [J]. 世界农业, 2018 (10): 69-77.

[4] GaryTaubes, Cristin Kearns Couzens. Big Sugar's Sweet Little Lies. Mother Jones [EB/OL]. 2012-10 [2020-07-24]. Https: //www. motherjones. com/environment/2012/10/sugar – industry – lies – campaign/

[5] University of California, San Francisco (UCSF) . " Sugar papers´ reveal industry role in 1970s U. S. National Caries Program, analysis shows. " [EB/OL]. ScienceDaily, 2015-03-10 [2020-07-24]. www. sciencedaily. com/releases/2015/03/150310143922. htm.

[6] 控诉果糖的危害—从人体生化代谢透析为什么果糖是毒药 [N]. 简书. 2019-03-01 [2020-07-24]. Https: //www. jianshu. com/p/f4265a310cf3

[7] 蔡豪, 张建芬, 孙君茂, 马冠生. 墨西哥含糖饮料征税案例分析 [J]. 中国食物与营养, 2018, 24 (02): 53-55 +58.

[8] Chiapas-Deaths (Sex Not Specified) [EB/OL]. [2020-07-24]. Https: //knoema. com/atlas/Mexico/Chiapas/topics/Mortality/Key – Indicators/Deaths-Sex-Not-Specified

[9] LenaZegher. What happens when you take public health advice to heart? Supplement SOS [EB/OL]. 2013-04-16 [2020-07-24]. http: //supplementsos. com/blog/taking-health-advice-to-heart/

［10］ How Much Sugar Are Americans Actually Eating? ［EB/OL］. ［2020-07-24］. http：//www. healthyfoodhealthykids. com/how-much-sugar-are-americans-actually-eating/

［11］ Rising Disparities，Rising Obesity. ConScienHealth ［EB/OL］. 2016-01-27［2020-07-24］. Https：//conscienhealth. org/2016/01/rising-disparities-rising-obesity/

［12］ DamonGameau. 一部关于糖的电影 ［Z］. ［2020-07-24］. Https：//www. iqiyi. com/w_ 19rt7anzzx. html

［13］ 紫水已经不行啦，试试绿水吧［N］. 凤凰网，2016-05-06［2020-07-24］. http：//inews. ifeng. com/mip/48701422/news. shtml

［14］ 更甜更廉价就更邪恶？玉米糖浆被指控是肥胖的万恶之源 ［N］. 搜狐网，2020-05-31 ［2020-07-24］. Https：//www. sohu. com/a/398880947_ 120044756

［15］ McGandy RB，Hegsted DM，Stare FJ. Dietary fats，carbohydrates and atherosclerotic vascular disease ［J］. New England Journal of Medicine. 1967，277（4）：186-92.

［16］ Kearns CE，Schmidt LA，Glantz SA. Sugar industry and coronary heart disease research：a historical analysis of internal industry documents ［J］. JAMA internal medicine. 2016，176（11）：1680-5.

补录：

［1］ 当时有三位教授都接受了贿赂，赫格斯特德只是其中之一。另两位文章主要内容（其实就是第一段）没有提到，就没有写入。另两位是 Robert McGandy 和 Fredrick Stare，其中后者倾向于"监督"的身份。

［2］ 这里的情况可以参见下文的尤德金教授。

［3］ 该报告中也提到了龋齿问题。报告表达糖只是龋齿的一个因素，牙科专业也应该负担起牙齿卫生的责任。在龋齿问题上，糖业也和美国国立卫生研究院（NIRD）合作过，糖业研究人员和 NIRD 成员多有重合；同样意料之中的，人们随后发现龋齿计划的优先

次序被打乱，许多优先项目最终没有产生结果，使计划的重点从限制蔗糖转为牙科干预7。

[4] 对于恰帕斯州的糖尿病，确实有说法是墨西哥有基因缺陷，更容易患糖尿病，该说法来自 FENSA（当地可口可乐的上级公司）。

22. 问渠那得清如许——中国城市的水环境危机与治理

[1] 黄丽芬. SKALAR SAN＋＋连续流动分析仪测定水中挥发酚［J］. 福建分析测试，2018，27（02）：58-62.

[2] 宋阳标，镇江水污染揭秘［J］. 城市模式 2012，03：050-053

[3] 王绍汉. 酚的来源、毒性及其卫生标准［J］. 环境保护，1974，03：22-26.

23. 一半天堂，一半地狱——城市治安、社会治理和公共健康

[1] Bond MJ, Herman AA. Lagging Life Expectancy for Black Men：A Public Health Imperative.［J］. American journal of public health，2016：106（7）.

24. 国家治理和突发事件应对——塞拉利昂和埃塞俄比亚的例子

[1] Weather Atlas：Monthly weather, Forecast and Climate, Freetown Sierra Leone［EB/OL］.［2020-07-24］. Https：//www. weather-atlas. com/en/sierra-leone/freetown-climate

[2] Richard Davies. Sierra Leone－Freetown Flood Victims Still in Temporary Camps 4 Months On. Flood List［EB/OL］. 2016-01-15［2020-07-24］. http：//floodlist. com/africa/sierra-leone-freetown-flood-victims-temporary-camps-4-months

[3] TommyTrenchard. Life Doesnt Go On After The Mudslides In Sierra Leone［N］. NPR. 2018－04－08［2020－07－24］. Https：//

和米小砚一起学习公共卫生

www. npr. org/sections/goatsandsoda/2018/04/08/599526907/life –
doesnt-go-on-after-the-mudslides-in-sierra-leone

［4］ Tarawalli P. Diagnostic Analysis of Climate Change and Disaster Management in Relation to the PRSP III in Sierra Leone ［R］. United Nations Development Project. Sierra Leone. ［2020-07-24］. Https：// www. slurc. org/uploads/1/0/9/7/109761391/diagnostic _ analysis _ of_ climate_ change. pdf

［5］ At least fifteen dead following landslide in Freetown, Sierra Leone ［EB/OL］. 2013 – 08 – 11 ［2020 – 07 – 24］. Https：// sciencythoughts. blogspot. com/2013/08/at-least-fifteen-dead-following. html

［6］ Sierra Leone mudslide：What, where and why ［N］. Aljazeera. 2017– 08-22 ［2020-07-24］. Https：//www. aljazeera. com/indepth/features/ 2017/08/sierra-leone-mudslide-170816053741558. html

［7］ Sierra Leone：Housing and environmental failures behind shocking scale of mudslide deaths. Amnesty International ［EB/OL］. 2017 – 08 – 17 ［2020 – 07 – 24］. Https：//www. amnesty. org/en/latest/news/2017/ 08/sierra-leone-housing-and-environmental-failures-behind-shocking-scale-of-mudslide-deaths/

［8］ CooperInveen. 'The whole thing is a sham'：plan to help Sierra Leone mudslide victims derided ［N］. The Guardian. 2017-09-01 ［2020-07- 24］. Https：//www. theguardian. com/global – development/2017/sep/ 01/sham-plan-to-help-sierra-leone-mudslide-victims-derided

［9］ Abdul SambaBrima and Jessica McDiarmid（June 2011）Housing in Sierra Leone：An uphill climb. Https：//www. aljazeera. com/indepth/ features/2011/06/201167141524571154. html

图 6-1 资料来源：NPR 新闻，汤米·特兰查德报道

图 6-2 地图底图来自 open street map，使用 CC-BY-2. 0 版权协议。

图 6-5 图片获取自维基共享资源，原作者 YGLvoices，使用 CC BY-SA
2.0 版权协议。

图 6-6 图片获取自维基共享资源，原作者 Kounosu，使用 CC BY-SA
2.0 版权协议。

26. 谈"艾"变色——艾滋病导致的社会治理危机

［1］Asher Omondi. Kenyan women living with HIV are twice more than in-
fected men-Survey ［N］. Tuko Kendy News. ［2020-07-24］. Ht-
tps：∥www. tuko. co. ke/341581 - kenyan - women - living - hiv -
infected-men-survey. html

［2］Opio A，Muyonga M，Mulumba N. HIV infection in fishing communi-
ties of Lake Victoria Basin of Uganda – a cross-sectional sero-behav-
ioral survey ［J］. PloS one. 2013，8（8）：e70770.

［3］译言. 非洲贫穷女性实录：战斗在艾滋一线的她们 ［EB/OL］.
澎湃网. ［2020-07-24］. Https：∥m. thepaper. cn/newsDetail_ for-
ward_ 4208025，2019-8-22.

［4］孔令佩. 艾滋病缘何肆虐肯尼亚？明危观察. ［EB/OL］. ［2020-
07-24］. Https：∥m. sohu. com/a/144298895_ 617307，2017-5-28.

［5］无国界医生. 无国界医生对非洲撒哈拉沙漠以南艾滋病患者的高
死亡数字提出警告 ［EB/OL］. ［2020 - 07 - 24］. Https：∥
msf. org. cn/news/17670，2017-7-25.

［6］Tina Rosenberg. H. I. V. Drugs Cost ＄75 in Africa，＄39，000 in the
U. S. Does It Matter ［N］. The New York Times. 2018-09-18［2020-
07-24］. Https：∥www. nytimes. com/2018/09/18/opinion/pricing-
hiv-drugs-america. html

［7］詹世明. 艾滋病对非洲经济发展影响初探 ［J］. 西亚非洲，1999
（03）：26-29+80.

［8］张有春，和文臻. 艾滋病歧视的根源与反歧视策略研究 ［J］. 社
会建设，2017，4（03）：48-54.

[9] 周舟. 美欲十年终结艾滋病流行，挑战重重 [EB/OL]. [2020-07-24]. http：//www. xinhuanet. com/mrdx/2019 - 02/13/c _ 137817691. htm. 2019-2-13

[10] 龙翠芳. 艾滋病传播社会治理研究——基于贵州省铜仁市的调查 [J]. 人口与社会, 2016, 32（01）：104-112.

[11] 兰迪·希尔茨. 世纪的哭泣：艾滋病的故事 [M]. 上海：上海译文出版社, 2019.

[12] BarackOduor. Homa Bay leads country in HIV/Aids cases, new study says [EB/OL]. [2020-07-24]. Https：//www. nation. co. ke/kenya/counties/homa-bay/homa-bay-leads-country-in-hiv-aids-cases-new-study-says-342256, 2020-6-21.

[13] AngelaOketch. Siaya, Homa Bay top counties with highest HIV/Aids prevalence [EB/OL]. [2020-07-24]. Https：//www. nation. co. ke/kenya/news/siaya-homa-bay-top-counties-with-highest-hiv-aids-prevalence-112450, 2018-11-24.

图 7-2 图片作者为澳大利亚外交贸易部（Department of Foreign Affairs and Trade），图片获取自维基共享资源，使用 CC-BY-2. 0 版权协议。

图 7-3 图片获取自维基共享资源，原作者 Nadiatalent，使用 CC BY-SA 3. 0 版权协议。

27. 发展中国家的治理能力与公共健康——发展中国家的重大空气污染事件

[1] India air pollution at ´unbearable levels´, Delhi minister says [N]. BBC. 2019-11-04 [2020-07-24]. Https：//www. bbc. com/news/world-asia-india-50280390

[2] Want PM to come up with new law to clean air：Cong MPGogoi on Air Pollution [N]. ANI. 2019-11-18 [2020-07-24]. Https：//aninews. in/news/national/politics/want-pm-to-come-up-with-new-law-

to-clean-air-cong-mp-gogoi-on-air-pollution20191118121252/

[3] By Kai Schultz, Suhasini Raj. New Delhi, Choking on Toxic Air, De-clares Health Emergency [N]. The New York Times. 2019 – 11 – 04 [2020 – 07 – 24]. Https：∥www. nytimes. com/2019/11/01/world/a-sia/delhi-pollution-health-emergency. html

[4] Balakrishnan K, Dey S, Gupta T, Dhaliwal RS, Brauer M, Cohen AJ, Stanaway JD, Beig G, Joshi TK, Aggarwal AN, Sabde Y. The impact of air pollution on deaths, disease burden, and life expectancy across the states of India：the Global Burden of Disease Study 2017 [J]. The Lancet Planetary Health. 2019, e26–39.

[5] TammyWebber; Katy Daigle. US exporting dirty fuel to pollution – choked India [N]. San Jose Mercury-News. 2017–12–01 [2020–07– 24]. Https：∥apnews. com/article/77273861e393412a913fa 332054 ab2d7

[6] Aung, N. H. Pollution Control and Air Quality Management in Myan-mar [EB/OL]. [2020–07–24]. Https：∥www. mlit. go. jp/kokusai/ MEET/documents/scripts/S1 –Myanmar–Handout. pdf

[7] Demilew A. The contribution of environmental education in raising students' knowledge, attitude and practice in selected first cycle sec-ondary schools [D]. [2020–07–24].

[8] Birhanu A, TaborTown E. Environmental Knowledge, Attitude and Participatory Behavior towards Land Degradation in Injibara Secondary and Preparatory School, Northwestern Ethiopia [J]. Journal of Envi-ronment and Earth Science. 2014, 4 (17)：1–8.

图 7–4 图片原作者为 shalenderkumar，获取自 Pixabay。

图 7–5 图片原作者为 bigter choi，获取自 Pixabay。

28. 万籁俱寂的乡村小镇——多氯联苯中毒

[1] Harriet Washington. Monsanto Poisoned This Alabama Town–And People

Are Still Sick ［N］. BuzzFeed News. 2019–07–26 ［2020–07–24］. Https：∥www. buzzfeednews. com∕article∕harrietwashington∕monsanto – anniston–harriet–washington–environmental–racism

［2］ Agency for Toxic Substances and Disease Registry. Anniston Community Health Survey ［EB∕OL］. ［2020 – 07 – 24］. Https：∥www. atsdr. cdc. gov∕sites∕anniston_ community_ health_ survey∕

［3］ Superfund Site：ANNISTON PCB SITE（MONSANTO CO）. EPA ［EB∕OL］. ［2020–07–24］. Https：∥cumulis. epa. gov∕supercpad∕cursites∕csitinfo. cfm? id = 0400123

［4］ "双面"孟山都. 凤凰网［EB∕OL］. ［2020–07–24］. http：∥finance. ifeng. com∕news∕special∕zhenxiang29∕

［5］ 曹先仲，陈花果，申松梅，等. 多氯联苯的性质及其对环境的危害［J］. 中国科技论文在线，2008，3（5）：375–381.

［6］ 赵岚. 污染流向何处？——美国环境正义问题中的种族和阶层因素［J］. 南京林业大学学报（人文社会科学版），2018，v. 18；No. 69（01）：58–73.

［7］ 王积龙. 美国环境种族主义的特征、对华影响及其应对［J］. 中国地质大学学报（社会科学版），2013，v. 13；No. 73（05）：64–71.

［8］ 崔玉川，傅涛. 我国水污染及饮用水源中有机污染物的危害［J］. 城市环境与城市生态，1998，11（3）：23～25.

29. 蠢蠢欲动的魑魅魍魉——气候变化下的传染病

［1］ Altizer S, Ostfeld RS, Johnson PT, Kutz S, Harvell CD. Climate change and infectious diseases：from evidence to a predictive framework［J］. science. 2013, 341（6145）: 514–9.

［2］王鲁茜, 阚飙. 气候变化影响霍乱流行的研究进展［J］. 疾病监测, 26（5）: 404–408

［3］谈建国, 郑有飞. 近 10 年我国医疗气象学研究现状及其展望［J］. 气象科技, 33（6）: 550–553

［4］Wu X, Liu J, Li C, Yin J. Impact of climate change on dysentery: Scientific evidences, uncertainty, modeling and projections［J］. Science of The Total Environment. 2020, 714: 136702.

［5］Liu Z, Tong MX, Xiang J, Dear K, Wang C, Ma W, Lu L, Liu Q, Jiang B, Bi P. Daily temperature and bacillary dysentery: estimated effects, attributable risks, and future disease burden in 316 Chinese cities［J］. Environmental health perspectives. 2020, 128（5）: 057008.

［6］Li C, Wu X, Ji D, Liu J, Yin J, Guo Z. Climate change impacts the epidemic of dysentery: determining climate risk window, modeling and projection［J］. Environmental Research Letters. 2019, 14（10）: 104019.

［7］Perry RD, Fetherston JD. Yersinia pestis — etiologic agent of plague［J］. Clinical microbiology reviews. 1997, 10（1）: 35–66.

［8］Plague–Madagascar. WHO.［EB/OL］. 2017–11–27.［2020–07–24］. Https: //www. who. int/csr/don/27 – november – 2017 – plague – madagascar/en/

［9］Lawrence Lerner. Tracing the Bubonic Plague in Madagascar. Rutgers［EB/OL］. 2019–08–26［2020–07–24］. Https: //sasn. rutgers. edu/ news–events/news/tracing–bubonic–plague–madagascar

［10］Xu L, Liu Q, Stige LC, Ari TB, Fang X, Chan KS, Wang S, Stenseth NC, Zhang Z. Nonlinear effect of climate on plague during the third pandemic in China［J］. Proceedings of the National Academy of Sciences. 2011, 108（25）: 10214–9.

［11］内蒙古又现一鼠疫死亡病例［N］. 国际金融报. 2020 – 08 – 08

［2021-07-24］. Https：//tech. sina. com. cn/roll/2020-08-08/doc-iivhvpwx9874453. shtml

［12］Outbreak of West Nile-Like Viral Encephalitis——New York，1999 ［EB/OL］. 1999-10-01［2020-07-24］. Https：//www. cdc. gov/mmwr/preview/mmwrhtml/mm4838a1. htm

［13］Paz S. Climate change impacts on West Nile virus transmission in a global context［J］. Philosophical Transactions of the Royal Society B：Biological Sciences. 2015，370（1665）：20130561.

［14］滕卫平，俞善贤. 气候变化对中国疟疾传播范围与强度的影响［J］. 科技通报，29（7）：38-42

［15］Manzur H Maswood. Bangladesh still at high risk of cholera［N］. New-age Bangladesh. 2020-01-30［2020-07-24］. Https：//www. newagebd. net/article/98097/bangladesh-still-at-high-risk-of-cholera

［16］Siddique AK，Zaman K，Baqui AH，Akram K，Mutsuddy P，Eusof A，Haider K，Islam S，Sack RB. Cholera epidemics in Bangladesh：1985-1991［J］. Journal of diarrhoeal diseases research. 1992，79-86.

［17］Bhatt S，Gething PW，Brady OJ，Messina JP，Farlow AW，Moyes CL，Drake JM，Brownstein JS，Hoen AG，Sankoh O，Myers MF. The global distribution and burden of dengue［J］. Nature. 2013，496（7446）：504-7.

［18］登革热病例逼近2万例　新加坡展开2周全国灭蚊行动. 北青网 ［EB/OL］. 2020-07-24［2020-07-24］. Ebi KL，Nealon J. Dengue in a changing climate. Environmental research. 2016，151：115-23. Https：//www. sohu. com/a/409513435_ 255783

［19］Ebi KL，Nealon J. Dengue in a changing climate［J］. Environmental research. 2016，151：115-23.

图7-10 图片原作者为法国的小报纸（法语：Le Petit Journal），获取自维基共享资源，图片属于公共领域。

图 7-11 图片参考世界卫生组织网页。

图 7-12 图片原作者为法国画家米歇尔·塞雷（Michel Serre），获取自维基共享资源，图片属于公共领域。